【中医经典注释丛书】

《针灸甲乙经》注释

［晋］皇甫谧 / 撰

王海焱 / 主校

王燕兵　冯俊峰　李佳蕊　王景雯 / 协校

全国百佳图书出版单位

中国中医药出版社

·北　京·

图书在版编目（CIP）数据

《针灸甲乙经》注释 /（晋）皇甫谧撰；王海焱主校 . -- 北京：中国中医药出版社，2024.12
（中医经典注释丛书）
ISBN 978-7-5132-8741-8

Ⅰ . ①针… Ⅱ . ①皇… ②王… Ⅲ . ①《针灸甲乙经》—注释 Ⅳ . ① R245

中国国家版本馆 CIP 数据核字 (2024) 第 076274 号

中国中医药出版社出版
北京经济技术开发区科创十三街 31 号院二区 8 号楼
邮政编码　100176
传真　010-64405721
河北品睿印刷有限公司印刷
各地新华书店经销

开本 880 × 1230　1/32　印张 22　字数 532 千字
2024 年 12 月第 1 版　2024 年 12 月第 1 次印刷
书号　ISBN 978 – 7 – 5132 – 8741 –8

定价　98.00 元
网址　www.cptcm.com

服务热线　010–64405510
购书热线　010–89535836
维权打假　010–64405753

微信服务号　zgzyycbs
微商城网址　https://kdt.im/LIdUGr
官方微博　http://e.weibo.com/cptcm
天猫旗舰店网址　https://zgzyycbs.tmall.com

如有印装质量问题请与本社出版部联系（010–64405510）

出版说明

中医药学是中华民族原创的医学科学，是中华文明的杰出代表，数千年来为中华民族的繁衍昌盛作出了重要贡献。中医药学是具有中国特色的生命科学，它以独特的理论一直指导中医临床实践。目前，没有哪门科学技术像中医一样，仍然以中国古代哲学思想指导现实的临床应用。虽然经过探索，仍然没有找到现代意义上的科学方法能驾驭中医临床实践，仍需要以其固有理论指导其临床应用。因此，学习中医固有的思维方法显得十分重要。中医经典是中医学术体系和原创思维的重要载体，是中华民族防病治病经验的宝库，也是中医药传承创新发展的根基。实践证明，学习中医经典著作依然是学习中医的有效方法，也是提高中医疗效的重要途径。

“读经典，跟名师，多临床”，是学界公认的中医成才之路。明师难觅，临床经验需要积累，但书人人可读。中医治学的根基就是中医经典，经典永远是中医临床的理论指导，初学中医者读，具有临床经验者读，国医名师、国医大师依然在读，不同层次的阅读者对经典领悟的程度不同，都从经典中汲取智慧。对经典，尤其是对经典原文的阅读，是培养中医思维的最好途径，可使读者回归中医的本源，也可使对中医基本理论、基本知识的理解更加深刻，这就是阅读经典原文的意义。

为帮助读者更好地学习中医经典，我们出版了本套“中医经典注释丛书”，丛书包括《〈黄帝内经素问〉注释》《〈灵枢经〉注释》《〈伤寒论〉注释》《〈金匮要略方论〉注释》《〈神农本草经〉

注释》《〈针灸甲乙经〉注释》《〈脉经〉注释》《〈中藏经〉注释》八个分册，旨在向读者提供较好版本，注释其中难以理解的字词，使读者在阅读时能够更好地学习和理解。

本套丛书约请中医经典研究领域的专家学者，选用较好版本为底本，校勘原文；在此基础上，对原文中难以理解的字词加以注释，消除阅读和理解障碍；根据书稿情况，按篇（章节）写出提要或篇（章节）解以助读。其体例厘定为篇（章节）解、原文、注释。

本次注释，用简体字横排，并进行现代标点，原书异体字、古字、俗写字径改为规范简体字（特殊情况予以保留），其目录根据正文重新整理编排。

本套丛书所选版本较好，注释简明，既可作为中医药爱好者学习中医经典的首选读物，也可作为广大中医药专业人员随时查阅的必备案头书。

中国中医药出版社

校注说明

《针灸甲乙经》，全名《黄帝三部针灸甲乙经》，简称《甲乙经》。《隋书·经籍志》所记“黄帝甲乙经十卷”条下未注明作者。《旧唐书·经籍志》则注曰“皇甫谧撰”。而先于此，初唐时杨上善、杨玄操已明确指出《甲乙经》一书的编者为皇甫谧。关于《甲乙经》的成书年代，据传世本序文，当成于魏甘露年间（256—259年）。《针灸甲乙经》是我国现存最早的一部针灸学专著，也是收集和整理古代针灸资料最多的重要文献。《针灸甲乙经》内容主要取材于《黄帝内经素问》《灵枢经》《明堂孔穴针灸治要》三书。这三部书是晋代以前在医学基础理论和针灸治疗等方面具有总结性的主要医学著作，载有丰富的理论知识和实践经验。为了使《甲乙经》的内容更加系统并切合实用，皇甫谧“撰集三部，使事类相从，删其浮辞，除其重复，论其精要，至为十二卷”。

《针灸甲乙经》不仅厘定了腧穴的部位，而且采用分部依线的方法对腧穴进行排列，并系统总结了晋代以前针灸疗法的临床治疗经验，对我国针灸学的发展影响巨大，起到了承前启后的作用。从晋代到宋代的针灸典籍，如王惟一的《铜人腧穴针灸图经》，其穴位和适应证基本没有超出《针灸甲乙经》的范围。诸如《备急千金要方》《外台秘要》等书中有关针灸部分，也与《针灸甲乙经》基本一致。而《针灸资生经》等针灸专著，也无一不是参考遵循《针灸甲乙经》编纂而成的。在明清两代的针灸著作中，《针灸聚英》《针灸大成》《针灸集成》《针灸心法要诀》

等，也都是以《针灸甲乙经》为基础发展起来的。即使是现代，在厘定某个穴位或是临床治疗时，往往也参考《针灸甲乙经》。

《针灸甲乙经》刊行之后，很快得到了医学界的高度评价和重视，被称为医学必读之书。如《备急千金要方·论大医习业》云："凡欲为大医，必须谙《素问》《甲乙》《黄帝针经》《明堂流注》……张苗、靳邵等诸部经方。"唐代将其列为太医院学习和考试的内容之一。《新唐书·百官志》曰："医博士一人，正八品上；助教一人，从九品上。掌教授诸生，以《本草》《甲乙》《脉经》，分而为业。"《医经正本书·医政》曰："太医令掌诸生医疗之法……诸生读《素问》《黄帝针经》《甲乙脉经》，皆使得精熟；博士一试，医令丞并季试也。"《外台秘要·卷三十九·明堂序》曰："《明堂》《甲乙》是医人之秘宝，后之学人，宜遵用之，不可苟从异说，致乖正理。"足证当时在医学学习方面，《针灸甲乙经》实居重要地位。

自北宋林亿校注的《针灸甲乙经》刊行后，南宋、金、元均未见重刊。现存最早的刊本见于明万历吴勉学的《医学六经》（简称"六经本"）一书。此书于万历二十九年（1601 年）收入吴勉学的《医统正脉》丛书。现存的《医学六经》多系清代书坊的重修本，断版缺字较多，并可见较多的补版。

又有明代"蓝格抄本"，名为《黄帝三部针灸甲乙经》，共十二卷，虽有数页字迹漫漶，但内容完整，现藏于日本静嘉堂文库。明"蓝格抄本"与"六经本"虽同源出于宋校本，但二者之间差异较大，可能是由于宋原刊本一直未重刊，而宋以后主要靠手抄流传的缘故。此本与"六经本"最显著的区别是该本有大量注音文字和一些"六经本"中没有的腧穴主治条文。这些条文多为宋本旧注而非后人补注。此本虽然有很多讹字，但却是《甲乙经》的一种古抄本，一定程度上保留了古本《针灸甲乙经》的原貌，也保留了其中音释的内容，是从音韵学角度研究《甲乙经》的宝贵线索。同时，该本也保留了戴霖的校记，保留了其用来作校本的《甲乙经》《黄帝内经素问》等书的信息。最重要的是，该本还保留了汲古阁本缺失的内容，可以说是目前保存最完整的古本《甲乙经》。二者互参，几乎可以展现宋本《甲乙经》的原貌，也将最早版本追溯到宋代。

《四库全书》中收录的《针灸甲乙经》（简称“四库本”）与余云岫所谓之“嘉靖本”吻合，也有一定参考价值。故校注《针灸甲乙经》一书，当以“六经本”为底本，以“蓝格抄本”为主校本，以“四库本”为参校本。至于所谓“抄正统本”者，问题较多，作伪充古之迹明显，不宜作为校勘《针灸甲乙经》之依据。

本书以日本国立公文书馆影印的明刻《医统正脉》为底本进行校注，将底本中明显的错字、别字，如“仆”作“什”“腘”作“胭”等，径改不出注；将底本中错讹或脱漏者，径改或增删，并注明其相异之处；对于底本与校本内容不一致，但难以肯定何者为是者，或校本中内容有一定参考价值者，保留底本原文，并注明其相异之处；对于底本中难懂的字、词及内容，稍加注释；对于底本中的繁体字、异体字，径改不出注；通假字保留，但注明其所通之字。

底本每卷前的目录，因与前文目录重复，故此删去。对于底本中明显属于后人加语，易混淆为正文者，如“王冰注”等，则用小字析出加以区分。此外，本书还在每篇之首撰写提要，将每篇通篇大意、段落概要列于篇首，加以说明。

希望本书能为读者阅读《针灸甲乙经》提供绵薄之力。

由于水平有限，本书在编写过程中，难免有疏漏之处，望广大读者批评指正。

整理者

2024 年 7 月

新校正《黄帝针灸甲乙经》序

臣闻通天地人曰儒，通天地不通人曰技，斯医者虽曰方技，其实儒者之事乎。班固序《艺文志》称，儒者助人君，顺阴阳，明教化，此亦通天地人之理也。又云：方技者，论病以及国，原诊以知政。非能通三才之奥，安能及国之政哉？晋·皇甫谧，博综典籍百家之言，沉静寡欲，有高尚之志。得风痹，因而学医，习览经方，遂臻至妙。取黄帝《素问》《针经》《明堂》三部之书，撰为《针灸经》十二卷，历古儒者之不能及也。或曰:《素问》《针经》《明堂》三部之书，非黄帝书，似出于战国。曰：人生天地之间，八尺之躯，脏之坚脆，腑之大小，谷之多少，脉之长短，血之清浊，十二经之血气大数，皮肤包络其外，可剖而视之乎？非大圣上智，孰能知之，战国之人何与焉。大哉！《黄帝内经》十八卷，《针经》三卷最出远古，皇甫士安能撰而集之。惜简编脱落已多，是使文字错乱，义理颠倒，世失其传，学之者鲜矣！唐·甄权但修《明堂图》，孙思邈从而和之，其余篇第亦不能尽言之。

国家诏儒臣校正医书，令取《素问》《九墟》《灵枢》《太素经》《千金方》及《翼》《外台秘要》诸家善书校对，玉成缮写，将备亲览。恭惟主上圣哲文明，光辉上下，孝慈仁德，蒙被众庶，大颁岐黄，远及方外，使皇化兆于无穷，和气浃而充塞。兹亦助人灵，顺阴阳，明教化之一端云。

国子博士臣高保衡

尚书屯田郎中臣孙奇

光禄卿直秘阁臣林亿等上

《黄帝三部针灸甲乙经》序

夫医道所兴，其来久矣。上古神农始尝草木而知百药。黄帝咨访岐伯、伯高、少俞之徒，内考五脏六腑，外综经络血气色候，参之天地，验之人物，本性命，穷神极变，而针道生焉。其论至妙，雷公受业传之于后。伊尹以亚圣之才，撰用《神农本草》，以为《汤液》。中古名医有俞跗、医缓、扁鹊，秦有医和，汉有仓公，其论皆经理识本，非徒诊病而已。汉有华佗、张仲景。其他奇方异治，施世者多，亦不能尽记其本末。若知直祭酒刘季琰病发于畏恶，治之而瘥，云："后九年季琰病应发，发当有感，仍本于畏恶，病动必死。"终如其言。仲景见侍中王仲宣时年二十余，谓曰："君有病，四十当眉落，眉落半年而死，令服五石汤可免。"仲宣嫌其言忤，受汤勿服。居三日，见仲宣谓曰："服汤否？"仲宣曰："已服。"仲景曰："色候固非服汤之诊，君何轻命也。"仲宣犹不言。后二十年果眉落，后一百八十七日而死，终如其言。此二事虽扁鹊、仓公无以加也。华佗性恶矜技，终以戮死。

仲景论广伊尹《汤液》为数十卷，用之多验。近代太医令王叔和撰次仲景选论甚精，皆事施用。按《七略·艺文志》《黄帝内经》十八卷，今有《针经》九卷，《素问》九卷，二九十八卷，即《内经》也，亦有所亡失，其论遐远。然称述多而切事少，有不编次，比按《仓公传》，其学皆出于《素问》，论病精微；《九卷》是原本经脉，其义深奥，不易觉也。又有《明堂孔穴针灸治要》，皆黄帝、岐伯选事也。三部同归，文多重复，错互非一。

甘露中，吾病风加苦聋百日，方治要皆浅近，乃撰集三部，使事类相从，删其浮辞，除其重复，论其精要，至为十二卷。《易》曰:“观其所聚，而天地之情事见矣。”况物理乎? 事类相从，聚之义也。夫受先人之体，有八尺之躯，而不知医事，此所谓游魂耳。若不精通于医道，虽有忠孝之心，仁慈之性，君父危困，赤子涂地，无以济之，此固圣贤所以精思极论，尽其理也。由此言之，焉可忽乎? 其本论，其文有理，虽不切于近事，不甚删也。若必精要，后其闲暇，当撰核以为教经云尔。

晋·玄晏先生皇甫谧

序　例

诸问，黄帝及雷公皆曰“问”。其对也，黄帝曰“答”，岐伯之徒皆曰“对”。上章“问”及“对”已有名字者，则下章但言“问”、言“对”，亦不更说名字也。若人异，则重复更名字，此则其例也。诸言“主之”者，可灸、可刺；其言“刺之”者，不可灸；言“灸之”者，不可刺，亦其例也。

晋·玄晏先生皇甫谧士安集
朝散大夫守光禄直秘阁判登闻检院上护军臣林亿
朝奉郎守尚书屯田郎中同校正医书上骑都尉赐绯鱼袋臣孙奇
朝奉郎守国子博士同校正医书上骑都尉赐绯鱼袋臣高保衡
明·新安吴勉学校

目　录

卷之一

卷之二

卷之三

卷之四

卷之五

卷之六

卷之七

卷之八

卷之九

卷之十

卷之十一

卷之十二

卷之一

精神五脏论第一

本篇重点指出了神对针刺治疗的重要意义及神与五脏的关系。

【原文】

黄帝[1]问曰：凡刺之法，必先本于神[2]，血脉营气精神，此五脏之所藏也。何谓德、气、生、精、神、魂、魄、心、意、志、思、智、虑？请问其故。岐伯对曰：天之在我者德也，地之在我者气也，德流气薄而生也。故生之来谓之精，两精相搏谓之神，随神往来谓之魂，并精出入谓之魄[3]，可以任物[4]谓之心，心有所忆谓之意[5]，意有所存谓之志，因志存变谓之思，因思远慕谓之虑，因虑处物谓之智。故智以养生也，必顺四时而适寒暑，和喜怒而安居处，节阴阳而调刚柔，如是则邪僻不生，长生久视。是故怵惕[6]思虑者则神伤，神伤则恐惧流淫而不止[7]；因悲哀动中者，则竭绝而失生；喜乐者，神惮散[8]而不藏；愁忧者，气闭塞而不行；盛怒者，迷惑而不治；恐惧者，荡惮而不收。《太素》不收作失守。

【注释】

［1］黄帝：指轩辕黄帝，姓公孙，为有熊国君少典之子。

《黄帝内经》中的“黄帝”，为托词。

［2］神：指“神气”而言，能反映脏腑虚实、气血盛衰、精神存亡等情况。所以在针刺治疗时，首先应以患者的神气变化为依据。

［3］魄：汪昂曰：“魄属阴，肺藏魄，人之运动属魄。”

［4］任物：支配外来事物。

［5］意：杨上善曰：“任物之心，有所追忆，谓之意也。”

［6］怵惕：恐惧不安。

［7］流淫而不止：此处“止”原作“正”，据《灵枢·本神》改。《类经·本神》注曰：“流淫，谓流泄淫溢……精时自下者是也。思虑而兼怵惕，则神伤而心怯，心怯则恐惧，恐惧则伤肾，肾伤则精不固。盖以心肾不交，故不能收摄如此。”

［8］惮散：过喜而不知检束。“惮”是“啴”的借字。《说文解字·口部》载：“啴，以曰喜也。”“散”有不拘检之义。

【原文】

《素问》曰：怒则气逆，甚则呕血，及食而气逆，故气上。喜则气和志达，营卫通利，故气缓。悲则心系[1]急，肺布叶举[2]，两焦不通，营卫不散，热在中，故气消。恐则神却[3]，却则上焦闭，闭则气还，还则下焦胀，故气不行。寒则腠理闭，营卫不行，故气收[4]。热则腠理开，营卫通，汗大泄，故气泄。惊则心无所倚，神无所归，虑无所定，故气乱。劳则喘且汗出，内外皆越，故气耗。思则心有所伤，神有所止，气留[5]而不行，故气结。以上言九气，其义小异大同。

【注释】

［1］心系：此处指心悬系于肺。《太素·经脉连环》注："肺下悬心之系，名曰心系。"

［2］肺布叶举：《黄帝内经素问》新校正引全元起云："悲则损于心，心系急则动于肺，肺气系诸经，逆故肺布而叶举。"布，展也。举，起也。

［3］却：退缩。《说文》："却，节欲也。"按曰："退也。"

［4］寒则……故气收：原脱，据《素问·举痛论》补。

［5］留：原作"流"，据《素问·举痛论》改。

【原文】

肝藏血，血舍[1]魂；在气为语[2]，在液[3]为泪。肝气虚则恐，实则怒。《素问》曰：人卧血归于肝，肝受血而能视，足受血而能步，掌受血而能握，指受血而能摄。

心藏脉，脉舍神；在气为噫[4]，在液为汗[5]。心气虚则悲忧，实则笑不休。

脾藏营，营舍意；在气为吞[6]，在液为涎[7]。脾气虚则四肢不用[8]，五脏不安；实则腹胀，泾溲[9]不利。

肺藏气，气舍魄；在气为咳，在液为涕[10]。肺气虚则鼻息不利，少气；实则喘喝，胸凭《九墟》作盈仰息[11]。

肾藏精，精舍志[12]；在气为欠[13]，在液为唾[14]。肾气虚则厥[15]，实则胀，五脏不安。必审查五脏之病形，以知其气之虚实而谨调之。

【注释】

[1] 舍：居处。

[2] 在气为语：气，此处指脏气失调所致之气病。《素问·宣明五气》称："五气所病：心为噫，肺为咳，肝为语，脾为吞，肾为欠。"语，此处指多言而又多诉委曲之事，因肝喜条达，病则肝气郁，故多言以宣泄其郁。

[3] 液：指五脏所化生的液体。

[4] 噫（ài）：即嗳气。原作"吞"，据《素问·宣明五气》《灵枢·九针论》《太素·脏腑气液》改。

[5] 汗：心主血，汗乃津液所化，而津液与血相互渗透，故汗为心液。

[6] 吞：指吞咽之症，如吞酸之类。原作"噫"，据《素问·宣明五气》《灵枢·九针论》《太素·脏腑气液》改。

[7] 涎：俗称口水。涎出于口，口为脾窍，所以涎为脾液。

[8] 不用：不能正常活动。

[9] 泾溲：《素问·调经论》王注曰："泾，大便。溲，小便也。"

[10] 涕：涕出于鼻，鼻为肺窍，所以肺在液为涕。

[11] 仰息：仰卧呼吸。

[12] 志：原作"气"，据《灵枢·本神》改。

[13] 欠：即打呵欠，是精神疲惫时的一种表现。肾病不能上交于心，故神疲而为欠。

[14] 唾：即唾液，出于舌下。足少阴肾脉，循喉咙夹舌本也，故肾在液为唾。

[15] 厥：此处指手足逆冷。

【原文】

肝气悲哀动中则伤魂，魂伤则狂妄，其精不守一本作不精，不精则不正当，令人阴缩而筋挛，两胁肋骨不举。毛悴色夭[1]，死于秋[2]。

《素问》曰：肝在声为呼，在变动为握[3]，在志为怒，怒伤肝。《九卷》及《素问》又曰：精气[4]并于肝则忧。解曰：肝虚则恐，实则怒，怒而不已，亦生忧矣。肝之与肾，脾之与肺，互相成也。脾者土也，四脏皆受成焉。故恐发于肝而成于肾，忧[5]发于脾而成于肝，肝合胆，胆者中精之腑[6]也。肾藏精，故恐同其怒，怒同其恐，一过其节则二脏俱伤。经言若错，其归一也。

【注释】

[1] 毛悴色夭：即毛发枯落，面色枯槁。悴，憔悴枯槁，《楚辞·渔父》曰："颜色憔悴。"夭，色恶而不泽。

[2] 死于秋：肝属木，秋季为金当令，金能克木，所以肝病死于秋。

[3] 握：指筋脉拘挛，两手握固。

[4] 精气：指五脏所藏的精气。

[5] 忧：原作"爱"，据本篇"精气并于肝则忧""恐发于肝而成于肾"及下篇"喜发于心而成于肺""思发于脾而成于心"等文义改。

[6] 中精之腑：胆藏精汁，中无杂物，所以称为中精之腑。

【原文】

心，怵惕思虑则伤神，神伤则恐惧自失，破䐃音窘脱肉。毛悴色夭，死于冬[1]。

《素问》曰：心在声为笑，在变动为忧，在志为喜，喜伤心。《九卷》及《素问》又曰：精气并于心则喜。或言心与肺脾二经有错，何谓也？解曰：心虚则悲，悲则忧；心实则笑，笑则喜。心之与肺，脾之与心，亦互相成也。故喜发于心而成于肺，思发于脾而成于心，一过其节，则二脏俱伤。此经互言其义耳，非有错也。又杨上善云：心之忧在心变动，肺之忧在肺之志，是则肺主于秋，忧为正也，心主于忧，变而生忧也。

【注释】

［1］死于冬：心属火，冬季为水当令，水能克火，所以心病死于冬。

【原文】

脾，愁忧不解则伤意，意伤则闷乱，四肢不举。毛悴色夭，死于春[1]。

《素问》曰：脾在声为歌，在变动为哕[2]，在志为思，思伤脾。《九卷》及《素问》又曰：精气并于脾则饥一作畏。

【注释】

［1］死于春：脾属土，春季为木当令，木能克土，所以脾病死于春。

［2］哕：即呃逆。

【原文】

肺，喜乐，乐极则伤魄，魄伤则狂，狂者意不存，其人皮革焦。毛悴色夭，死于夏[1]。

《素问》曰：肺在声为哭，在变动为咳，在志为忧，忧伤肺。

《九卷》及《素问》又曰：精气并于肺则悲。

【注释】

［1］死于夏：肺属金，夏季为火当令，火能克金，所以肺病死于夏。

【原文】

肾，盛怒未止则伤志，志伤则喜忘其前言，腰脊不可俯仰[1]。毛悴色夭，死于季夏。

《素问》曰：肾在声为呻[2]，在变动为栗[3]，在志为怒，怒伤肾。《九卷》及《素问》又曰：精气并于肾则恐。故恐惧而不改一作解则伤精，精伤则骨酸痿厥[4]，精时自下。是故五脏主藏精者也，不可伤，伤则失守阴虚，阴虚则无气，无气则死矣。是故用针者，观察病人之态，以知精神魂魄之存亡得失之意，五者已伤，针不可以治也。

【注释】

［1］俯仰：俯，前屈。仰，后仰。

［2］呻：即呻吟，指人因痛苦而发出声音。《类经·四时阴阳外内之应》注曰："气郁则呻吟，肾之声也。"

［3］栗：战栗。

［4］痿厥：指肢体痿弱厥冷。

五脏变腧第二

本篇重点论述了五脏腧穴与五时、五行、五音、五色、五味等的相互配合，以及四时阴阳对人体生理、病理的影响，并提出了防重于治的原则。

【原文】

黄帝问曰：五脏五腧[1]，愿闻其数[2]。

岐伯对曰：人有五脏，脏有五变[3]，变有五腧，故五五二十五腧，以应五时。

【注释】

[1] 五腧：指井、荥、输、经、合五输穴。“腧”亦作“输”，有输转之意。

[2] 数：理也，此处指事物的属性及其相互关系的道理。

[3] 五变：指五时、五行、五音、五色、五味。

【原文】

肝为牡脏[1]，其色青，其时春，其日甲乙，其音角[2]，其味酸。《素问》曰：肝，在味为辛。于经义为未通。

心为牡脏，其色赤，其时夏，其日丙丁，其音徵[3]，其味苦。《素问》曰：心，在味为咸。于经义为未通。

脾为牡脏，其色黄，其时长夏[4]，其日戊己，其音宫[5]，其味甘。

肺为牝脏[6]，其色白，其时秋，其日庚辛，其音商[7]，其味辛。《素问》曰：肺，在味为苦。于经义为未通。

肾为牝脏，其色黑，其时冬，其日壬癸，其音羽[8]，其味咸。

是谓五变。

【注释】

[1] 牡脏：即阳脏。牡，指雄性。

[2] 角：五音之一，五行属木。

[3] 徵（zhǐ）：五音之一，五行属火。《正字通・彳部》："徵，五声之一，弦用五十四丝，其声清。"

[4] 长夏：《素问・脏气法时论》王注曰："长夏，谓六月也。夏为土母，土长干中，以长而治，故云长夏。"新校正引全元起云：脾王四季，六月是火王之处。盖以脾主中央，六月是十二月之中，一年之半，故脾主六月也。"

[5] 宫：五音之一，五行属土。

[6] 牝（pìn）脏：即阴脏。牝，指雌性。

[7] 商：五音之一，五行属金。

[8] 羽：五音之一，五行属水。

【原文】

脏主冬，冬刺井[1]；色主春，春刺荥[2]；时主夏，夏刺腧[3]；音主长夏，长夏刺经；味主秋，秋刺合。是谓五变，以主五腧。

曰：诸原[4]安合，以致五腧？曰：原独不应五时，以经合之，以应其数，故六六三十六腧。

曰：何谓脏主冬，时主夏，音主长夏，味主秋，色主春？

曰：病在脏者取之井，病变于色者取之荥[5]，病时间时甚者取之腧，病变于音者取之经，经一作络满而血者，病在胃一作胸，及以饮食不节得病者取之合，故命曰味主合，是谓五变也。

【注释】

[1] 井：指井穴。

[2] 荥：指荥穴。原作“荣”，据《灵枢·顺气一日分为四时》《太素·变输》改。

[3] 腧：指输穴。

[4] 原：指原穴。

[5] 荥：原作“营”，据《灵枢·顺气一日分为四时》《太素·变输》改。

【原文】

人逆春气[1]，则少阳不生，肝气内变[2]；逆夏气[3]，则太阳不长，心气内洞[4]；逆秋气[5]，则太阴不收，肺气焦满[6]；逆冬气[7]，则少阴不藏，肾气浊沉[8]。夫四时阴阳[9]者，万物之根本也，所以圣人[10]春夏养阳，秋冬养阴，以从其根，逆其根则伐其本矣。故阴阳者，万物之终始也。顺之则生，逆之则死，反顺为逆，是谓内格[11]。是故圣人不治已病治未病，论五脏相传所胜[12]也。假使心病传肺，肺未病，逆治之耳。

【注释】

[1] 春气：春令属木，与人体肝、胆相应。《素问·脏气法时论》云：“肝主春，足厥阴、少阳主治。”

[2] 肝气内变：指气不生发，则抑郁而伤肝。《素问·四

气调神大论》王注曰："阳气不出，内郁于肝，肝气混糅，变而伤矣。"

［3］夏气：夏令属火，与人体心、小肠相应。《素问·脏气法时论》云："心主夏，手少阴、太阳主治。"

［4］心气内洞：心中空虚。《素问·四气调神大论》王注曰："洞，谓中空也。阳不外茂，内薄于心，燠热内消，故心中空也。"

［5］秋气：秋令属金，与人体肺、大肠相应。《素问·脏气法时论》云："肺主秋，手太阴、阳明主治。"

［6］肺气焦满：肺热而干燥，气满于胸中。焦，干燥。

［7］冬气：冬令属水，与人体肾、膀胱相应。《素问·脏气法时论》云："肾主冬，足少阴、太阳主治。"

［8］肾气浊沉：肾气应藏不藏而紊乱，沉而不摄。"浊"，此处指乱。《战国策》曰："科条既备，民多伪态；书策稠浊，百姓不足。"

［9］四时阴阳：春为少阳，夏为太阳，秋为太阴，冬为少阴。四时寒暑往来的气候变化，具有阴阳消长的意义。

［10］圣人：指学识才能超出常人的人。

［11］内格：即上下、阴阳、表里格拒不通。

［12］相传所胜：指五脏发病后，按五行生克乘侮的规律，传于其所克之脏，如心病传肺（火克金）、肺病传肝（金克木）、肝病传脾（木克土）、脾病传肾（土克水）、肾病传心（水克火）。

五脏六腑阴阳表里第三

本篇重点论述了五脏六腑的阴阳、表里配合关系。

【原文】

肺合大肠，大肠者，传道[1]之腑；心合小肠，小肠者，受盛[2]之腑；肝合胆，胆者，中精[3]之腑；脾合胃，胃者，五谷[4]之腑；肾合膀胱，膀胱者，津液之腑。少阴属肾，上连肺，故将[5]两脏。三焦者，中渎之腑[6]，水道出焉，属膀胱，是孤之腑[7]。此六腑之所合也。

【注释】

［1］道：义同“导”。

［2］受盛：受物而盛之。

［3］中精：原作“清净”，据《灵枢·本输》校语改。

［4］五谷：指麦、黍、稷、稻、豆。

［5］将：此处指率领。

［6］中渎之腑：《说文》：“渎，即水沟。”《五行大义》云：“三焦……处五脏之中，通上下行气，故为中渎之腑也。”《类经·脏腑有相合三焦曰孤腑》注：“中渎者，谓如川如渎，源流皆出其中也。即水谷之入于口，出于便，自上而下，必历三焦，故曰中渎之腑，水道出焉。”

［7］孤之腑：《类经·脏腑有相合三焦曰孤腑》注：“观本篇六腑之别，极为明显。以其皆有盛贮，因名为腑。而三焦者曰

中渎之腑，是孤之腑，分明确有一腑。盖即脏腑之外，躯体之内，包罗诸脏，一腔之大腑也。故有中渎是孤之名，而亦有大腑之形。”

【原文】

《素问》曰：夫脑、髓、骨、脉、胆、女子胞，此六者，地气之所生也，皆藏于阴象于地，故藏而不泻，名曰奇恒之腑[1]。胃、大肠、小肠、三焦、膀胱，此五者，天气之所生也，其气象天，故泻而不藏，此受[2]五脏浊气，名曰传化之腑。此不能久留，输泻者也。魄门[3]亦为五脏使，水谷不得久藏。

五脏者，藏精神[4]而不泻，故满而不能实。六腑者，传化物而不藏，故实而不能满。水谷入口，则胃实而肠虚，食下则肠实而胃虚，故实而不满，满而不实也。气口[5]何以独为五脏主？胃者，水谷之海，六腑之大源也。称六腑虽少错，于理相发为佳。

肝胆为合[6]，故足厥阴与少阳为表里；脾胃为合，故足太阴与阳明为表里；肾膀胱为合，故足少阴与太阳为表里；心与小肠为合，故手少阴与太阳为表里；肺大肠为合，故手太阴与阳明为表里。

【注释】

[1] 奇恒之腑：即异于常腑。《太素·脏腑气液》注曰：“此本非是常腑，乃是奇恒之腑，奇异恒常。”

[2] 受：接受。

[3] 魄门：“魄”通“粕”。魄门即肛门，以其为排泄糟粕之处，故名。

[4] 精神：原作“精气”，据《太素·脏腑气液》《素问·五

脏别论》新校正引全元起本及《备急千金要方·胆腑》校语改。

［5］气口:《类经·气口独为五脏主》注:“气口之义，其名有三：手太阴肺经脉也，肺主诸气，气之盛衰见于此，故曰气口；肺朝百脉，脉之大会聚于此，故曰脉口；脉出太渊，其长一寸九分，故曰寸口。是名虽三而实则一耳。”

［6］合：相互配合。

【原文】

五脏者，肺为之盖，巨肩陷咽喉见于外。心为之主，缺盆[1]为之道，骺音滑骨[2]有余，以候内髑骬[3]音曷于。肝为之主将[4]，使之候外，欲知坚固，视目大小。脾主为胃[5]《九虚》《太素》作卫，使之迎粮，视唇舌好恶，以知吉凶。肾者主为外，使之远听，视耳好恶，以知其性。六腑者，胃为之海，广骸[6]《太素》作胻大颈，张胸，五谷乃容。鼻隧以长，以候大肠；唇厚人中长，以候小肠；目下裹大，其胆乃横[7]；鼻孔在外，膀胱漏泄；鼻柱中央起，三焦乃约[8]。此所以候六腑也。上下三等[9]，脏安且良矣。

【注释】

［1］缺盆：即锁骨上窝。

［2］骺（huá）骨:《释骨》曰:“骺骨乃谓缺盆骨两旁之端，则肩端骨也。”

［3］髑（hé）骬（yú)：即胸骨剑突，也叫蔽心骨。《释骨》曰:“蔽心者曰髑骬，曰鸠尾，曰心蔽骨，曰臆前蔽骨。”

［4］将：将军。《素问·灵兰秘典论》曰:“肝者，将军之官。”肝主决断、谋虑，故为将军。

［5］脾主为胃：胃，《九虚》《太素》作卫，卫气之意。《类

经·身形候脏腑》注："脾主运化水谷以长肌肉，五脏六腑皆赖其养，故脾主为卫。卫者，脏腑之护卫也。"

［6］广骸：全身骨骼广大的意思。

［7］横：刚强。

［8］约：约束、固密。

［9］上下三等：即上、中、下三停相等。面上三停，即自发际至印堂为上停，山根至准头为中停，人中至地阁为下停。身上三停，即头、腰、足。

五脏六腑官第四

本篇以论述脏腑与五官的关系为重点。

【原文】

鼻者，肺之官；目者，肝之官；口唇者，脾之官；舌者，心之官；耳者，肾之官。凡五官[1]者，以候五脏。肺病者，喘息鼻张[2]；肝病者，目眦[3]青；脾病者，唇黄；心病者，舌卷颧赤[4]；肾病者，颧与颜黑。

【注释】

［1］五官：即目、舌、口、鼻、耳五个器官。

［2］鼻张：即鼻翼扇动。

［3］眦：目眶曰眦；眼角亦称眦。

［4］舌卷颧赤：此处“卷”音同“蜷”。舌为心窍，心有热则舌卷短而颧赤。

【原文】

故肺气通于鼻，鼻和则能知香臭矣；心气通于舌，舌和则能知五味矣。《素问》曰：心在窍为耳一云舌。夫心者，火也，肾者，水也，水火既济[1]。心气通于舌，舌非窍也，其通于窍者，寄在于耳王冰云：手少阴之络会于耳中。

故肝气通于目，目和则能视五色矣，《素问》曰：诸脉者，皆属于目。又《九卷》曰：心藏脉，脉舍神。神明通体，故云属目。

脾气通于口，口和则能别五谷味矣。肾气通于耳，耳和则能闻五音矣。《素问》曰：肾在窍为耳。然则肾气上通于耳，下通于阴[2]也。

五脏不和，则九窍不通；六腑不和，则留结为痈[3]。故邪在腑则阳脉不和，阳脉不和则气留之，气留之则阳气盛矣。邪在脏则阴脉不和，阴脉不和则血留之，血留之则阴气盛矣。阴气太盛，则阳气不得相营也，故曰格。阴阳俱盛，不得自相营也，故曰关格[4]。关格者，不得尽一作尽期而死矣。

【注释】

[1] 水火既济：心火虽居于上而能下交于肾，肾水虽居于下而能上交于心，即为水火既济。水火既济则心肾阴阳相互为用，属正常生理状态。反之，水火不济，则属病理状态。

[2] 阴：指前后二阴，前阴指男女生殖器，后阴指肛门。

[3] 痈：病名。症见红肿高大，根盘紧束，焮热疼痛，具有未脓易消、已脓易溃、疮口易敛的特点，属阳证；多因湿热火毒蕴结，气血壅滞，热蒸肉腐成脓所致。

[4] 关格：关，关闭不通；格，格拒不纳。关格，即阴阳离决，两相格拒。

五脏大小六腑应候第五

本篇根据脏腑与体表外内相应的整体观念，从人体的脉、肉、筋、骨、皮及五官等的二十五变，推究五脏六腑的吉凶。

【原文】

黄帝问曰：人俱受气于天，其中独尽天寿[1]者，不免于病者，何也？岐伯对曰：五脏者，固有大小、高下、坚脆[2]、端正、偏倾[3]者；六腑亦有大小、长短、厚薄、结[4]直、缓急者。凡此二十五变[5]者，各各不同，或善或恶，或吉或凶也。

【注释】

［1］天寿：指人的寿命。

［2］坚脆：坚，坚实；脆，脆弱。

［3］倾：此处指歪斜。

［4］结：此处指屈曲。

［5］二十五变：指五脏的大小、高下、坚脆、端正、偏倾五变，五五二十五种情况。六腑有大小、长短、厚薄、结直、缓急五变（三焦、膀胱俱合于肾，二者同论），五五亦为二十五变。

【原文】

心小则安，邪弗能伤《太素》云：外邪不能伤，易伤于忧；心大则忧弗能伤，易伤于邪《太素》亦作外邪；心高则满于肺中，闷而善忘，难开以言；心下则脏外，易伤于寒，易恐以言；心坚则脏安守固；

心脆则善病消瘅[1]热中[2]；心端正则和利难伤；心偏倾则操持不一[3]，无守司也。杨上善云：心脏言神有八变，后四脏但言脏变不言神变者，以神为魂魄意之主，言其神变则四脏可知，故略而不言也。

【注释】

［1］消瘅（dān）：内热消中，津液不足而肌肤瘦削。

［2］热中：即热在中焦。

［3］操持不一：即志念不定。“操”，即志念。

【原文】

肺小则少饮，不病喘一作喘喝；肺大则多饮，善病胸痹[1]逆气；肺高则上气喘息咳逆[2]；肺下则逼贲[3]迫肝[4]，善胁下痛；肺坚则不病咳逆上气；肺脆则善病消瘅易伤也一云易伤于热，喘息鼻衄[5]；肺端正则和利难伤；肺偏倾则病胸胁偏痛。

【注释】

［1］胸痹：是以胸部闷痛，甚则胸痛彻背，喘息不得卧为主要表现的一种疾病。轻者感觉胸闷、呼吸欠畅；重者则有胸痛；严重者心痛彻背，背痛彻心。

［2］咳逆：咳嗽而气上逆。

［3］贲（bēn）：此处指胃的贲门。

［4］肝：原作“肺”，据《灵枢·本脏》《太素·五脏命分》改。

［5］鼻衄（nǜ）：即流鼻血。

【原文】

肝小则安，无胁下之病；肝大则逼胃迫咽，迫咽则善一作苦膈中[1]，且胁下痛；肝高则上支贲加胁下急，为息贲[2]；肝下则逼胃，胁下空，空则易受邪；肝坚则脏安难伤；肝脆则善病消瘅易伤；肝端正则和利难伤；肝偏倾则胁下偏痛。

【注释】

[1] 膈中：即食管阻塞不通。

[2] 息贲：指肝气上逆，以致肺气不能肃降而喘息上贲。

【原文】

脾小则安，难伤于邪；脾大则善腠眇[1]而痛，不能疾行：脾高则眇引季胁[2]而痛：脾下则下加于大肠，下加于大肠则脏外易受邪；脾坚则脏安难伤；脾脆则善病消瘅易伤；脾端正则和利难伤；脾偏倾则瘛疭[3]善胀。

【注释】

[1] 腠（còu）眇（miǎo）：腠，正统本作"凑"，聚之意。眇，即季胁下空软处。

[2] 季胁：此处指胁下部近腰处。

[3] 瘛（chì）疭（zòng）：指手脚痉挛、口眼㖞斜的症状，俗称"抽风"。筋急引缩为"瘛"，筋缓弛纵为"疭"。手足时缩时伸，抽动不止者，为"瘛疭"。

【原文】

肾小则安难伤；肾大则一本云耳聋或鸣，汗出善病腰痛，不可以俯仰，易伤于邪；肾高则善病背膂[1]痛，不可以俯仰一云背急缀，耳脓血出，或生肉塞；肾下则腰尻[2]痛，不可俯仰，为狐疝[3]；肾坚则不病腰痛；肾脆则善消瘅易伤；肾端正则和利难伤；肾偏倾则善腰尻痛。

凡此二十五变者，人之所以善常病也。

【注释】

[1] 膂（lǚ）：此处指夹脊两侧的肉。

[2] 尻（kāo）：此处指骶骨。

[3] 狐疝：《伤寒直格》曰："言狐者，疝气之变化，隐见、往来不可测，如狐也。"《类证治裁》曰："肝所生病，为狐疝。言卧则入腹，立则入囊。"均言疝气在阴囊中时上时下，如狐之出入不定，故名"狐疝"。

【原文】

曰：何以知其然？曰：赤色小理[1]者心小；粗理[2]者心大。无𩩲骬者心高；𩩲骬小短举者心下。𩩲骬长者心坚；𩩲骬弱小以薄者心脆；𩩲骬直下不举者心端正；𩩲骬倚一作面一方者心偏倾。

白色小理者肺小；粗理者肺大。巨肩反一作大膺陷喉[3]者肺高；合腋张胁[4]者肺下。好肩背厚者肺坚；肩背薄者肺脆。背膺厚者肺端正；膺偏竦[5]一作欹者肺偏倾。

青色小理者肝小；粗理者肝大。广胸反骹[6]者肝高；合胁脆骹者肝下。胸胁好者肝坚；胁骨弱者肝脆。膺胁腹好相得者肝端正；胁骨偏举者肝偏倾。

黄色小理者脾小；粗理者脾大；揭唇者脾高；唇下纵者脾下。唇坚者脾坚；唇大而不坚者脾脆。唇上下好者脾端正；唇偏举者脾偏倾。

黑色小理者肾小；粗理者肾大。耳高者肾高；耳后陷者肾下。耳坚者肾坚；耳薄不坚者肾脆。耳好前居牙车[7]者肾端正；耳偏高者肾偏倾。

凡此诸变者，持[8]则安，减[9]则病也。

【注释】

［1］小理：肌肉纹理细致之意。理，即肌肉的纹理。

［2］粗理：腠理粗疏。

［3］陷喉：《类经·本脏二十五变》注："肩高胸突，其喉必缩，是为陷喉。"

［4］合腋张胁：指腋内敛而胁向外张大的形状。

［5］竦（sǒng）：通"耸"，上也，高也。

［6］反骹（qiāo）：《类经·本脏二十五变》注："胫骨近足之细处曰骹，今详此反骹、兔骹以候肝，似以胁下之骨为骹也。反骹者，胁骨高而张也。兔骹者，胁骨低合如兔也。"

［7］牙车：马莳认为是颊车穴；张介宾认为是牙床。

［8］持：保持。

［9］减：损害。

【原文】

曰：愿闻人之有不可病者，至尽天寿，虽有深忧大恐怵惕之志，犹弗能感也，大寒甚热弗能伤也；其有不离屏蔽[1]室内，又无怵惕之恐，然不免于病者何也？曰：五脏六腑，邪之舍也。五脏皆小者，少病，善焦心[2]，大[3]愁忧；五脏皆大者，缓于事，难使以忧。五脏皆高者，好高举措；五脏皆下者，好出人下。五脏皆坚者，无病；五脏皆脆者，不离于病。五脏皆端正者，和利得人心；五脏皆偏倾者，邪心善盗，不可为人卒，反复言语也。

【注释】

[1] 屏蔽：屏，指宫殿当门的小墙，《说文》："屏，屏蔽也。"蔽，古时候车厢旁边的帘户。

[2] 善焦心：遇事容易焦虑，多忧愁之意。

[3] 大：原作"人"，据正统本、《灵枢·本脏》改。

【原文】

曰：愿闻六腑之应。曰：肺合大肠，大肠者，皮其应也。《素问》曰：肺之合皮也，其荣毛也，其主[1]心也。下章言肾之应毫毛[2]，于义为错。

心合小肠，小肠者，脉其应也。《素问》曰：心之合脉[3]也，其荣色也，其主肾也。其义相顺。

肝合胆，胆者，筋其应也。《素问》曰：肝之合筋也，其荣爪[4]也，其主肺也。其义相顺。

脾合胃，胃者，肉其应也。《素问》曰：脾之合肉也，其荣唇也，其主肝也。其义相顺。

肾合三焦、膀胱，三焦、膀胱者，腠理毫毛其应也。《九卷》又曰：肾合骨。《素问》曰：肾之合骨也，其荣发也，其主脾也。

其义相同。

【注释】

［1］主：此处有制约之意，是古人根据五行相克关系推论得到的。如火克金，肺受制于心而得生化，故以心为主；水克火，心受制于肾而得生化，故以肾为主。其余各脏义同于此。

［2］毫毛：眉中之长毛。

［3］脉：原作“肺”，据《素问·五脏生成》改。

［4］爪：即指甲。肝藏血，血养筋，所以肝合于筋。爪乃筋之余，故肝的外荣在爪。

【原文】

曰：应之奈何？曰：肺应皮。皮厚者大肠厚；皮薄者大肠薄。皮缓腹裹[1]大者，大肠大[2]而长；皮急者，大肠急[3]而短。皮滑者大肠直；皮肉不相离者大肠结。

心应脉，皮厚者脉厚，脉厚者小肠厚；皮薄者脉薄，脉薄者小肠薄。皮缓者脉缓，脉缓者小肠大而长；皮薄而脉冲[4]小者，小肠小而短。诸阳经脉[5]皆多纡屈[6]者，小肠结。

脾应肉，肉䐃坚大者胃厚；肉䐃么[7]者胃薄。肉䐃小而么者胃不坚；肉䐃不称[8]其身者胃下，胃下者小脘约[9]不利《太素》作下脘未约。肉䐃不坚者胃缓；肉䐃无小裹粂标紧一本作无小裹累者胃急；肉䐃多小裹粂一本亦作累字者胃结，胃结者上脘约不利。

肝应筋。爪厚色黄者胆厚；爪薄色红者胆薄。爪坚色青者胆急；爪濡[10]色赤者胆缓。爪直色白无约者胆直；爪恶色黑多纹[11]者胆结。

肾应骨。密理厚皮者，三焦、膀胱厚；粗理薄皮者，三焦、膀胱薄。腠理疏者，三焦、膀胱缓；皮急而无毫毛者，三焦、膀胱急。毫毛美而粗者，三焦、膀胱直；稀毫毛者，三焦、膀胱结。

曰：薄厚美恶，皆有其形，愿闻其所病。曰：各视其外应，以知其内脏，则知所病矣。

【注释】

[1] 腹裹：是腹部周围的意思。此处“裹”原作“裹”，据《备急千金要方·大肠腑脉论》改。

[2] 大：原作“缓”。据《灵枢·本脏》《太素·脏腑应候》改。

[3] 者，大肠急：原无，据《灵枢·本脏》《太素·脏腑应候》《备急千金要方·大肠腑脉论》补。

[4] 冲：此处按“虚”解。

[5] 诸阳经脉：此处指外露在皮肤表面的血脉。

[6] 纡（yū）屈：盘曲不舒之意。

[7] 么：细薄之意。

[8] 称：匀称之意。

[9] 小脘约：此处应指下脘。脘，即胃腑。胃有上脘、中脘、下脘三部，合称胃脘。约，此处有紧缩之意。

[10] 濡：音义俱同“软”。

[11] 纹：原作“文”，据《灵枢·本脏》改。

十二原第六

本篇论述了十二原穴与脏腑的关系，并列举了十二原穴的名称及其在治疗中的意义。

【原文】

五脏有六腑，六腑有十二原，十二原者出于四关[1]，四关主治五脏，五脏有疾，当取之十二原。十二原者，五脏之所以禀三百六十五骨[2]之气味者也。五脏有疾，出于十二原，而原各有所出，明知其原，睹其应，知五脏之害矣。阳中之少阴，肺也，其原出于太渊二。阳中之太阳，心也，其原出于大陵[3]二。阴中之少阳，肝也，其原出于太冲二。阴中之太阴，肾也，其原出于太溪二。阴中之至阴，脾也，其原出于太白二。膏[4]之原出于鸠尾一。肓[5]之原出于脖满没切胦[6]乌朗切一。凡十二原主治五脏六腑之有病者也。胀取三阳，飧泄[7]取三阴一云滞取三阴。

【注释】

[1] 四关：两肘、两膝是周身的大关节，称为四关。

[2] 骨:《灵枢·九针十二原》作“节”。

[3] 大陵：手厥阴心包经的输穴。《类经图翼·十二原解》云“心之原出于大陵”，是由于“手少阴之脉独无俞……诸邪之在于心者，皆在心之包络”。

[4] 膏：心下的黄脂为膏。

[5] 肓（huāng）:《类经·痹证》注：“肓者，凡腔腹肉理之

间，上下空隙之处，皆谓之肓。”

［6］脖胦（yāng）：即下气海穴，位于脐下1寸半，又名下肓，属任脉。

［7］飧（sūn）泄：即完谷不化之泄泻。

【原文】

今夫五脏之有病，譬犹刺也，犹污也，犹结也，犹闭也。刺虽久犹可拔也，污虽久犹可雪[1]也，结虽久犹可解也，闭虽久犹可决也。或言久疾之不可取者，非其说也。

夫善用针者，取其疾也，犹拔刺也，犹雪污也，犹解结也，犹决闭也，疾虽久犹可毕也。言不可治者，未得其术也。

【注释】

［1］雪：洗涤之意。

十二经水第七

本篇将十二经脉比作十二条水流，并阐述了十二经脉的气血多少、所属脏腑，以及针灸的不同情况。

【原文】

黄帝问曰：经脉十二者，外合于十二经水[1]，而内属于五脏六腑。夫十二经水者，受[2]水而行之；五脏者，合神气魂魄而藏之；六腑者，受谷而行之，受气而扬之；经脉者，受血而营之。合而以治奈何？刺之深浅，灸之壮数，可得闻乎？岐伯对曰：脏之坚脆，腑之大小，谷之多少，脉之长短，血之清浊，气之多少，十二经中多血少气，与其少血多气，与其皆多血气[3]，与其皆少血气，皆有定数。其治以针灸，各调其经气，固其常有合也。此人之参天地而应阴阳，不可不审察之也。

【注释】

［1］十二经水：指古时中国版图上的海水、清水、渭水、湖水、沔水、汝水、江水、淮水、漯水、河水、漳水、济水十二条河流。

［2］受：容纳之意。

［3］血气：原作“气血”，据《灵枢·经水》《太素·十二水》改。

【原文】

足阳明外合于海水[1]，内属于胃[2]。

足太阳外合于清水[3]，内属于膀胱，而通水道[4]焉。

足少阳外合于渭水[5]，内属于胆。

足太阴外合于湖水[6]，内属于脾。

足厥阴外合于沔水[7]，内属于肝。

足少阴外合于汝水[8]，内属于肾。

手阳明外合于江水[9]，内属于大肠。

手太阳外合于淮水[10]，内属于小肠，而水道出焉。

手少阳外合于漯水[11]，内属于三焦。

手太阴外合于河水[12]，内属于肺。

手心主外合于漳水[13]，内属于心包。

手少阴外合于济水[14]，内属于心。

【注释】

[1] 水：原缺，据《灵枢・经水》补。

[2] 胃：原作“肾”，据《灵枢・经水》改。

[3] 清水：关于清水的说法不一。《太素・十二水》注：“清水出魏郡内黄县，经清泉县东北，流入河也。”张介宾认为是大、小清河（今山东省境内）。《辞海》认为是在甘肃省境内，源出清水县。

[4] 通水道：膀胱为水腑，主藏津液，受气化而出，故能通调水道。

[5] 渭水：《太素・十二水》注：“渭水出陇西首阳县，鸟鼠同穴山，东北至华阴入河。”

[6] 湖水：《太素・十二水》注：“湖当为雽，雽陀水出代郡

卤城县东，流过郡，九行千三百四十里，为并州川。一解云：湖当为沽，沽水出渔阳郡东南入海，行七百五十里。”《类经·十二经水阴阳刺灸之度》注：“湖即五湖，谓彭蠡、洞庭、巢湖、太湖、鉴湖也，五湖皆在东南。”

［7］沔（miǎn）水：《太素·十二水》注：“沔水出武郡番冢山东流入江也。”即指今陕西省勉县境内，其下流即为汉水。原作“渑水”，据《太素·十二水》《素问·离合真邪论》王注、新校正引本经改。

［8］汝水：《太素·十二水》注：“汝水出汝南郡定陵县高陵山东南流入淮。”

［9］江水：指长江而言。

［10］淮水：《太素·十二水》注：“淮水出南阳郡平武县桐柏山东南流入海。”

［11］漯（tà）水：《太素·十二水》注：“漯水出平原郡东北，流入于海。又河内亦有漯水，出王屋山东南，流入河。”《类经·十二经水阴阳刺灸之度》注：“漯水源出章丘长白山，入小清河归海，今属山东省济南府。”

［12］河水：此处指黄河。

［13］漳水：《太素·十二水》注：“漳水，清漳水也，出上党沾县西北少山，东流合浊漳入于海。一解是浊漳，浊漳出于上党长子县西发鸠山，东流入海也。”

［14］济水：《太素·十二水》注：“济水出河东恒县，至王屋山东北，流入于河。”《类经·十二经水阴阳刺灸之度》注：“江源初发王屋山下曰沇水，既见而伏，复出为济，济截河而流，不混其清，故又曰清济。流虽微而独尊，故居四渎之一，今属河南省怀庆府济源县。”

【原文】

凡此五脏六腑十二经水者，皆外有源泉而内有所禀，此皆内外相贯，如环无端，人经亦然。故天为阳，地为阴，腰以上为天，下为地。故海以北者为阴，湖以北者为阴中之阴，漳以南为阳，河以北至漳者为阳中之阴，漯以南至江者为阳中之阳，此一州之阴阳也。此人所以与天地相参也。

曰：夫经水之应经脉也，其远近之浅深，水血之多少各不同，合而刺之[1]奈何？曰：足阳明，五脏六腑之海也，其脉大而血多，气盛热壮，刺此者不深弗散[2]，不留不泻。

足阳明多血气，刺深六分，留十呼[3]。

足太阳多血气，刺深五分，留七呼。

足少阳少血气，刺深四分，留五呼。

足太阴多血少气，刺深三分，留四呼。

足少阴少血多气，刺深二分，留三呼。

足厥阴多血少气，刺深一分，留二[4]呼。

手之阴阳，其受气之道近，其气之来也疾，其刺深皆无过二分，留皆无过一呼。其少长小大肥瘦，以心料之，命曰法天之常。灸之亦然，灸而过此者得恶火[5]，则骨枯脉涩；刺而过此者，则脱气。

【注释】

［1］合而刺之：是指把十二经水与十二经脉的特点结合起来，用于针刺治疗。

［2］散：原作“敢”，据《灵枢·经水》改。

［3］呼：《类经·十二经水阴阳刺灸之度》注：“出气曰呼，

入气曰吸，曰十呼七呼之类，则吸在其中矣。盖一呼即一息也。”一呼就是呼吸一次的时间。古人以呼吸的次数作为留针的时间。下同。

[4] 二：原作“一”，据《素问 · 血气形志》新校正、《太素 · 十二水》改。

[5] 恶火：《太素 · 十二水》注：“火无善恶，火壮伤多，故名恶火也。”《类经 · 十二经水阴阳刺灸之度》注：“设不知此而灸过其度，非惟无益，反以害之，是恶火也。”此处指施灸过度，灸火可灼伤人体气血。

【原文】

曰：夫经脉之大小，血之多少，肤之厚薄，肉之坚脆，及腘之大小，可以为度量乎？曰：其可为量者，取其中度[1]者也，不甚脱肉而血气不衰者也。若失度人之痟[2]音消，渴病瘦而形肉脱者，乌可以度量刺乎！审切循扪按，视其寒温盛衰而调之，是谓因适而为之真也。

【注释】

[1] 中度：指中等人的身度，即肌肉不消瘦也不肥胖，气血不衰弱，高矮适中，合乎一般人的度量标准。

[2] 痟（xiāo）：在此当作消瘦解。

四海第八

本篇论述了髓海、血海、气海、水谷之海与人体生、败、利、害的关系，以及四海所主的腧穴、发病情况和调治方法等。

【原文】

人有四海。十二经水[1]者，皆注于海。有髓海，有血海，有气海，有水谷之海。胃者，为水谷之海，其腧上在气街[2]，下至三里。冲脉[3]者，为十二经之海，其腧上在大杼，下出巨虚上下廉。膻中者，为气之海，其腧上在柱骨之上下，前在人迎[4]。脑者，为髓之海，其腧上在其盖[5]，下在风府[6]。凡此四海者，得顺者生，得逆者败，知调者利，不知调者害。

【注释】

[1] 十二经水：此处指十二经脉。

[2] 气街：又名“气冲”，此处指气冲穴。

[3] 冲脉:《难经·二十八难》杨玄操注:“冲者，通也。言此脉下至于足，上至于头，通受十二经之气血，故曰冲焉。”

[4] 人迎：即人迎穴，位于颈部结喉旁，属足阳明经穴。

[5] 盖：即头盖骨，此处指督脉的百会穴。

[6] 风府：腧穴名，位于项上入发际1寸处，为督脉、阳维脉之会。

【原文】

曰：四海之逆顺奈何？曰：气海有余，则气满胸中悗[1]，急息面赤；不足则气少不足以言。血海有余，则常想其身大，怫[2]郁也然不知其所病；不足则常想其身小，狭然[3]不知其所病。水谷之海有余，则腹胀满；不足则饥，不受谷食。髓海有余，则轻劲多力，自过其度[4]；不足则脑转耳鸣，胫胻酸，眩冒[5]目无所见，懈怠安卧。

曰：调之奈何？曰：审守其腧，而调其虚实，无犯其害，顺者得复，逆者必败。

【注释】

[1] 悗（mèn）：烦闷之意。

[2] 怫（fú）：郁闷不舒之意。

[3] 狭然：狭窄不广之意。

[4] 自过其度：《类经·人之四海》注："自有过人之度而无病也。"

[5] 眩冒：《素问·玉机真脏论》王注："眩谓目眩，视如转也；冒谓冒闷也。"

气息周身五十营四时日分漏刻第九

本篇论述了呼吸和营卫的运行周次，以及其与周天二十八宿的运转、四时昼夜消长等各方面的应合情况。

1. 营气与卫气在一日一夜中的运行情况，与周天二十八宿运转的应合；并用漏水下百刻的时间分配，阐明营卫的具体活动。

2. 虚实病变的不同刺法及应注意的事项。

【原文】

黄帝问曰：五十营[1]奈何？岐伯对曰：周天[2]二十八宿[3]，宿三十六分，人气行一周千八分。人经络上下左右前后二十八脉[4]，周身十六丈二尺，以应二十八宿，漏水下百刻[5]，以分昼夜。故人一呼脉再动，气行三寸，一吸脉亦再动，气行三寸，呼吸定息[6]，气行六寸。十息脉行六尺，日行二分。二百七十息，气行十六丈二尺，气行交通于中，一周于身，下水二刻，日行二十分有奇[7]。五百四十息，气行再周于身，下水四刻，日行四十分有奇。二千七百息，气行十周于身，下水二十刻，日行五宿二百十分有奇。一万三千五百息，气行五十营于身，水下百刻，日行二十八宿，漏水皆尽，脉已终矣。王冰曰：此略而言之也。细言之，则常以一千周加一分又十分分之六，乃奇分尽也。所谓交通者，并行一数[8]也。故五十营备得尽天地之寿矣，气凡行八百一十丈也。一日一夜五十营，以营五脏之精。不应数者，谓之狂生[9]。所谓五十营者，五脏皆受气也。此段旧在经脉根结之末，今移在此。

【注释】

［1］五十营：营气运行于周身，每天五十周次。

［2］周天：绕天一周的意思。

［3］二十八宿：古代天文学的星座名称。周天之星于四方，每方各有七宿，即东方苍龙七宿为角、亢、氐、房、心、尾、箕；北方玄武七宿为斗、牛、女、虚、危、室、壁；西方白虎七宿为奎、娄、胃、昴、毕、觜、参；南方朱雀七宿为井、鬼、柳、星、张、翼、轸，合为二十八宿。

［4］二十八脉：即手足三阴三阳，左右共二十四脉；加上任脉、督脉各一，阴跷、阳跷各一，合为二十八脉。

［5］漏水下百刻："漏"，古代计时之器，以铜壶盛水，底穿一孔，壶中立箭，上刻度数。壶中以水渐减，箭上所刻，依次显露，即可知时。其法总以百刻，分为昼夜，冬至昼漏四十刻，夜漏六十刻，夏至则反之，春秋二分，昼夜各五十刻。"漏水下百刻"，即一昼夜十二个时辰的时间，也就是现代所谓二十四小时。每刻分为六十分，百刻即六千分。若用二十四小时划分，每小时为四刻零十分，合计一百刻。

［6］呼吸定息：《类经·呼吸至数》注："出气曰呼，入气曰吸，一呼一吸总名一息……呼吸定息，谓一息既尽，而换息未起之际也。"

［7］奇（jī）：余数也。

［8］并行一数：《类经·一万三千五百息五十营气脉之数》注："谓并二十八脉通行一周之数也。"

［9］狂生：《类经·五脏之气脉有常数》注："人之宗气积于胸中，主呼吸而行经隧，呼吸定息，脉行六寸，则一昼一夜，凡

一万三千五百息，通行五十周于身，则脉行八百一十丈。其有太过不及而不应此数者，名曰狂生。”

【原文】

曰：卫气之行，出入之会何如？曰：岁有十二月，日有十二辰[1]，子午为经，卯酉为纬。天一面七宿，周天四七二十八宿，房昴为纬，张虚为经。是故房至毕为阳，昴至心为阴，阳主昼，阴主夜。故卫气之行，一日一夜五十周于身，昼日行于阳二十五周，夜行于阴亦二十五周，周于五脏一本作岁。是故平旦阴气尽，阳气出于目，目张则气行于头，循于项，下足太阳，循背下至小指端。其散[2]者，分于目别一云别于目锐眦，下手太阳，下至手小指外侧。其散者，别于目锐眦[3]，下足少阳，注小指次指之间，以上循手少阳之分侧[4]，下至小指之间[5]。别者以上至耳前，合于颔脉[6]，注足阳明，下行至跗[7]上，入足五指之间。其散者，从耳下手阳明，入大指之间，入掌中[8]。其至于足也[9]，入足心，出内踝[10]下行阴分[11]，复合于目，故为一周。是故日行一舍[12]，人气行于身一周与十分身之八；日行二舍，人气行于身三周与十分身之六；日行三舍，人气行于身五周与十分身之四；日行四舍，人气行于身七周与十分身之二；日行五舍，人气行于身九周；日行六舍，人气行于身十周与十分身之八；日行七舍，人气行于身十二周在身与十分身之六；日行十四舍，人气二十五周于身有奇分与十分身之二，阳尽于阴，阴受气矣[13]。其始入于阴，常从足少阴注于肾，肾注于心，心注于肺，肺注于肝，肝注于脾，脾复注于肾为一周。是故夜行一舍，人气行于身一云阴脏一周与十分脏之八，亦如阳之行二十五周而复会于目。阴阳一日一夜，舍于奇分十分身之四与十分脏之四。一作二。上文“十分脏之八”，此言“十分脏之四”，疑有误。是故人之所以卧起之时有早晏[14]者，以奇分不尽故也。

【注释】

[1] 十二辰：即子、丑、寅、卯、辰、巳、午、未、申、酉、戌、亥十二地支。

[2] 散：散行的意思。卫气行于脉外，其运行线路不循经脉，故曰散。

[3] 目锐眦：《太素·经脉连环》注：“目眦有三：目之内角为内眦，外角为兑眦，崖上为上眦。”

[4] 分侧：指循行的部分。

[5] 小指之间：指食指外侧端。

[6] 颔（hàn）脉：即颊车下的动脉，属足阳明经。

[7] 跗（fū）：即足背。

[8] 入掌中：《太素·卫五十周》注：“入掌中者，手阳明脉不入掌中，而言入者，手阳明脉气虽不至掌中，卫之悍气循手阳明络至掌中三刻时也。”

[9] 其至于足也：原作“直至于足”，据《灵枢·卫气行》《太素·卫五十周》改。

[10] 踝：即脚踝。

[11] 下行阴分：《类经·卫行运行之次》注：“此自阳明入足心出内踝者，由足少阴肾经以下行阴分也。少阴之别为跷脉，跷脉属于目内眦，故复合于目，交于足太阳之睛明穴。”

[12] 舍：《类经·卫气营运之次》注：“舍即宿也。按太史公律书及天官等书，俱以二十八宿作二十八舍。曰舍者，为七政之所舍也。”

[13] 阳尽于阴，阴受气矣：白昼已尽，夜晚开始，阴分开始受气。

[14] 晏：晚的意思。

【原文】

曰：卫气之在身也，上下往来无已，其候气而刺之奈何？曰：分有多少，日有长短，春秋冬夏，各有分理，然后常以平旦为纪[1]，夜尽为始。是故一日一夜漏水百刻，二十五刻者，半日之度也，常如是无已，日入而止，随日之长短，各以为纪。谨候气之所在而刺之，是谓逢时[2]。病在于阳分，必先候其气之加在于阳分而刺之；病在于阴分，必先候其气之加在于阴分而刺之，谨候其时，病可与期，失时反候，百病不除。

【注释】

[1] 平旦为纪：平旦为日出时，此时阴阳交会，故候气以此时为准。《类经·卫气营运之次》注："四时分至昼夜，虽各有长短不同，然候气之法，必以平旦为纪，盖阴阳所交之候也。"

[2] 逢时：即掌握病气在阴在阳的时机而进行针刺。

【原文】

水下一刻，人气在太阳；
水下二刻，人气在少阳；
水下三刻，人气在阳明；
水下四刻，人气在阴分[1]。
水下五刻，人气在太阳；
水下六刻，人气在少阳；

水下七刻，人气在阳明；

水下八刻，人气在阴分。

水下九刻，人气在太阳；

水下十刻，人气在少阳；

水下十一刻，人气在阳明；

水下十二刻，人气在阴分。

水下十三刻，人气在太阳；

水下十四刻，人气在少阳；

水下十五刻，人气在阳明；

水下十六刻，人气在阴分。

水下十七刻，人气在太阳；

水下十八刻，人气在少阳；

水下十九刻，人气在阳明；

水下二十刻，人气在阴分。

水下二十一刻，人气在太阳；

水下二十二刻，人气在少阳；

水下二十三刻，人气在阳明；

水下二十四刻，人气在阴分。

水下二十五刻，人气在太阳，此少半日之度也。

从房至毕一十四舍[2]，水下五十刻，半日之度也。从昴至心亦十四舍[3]，水下五十刻，终日之度也。日行一舍者，水下三刻与十分《素问》作七刻之四。《大要》[4]常以日加之于宿上也，则知人气在太阳，是故日行一宿，人气在三阳与阴分，常如是无，与天地同纪，纷纷纷纷[5]普巴切，终而复始，一日一夜水行百刻而尽矣。故曰：刺实者刺其来，刺虚者刺其去。此言气之存亡之时，以候虚实而刺之也。

【注释】

［1］阴分：此处指足少阴经。《类经·卫气营运之次》注曰："阴分则单以足少阴经为言。"

［2］舍：原作"度"，据《灵枢·卫气行》《太素·卫五十周》改。

［3］舍：原作"度"，据上下文例改。

［4］大要：古医籍名。

［5］纷纷昐昐（pā）："昐"，乱貌。《太素·卫五十周》注："纷纷昐昐，无有穷期也。"

营气第十

本篇论述了营气循行十二经脉的顺序。

【原文】

营气之道，内谷为宝[1]。谷入于胃，气传之肺，流溢于中，布散于外。精专[2]者行于经隧[3]，常营无已，终而复始，是谓天地之纪。故气从太阴出，循臂内上廉，注手阳明上行至面，注足阳明下行至跗上，注大指间，与太阴合，上行抵脾。从脾注心中，循手少阴出腋下臂，注小指之端，合手太阳，上行乘腋，出䪼[4]一作项内，注目内眦，上巅[5]下项，合足太阳，循脊下尻，下行注小指之端，循足心，注足少阴，上行注肾。从肾注心，外散于胸中，循心主脉出腋下臂，入一作出两筋之间，入掌中，出手中指之端，还注小指次指之端，合手少阳，上行注膻中，散于三焦，从三焦注胆出胁，注足少阳，下行至跗上，复从跗注大指间，合足厥阴，上行至肝，从肝上注肺[6]，上循喉咙，入颃颡[7]之窍，究于畜门[8]一作关。其支别者，上额循颠下项中，循脊入骶[9]音氐，是督脉也，络阴器，上过毛中，入脐中，上循腹里，入缺盆，下注肺中，复出太阴。此营气之行，逆顺之常也。

【注释】

［1］内谷为宝："内"与"纳"同。营气来自水谷精微，营气充实与否，取决于能否纳谷，所以"内谷为宝"。

［2］精专：亦作"专精"。《素问·至真要大论》曰："天地

之专精也。”王冰注：“专精之气，药物肥浓。”

［3］经隧：“隧”，即隧道。经脉是营气循行的道路，其位置深伏，所以叫经隧。

［4］𩑙（zhuō）：《释骨》曰：“目下曰𩑙。”𩑙，即目眶骨之下部。

［5］巅：即颠顶。

［6］肺：原作“膈”，据《灵枢·营气》改。

［7］颃（háng）颡（sǎng）：咽喉。《灵枢集注》张志聪注曰：“颃颡，鼻之内窍。”

［8］究于畜门：终止于畜门处。“究”，终止之意。“畜门”，《灵枢识》曰：“鼻孔中通于脑之门户。畜、嗅同，以鼻吸气也。”

［9］骶（dǐ）：即骶骨。

营卫三焦第十一

本篇重点论述了营卫的化生、活动及其与三焦的关系。

1. 营卫的化生和活动及其相互关系，并以老人“昼不精，夜不瞑”为例，说明营卫协调的重要性。

2. 通过分析外伤风邪则易汗出的病机说明卫气的作用。

3. 论述了三焦的部位及其不同的生理活动。

【原文】

黄帝问曰：人焉受气？阴阳焉会？何气为营？何气为卫？营安从生？卫安从会？老壮不同气，阴阳异位[1]，愿闻其会[2]。岐伯对曰：人受气于谷，谷入于胃，气传于肺，五脏六腑皆以受气。其清者为营，浊者为卫，营行脉中，卫行脉外，营周不休，五十而复大会，阴阳相贯，如环无端。卫气行于阴二十五度，行于阳亦二十五度，分为昼夜，故至阳而起，至阴而止。故日中而阳陇[3]一作袭，下同为重阳，夜半而阴陇[4]为重阴。故太阴主内，太阳主外，各行二十五度，分为昼夜。夜半为阴陇，夜半后而阴衰，平旦阴尽而阳受气；日中为阳陇，日西而阳衰，日入阳尽而阴受气。夜半而大会，万民皆卧，名曰合阴，平日阴尽而阳受气，如是无已，与天地同纪。

【注释】

[1] 阴阳异位：阴阳运行的部位有差异。

[2] 会：会合之意，指营卫阴阳的大会。

［3］阳陇（lǒng）：指阳盛极的时候。“陇”通“隆”，表示盛、多。

［4］阴陇：指阴盛极的时候。

【原文】

曰：老人不夜瞑[1]，少壮不夜寤[2]者，何气使然？曰：壮者之气血盛，其肌肉滑，气道利，营卫之行不失其常，故昼精[3]而夜瞑。老者之气血减，其肌肉枯，气道涩，五脏之气相薄[4]，营气衰少而卫气内伐[5]，故昼不精而夜不得瞑。

【注释】

［1］瞑（mián）：通“眠”，睡眠之意。《庄子·知北游》曰：“神农隐几，阖户而瞑。”

［2］寤（wù）：醒。

［3］昼精：白天精神充足。

［4］气相薄：气相迫而不协调。“薄”通“迫”。

［5］卫气内伐：《增辑难经本义》周学海注曰：“营气衰少，则阴虚而神短，故昼不精；卫气内伐，则阳亢而气扰，故夜不寐。伐之言扰也。”

【原文】

曰：愿闻营卫之所行，何道从始？曰：营出于中焦，卫出于上[1]焦。上焦出于胃上[2]口，并咽[3]以上贯膈[4]，而布胸中，走腋，循手太阴之分[5]而行，还注手阳明，上至舌，下注足阳明，常与营俱行于阴阳各二十五度为一周，故日夜五十周而复始，大会于手太阴。

曰：人有热饮食下胃，其气未定[6]，则汗出于面，或出于背，或出于身半，其不循卫气之道而出何也？曰：此外伤于风，内开腠理，毛蒸理泄[7]，卫气走之，固不得循其道。此气慓悍[8]滑疾，见开而出[9]，故不得从其道，名曰漏泄。中焦亦并于胃口，出上焦之后，此所以受气，泌糟粕，蒸津液，化其精微，上注于肺，乃化而为血，以奉生身，莫贵于此，故独得行于经隧，命曰营气[10]。

【注释】

［1］上：原作“下”，据嘉靖本、《太素·卷十二》《备急千金要方·三焦脉论》改。

［2］上：原无，据《灵枢·营卫生会》《太素·卷十二》《备急千金要方·三焦虚实》及校语补。

［3］咽：此处指食管。

［4］膈：《十四经发挥》注：“膈者，隔也。凡人心下有膈膜与脊胁周回相著，所以遮隔浊气，不使上熏于心肺也。”

［5］分：指部位而言。

［6］其气未定：饮食物虽已入胃，但没有化为精微物质。

［7］毛蒸理泄：指风热之邪出于皮毛，腠理开泄。

［8］慓悍：原作“悍慓”，据《灵枢·平人绝谷》改。

［9］见开而出：卫气慓悍滑利，如果腠理疏而不密，则见开而出。

［10］气：原无，据《灵枢·营卫生会》《太素·卷十二》《素问·咳论》王注补。

【原文】

曰：血之与气，异名同类何也？曰：营卫者精气也，血者神气也，故血之与气，异名同类也。故夺血者无汗，夺汗者无血。故人有两死，而无两生也。下焦者，别于回肠[1]，注于膀胱而渗入焉。故水谷者，常并居于胃中，成糟粕而俱下于大肠，而为下焦，渗而俱下，渗泄别汁[2]，循下焦而渗入膀胱也。

曰：人饮酒，酒亦入胃，谷[3]未熟而小便独先下者何也？曰：酒者，熟谷之液也，其气悍以滑一作清，故后谷而入，先谷而液出也。故曰上焦如雾[4]，中焦如沤[5]，下焦如渎[6]，此之谓也。

【注释】

［1］别于回肠：《类经・营卫三焦》注："别回肠者，谓水谷并居于胃中，传化于小肠，当脐上一寸六分处，糟粕由此别行回肠，从后而出，津液由此别渗膀胱，从前而出。"

［2］渗泄别汁：《素问・至真要大论》王注曰："渗泄，小便也。"结合前文，应指糟粕经过下焦的渗漉成为小便。

［3］谷：原作"米"，据《灵枢・营卫生会》《太素・卷十二》改。

［4］如雾：是指上焦之气的宣发，如天之云雾。

［5］如沤（òu）：是指中焦之腐熟水谷，如物体在水中久渍。《说文解字》："沤，久渍也。"

［6］如渎（dú）：是指下焦之流通水液，如水流于渠中。

阴阳清浊精气津液血脉第十二

本篇以论述阴阳清浊的性质、精气津液血脉的作用和病候为重点。

1. 阴阳清浊的不同性质及其对针刺治疗的重要意义。

2. 精、气、津、液、血、脉等的作用和病候。

【原文】

黄帝问曰：愿闻人气之清浊者何也？岐伯对曰：受谷者浊，受气者清，清者注阴，浊者注阳，浊而清者上出于咽，清而浊者下行于胃。清者上行，浊者下行，清浊相干，名曰乱气[1]。

曰：夫阴清而阳浊，浊中有清，清中有浊，别之奈何？曰：气之大别，清者上注于肺，浊者下流于胃。胃之清气上出于口，肺之浊气下注于经，内积于海。

曰：诸阳皆浊，何阳独甚？曰：手太阳独受阳之浊，手太阴独受阴之清。其清者上走孔窍，其浊者下行诸经。故诸阴皆清，足太阴独受其浊。

曰：治之奈何？曰：清者其气滑，浊者其气涩，此气之常也。故刺阴者，深而留之；刺阳者，浅而疾取之；清浊相干者，以数调之也。

【注释】

[1] 乱气：结合前文，清气应升而不升，浊气应降而不降，清浊互相干扰，则为乱气。

【原文】

曰：人有精、气、津、液、血、脉，何谓也？曰：两神[1]相搏，合而成形，常先身生，是谓精。上焦开发，宣五谷味，熏肤充身泽毛，若雾露之溉，是谓气。腠理发泄，汗出腠理一作溱溱，是谓津。谷入气满，淖泽[2]注于骨，骨属屈伸，出泄补益脑髓，皮肤润泽，是谓液。中焦受汁变化而赤，是谓血。壅[3]遏营气，令无所避，是谓脉也。

曰：六气者，有余不足，气之多少，脑髓之虚实，血脉之清浊，何以知之？曰：精脱者，耳聋[4]；气脱者，目不明；津脱者，腠理开，汗大泄；液脱者，骨属[5]屈伸不利，色夭，脑髓消，胻酸，耳数鸣；血脱者，色白，夭然不泽；脉脱者，其脉空虚，此其候也。

曰：六气贵贱何如？曰：六气者，各有部主[6]也，其贵贱善恶可为常主，然五谷与胃为大海也。

【注释】

[1] 两神：《太素·六气》注："雄雌二灵之别，故曰两神。"即男女两性的意思。

[2] 淖（nào）泽：润泽的意思。

[3] 壅：原作"拥"，据《灵枢·决气》改。

[4] 精脱者，耳聋：肾藏精，开窍于耳，所以精脱则耳聋。

[5] 属：原作"痹"，据《灵枢·决气》《太素·六气》改。

[6] 部主：《类经·精气津液血脉脱则为病》注："部主，谓各部所主也。如肾主精，肺主气，脾主津液，肝主血，心主脉也。"

津液五别第十三

本篇分析了汗、溺、泣、唾、精髓五液的化生及其功用；并指出由于五液运行失常所导致的水胀、精虚等病变的病理与症状。

【原文】

黄帝问曰：水谷入于口，输于肠胃，其液别为五。天寒衣薄，则为溺与气[1]；天暑衣厚，则为汗；悲哀气并，则为泣；中热胃缓，则为唾；邪气内逆，则气为之闭塞而不行，不行则为水胀，不知其何由生？岐伯对曰：水谷皆入于口，其味有五，分注其海，津液各走其道。故上焦一作三焦出气以温肌肉，充皮肤者，为津；其留而不行者，为液。天暑衣厚则腠理开，故汗出；寒留于分肉之间，聚沫则为痛；天寒则腠理闭，气涩不行，水下流于膀胱，则为溺与气。五脏六腑，心为之主，耳为之听，目为之候[2]，肺为之相[3]，肝为之将，脾为之卫[4]，肾为之主外。故五脏六腑之津液尽上渗于目，心悲气并则心系急，急则肺叶举，举则液上溢。夫心系急，肺不能常举，乍上乍下，故咳而泣[5]出矣。中热则胃中消谷，消谷则虫上下作矣，肠胃充郭[6]故胃缓，缓则气逆，故唾出矣。五谷之津液和合而为膏者，内渗入于骨空，补益脑髓，而下流于阴[7]。阴阳不和，则使液溢而下流于阴，髓液皆减而下，下过度则虚，虚则腰脊痛而胻酸。阴阳气道不通，四海闭塞，三焦不泻，津液不化，水谷并于肠胃之中，别于回肠，留于下焦，不得渗于膀胱，则下焦胀，水溢则为水胀，此津液五别之顺逆也。

【注释】

［1］溺（niào）与气："溺"同"尿"，即小便。《类经·五癃津液别》注："腠理闭密则气不外泄，故气化为水，水必就下，故留于膀胱。然水即气也，水聚则气生，气化则水注，故为溺与气。"

［2］候：古文作"矦"，即观察的意思。《说文解字》："矦，伺望也。"

［3］相：相，辅佐也。古人以心比君主，辅佐君主的叫"相"。肺朝百脉，主调节一身之气，故为相辅。

［4］脾为之卫：《类经·五癃津液别》注："脾主肌肉而护养脏腑，故为心之卫。"脾可以将水谷精微充养肌肤，起到捍卫的作用，所以说脾为之卫。

［5］泣：原作"涎"，据《灵枢·五癃津液别》改。

［6］充郭：扩大的意思。

［7］阴：此处指前后二阴。

奇邪血络第十四

本篇论述了奇邪留滞络脉的病变及以刺血络为主的治法，指出刺血络的诊断标准及刺络时引起的不同变化，并说明针入肉著的原因。

【原文】

黄帝问曰：愿闻其奇邪[1]而不在经者，何也？岐伯对曰：血络[2]是也。

曰：刺血络而仆者，何也？血出而射者，何也？血出黑而浊者，血出清而半为汁者，何也？发针而肿者，何也？血出若多若少而面色苍苍然[3]者，何也？发针而面色不变而烦闷者，何也？血出多而不动摇者，何也？愿闻其故。曰：脉气甚而血虚者，刺之则脱气，脱气则仆。血气俱盛而阴气多者，其血滑，刺之则射。阳气积蓄久留不泻者，其血黑以浊，故不能射。新饮而液渗于络，而未和合于血，故血出而汁别焉。其不新饮者，身中有水，久则为肿。阴气积于阳，其气因于络，故刺之血未出而气先行，故肿。阴阳之气，其新相得而未和合，因而泻之，则阴阳俱脱，表里相离，故脱色而苍苍然也。刺之血出多，色[4]不变而烦闷者，刺络而虚经，虚经之属于阴者，阴气脱，故烦闷。阴阳相得而合为痹者，此为内溢于经，而外注于络，如是阴阳皆有余，虽多出血弗能虚也。

【注释】

［1］奇邪:《类经·血络之刺其应有异》注:“奇邪，即缪刺论所谓奇病也。在络不在经，行无常处，故曰奇邪。”

［2］血络：指络脉中有留血。《素问·调经论》曰:“视其血络，刺出其血，无令恶血得入于经，以成其疾。”

［3］苍苍然：是面色发青的意思。苍，即青色。

［4］血出多，色：原无，据《灵枢·血络论》《太素·量络刺》补。

【原文】

曰：相[1]之奈何？曰：血脉盛坚横以赤，上下无常处，小者如针，大者如箸，刺而泻之万全。故无失数，失数而返，各如其度。

曰：针入肉著，何也？曰：热气因于针则热，热则肉著于针，故坚焉。

【注释】

［1］相：即观察之意。

五色第十五

本篇主要论述了五色与疾病的辨证关系。

1. 五色所主病证，以及从色泽变化诊察疾病浅深、轻重、善恶的方法。

2. 指出脏腑肢节在面部的分属部位。

【原文】

雷公问曰：闻风者，百病之始也，厥逆，寒湿之所起也，别之奈何？黄帝答曰：当候眉间《太素》作阙中。薄泽为风，冲浊为痹，在地为厥，此其常也，各以其色言其病也。

曰：人有不病卒[1]死，何以知之？曰：大气[2]入于脏腑者，不病而卒死矣。

曰：凡病少愈而卒死者，何以知之？曰：赤色出于两颧，大如拇指者，病虽少愈，必卒死。黑色出于颜《太素》作庭，大如拇指，不病，亦必卒死矣。

【注释】

[1] 卒：通“猝”，突然的意思。

[2] 大气：此处指大邪之气。《类经·色脏部位脉病易难》注：“大气，大邪之气也。大邪之入者，未有不由元气大虚而后邪得袭之，故致卒死。”

【原文】

曰：其死有期乎？曰：察其色以言其时。颜者，首面也；眉间以上者，咽喉也《太素》眉间以上作阙上；眉间以中《太素》亦作阙中者，肺也；下极[1]者，心也；直下[2]者，肝也；肝左[3]者，胆也；下者[4]，脾也；方上[5]者，胃也；中央[6]者，大肠也；夹旁者，肾也；当肾[7]者，脐也；面王以上者王，古本作壬字，小肠也；面王以下者，膀胱字子处也；颧者，肩也；颧后[8]者，臂也；臂以下者，手也；目内眦上者，膺乳也；夹绳而上者，背也；循牙车以上者，股也；中央者，膝也；膝以下者，胻也；当胻以下者，足也；巨分者，股里也；巨屈者，膝髌[9]也。此五脏六腑支局一作节之部也。五脏五色之见者，皆出其部也。其部骨陷者，必不免于病也。其部色乘袭者，虽病甚不死也。

【注释】

[1] 下极：在眉心之下，即鼻根处，又名山根。《灵枢注证发微》曰："下极，鼻柱也，在两目之间。五脏肺位最高，而肺下即心，故曰下极者心也。"

[2] 直下：指下极的下方，即鼻柱。《灵枢注证发微》注："其心之直下者，即鼻柱而下也，为肝之部。"

[3] 肝左：胆附于肝的左叶，故肝部的左面是胆的部位，其位在鼻与颧之间。《灵枢注证发微》曰："肝之左即为胆，则在鼻夹颧之间矣。"

[4] 下者：指鼻柱的下端，为准头，《类经·色脏部位脉病易难》注："年寿之下者，相家谓之准头，是为面王，亦曰明堂。准头属土，居面之中央，故以应脾。"

［5］方上：准头的两旁为方上，即鼻隧。《灵枢注证发微》注："方者，鼻隧也。面王者，鼻准之端也。"

［6］中央：此处应指侧面的中央。胃与大肠、肾横居同一平面，胃在内，肾在外，大肠居中。

［7］当肾：指肾部的直下方。肾与脐对，故当肾者应脐。

［8］颧后：原作"后颧"，据《灵枢·五色》改。

［9］髌（bìn）：指髌骨，即膝盖骨。

【原文】

曰：五官具五色，何也？曰：青黑为痛，黄赤为热，白为寒，是谓五官。

曰：以色言病之间甚，奈何？曰：其色粗以明[1]者，为间；沉垩[2]一作夭，下同者，为甚。其色上行者，病亦甚；其色下行如云彻散者，病方已。五色各有藏部，有外部，有内部。其色从外部走内部者，其病从外走内；其色从内部走外部者，其病从内走外。病生于内者，先治其阴，后治其阳，反者益甚；病生于外者，先治其阳，后治其阴《太素》云：病生于阳者，先治其外，后治其内。与此文异，义同，反者益甚。用阳和阴，用阴和阳，审明部分，万举万当，能别左右，是谓大道[3]，男女异位[4]，故曰阴阳，审察泽垩，谓之良工。沉浊为内，浮清为外，黄赤为风，青黑为痛，白为寒，黄而膏泽者为脓，赤甚者为血，痛甚者为挛，寒甚者为皮不仁[5]。各见其部，察其浮沉以知浅深，审其泽垩以观成败，察其散抟[6]以知近远，视色上下以知病处，积神于心以知往今。故相气不微，不知是非，属意勿去，乃知新故。色明不粗，沉垩为甚；不明不泽，其病不甚。其色散，驹驹然[7]未有聚，其病散而气痛，聚未成也。肾乘心，心先病，肾为应，色其一作皆如是。

男子色在面王，为少腹痛，下为卵[8]痛，其圜直[9]为茎痛，高为本，下为首，狐疝㿗[10]，阴病之属也。女子色在面王，为膀胱字子处病。散为痛，抟[11]为聚，方圜左右各如其色形，其随而下至胝[12]为淫，有润如膏状，为暴食不洁。左为右一作左，右为左一作右，其色有邪聚，聚散[13]而不端，面色所指者也。色者，青黑赤白黄，皆端满有别乡。别乡赤者，其色亦赤，大如榆荚，在面王为不月。其色上锐，首空上向，下锐下向，在左右如法。

以五色命脏，青为肝，赤为心，白为肺，黄为脾，黑为肾。肝合筋，青当筋；心合脉，赤当脉；脾合肉，黑为肾。肝合筋，青当筋；心合脉，赤当脉；脾合肉，黄当肉；肺合皮，白当皮；肾合骨，黑当骨。夫精明五色者，气之华也。赤欲如帛[14]裹朱，不欲如赭色也；白欲如白璧之泽一云鹅羽，不欲如垩一云盐也；青欲如苍璧之泽，不欲如蓝也；黄欲如罗裹雄黄，不欲如黄土也；黑欲如重漆色，不欲如炭《素问》作地苍也。五色精微象见，其寿不久也。

【注释】

[1] 粗以明：形容颜色具有光泽。《内经知要·色诊》注："粗者明爽之义。"

[2] 沉垩（è）：形容颜色晦黯。《说文解字》："垩，白土也。"

[3] 道：原作"通"，据《灵枢·五色》改。

[4] 男女异位：《内经知要·色诊》注："男女异位者，男子左为逆，右为从，女子右为逆，左为从，故曰阴阳。"

[5] 不仁：此处指皮肤感觉丧失，不知痛痒。

[6] 抟：原作"浮"，据《灵枢·五色》改。

[7] 驹驹然：《类经·色脏部位脉病易难》注："稚马曰驹。

驹驹然者，如驹无定，散而不聚之谓，故其为病尚散。”此处指病色散乱不定。

［8］卵：指睾丸。

［9］圜（yuán）直：《内经知要·色诊》注：“圜直，指人中水沟穴也。”“圜”通“圆”。

［10］㿗（tuí）：《备急千金要方·阴㿗》载：“㿗有四种，有肠㿗、卵胀（《外台秘要》‘胀’作‘㿗’）、气㿗、水㿗。”此处指多种疝病。

［11］抟：原作“薄”，据《灵枢·五色》改。

［12］骶（dǐ）：原指骶部，在此泛指前后阴。

［13］散：原作“空满”，据《灵枢·五色》改。

［14］帛：原作“白”，据《备急千金要方·扁鹊华佗察色要诀》改。

【原文】

青如草兹[1]，黑如炱煤[2]，黄如枳实，赤如衃音披血[3]，白如枯骨，此五色见而死也。青如翠羽，黑如乌羽，赤如鸡冠，黄如蟹腹，白如豕膏[4]，此五色见而生也。生于心，如以缟[5]裹朱；生于肺，如以缟裹红；生于肝，如以缟裹绀[6]；生于脾，如以缟裹括蒌实；生于肾，如以缟裹紫。此五脏所生之外荣[7]也。

凡相五色，面黄目青，面黄目赤，面黄目白，面黄目黑者，皆不死也；面青目赤一作青，面赤目白，面青目黑，面黑目白，面赤目青者，皆死也。

【注释】

［1］草兹：《素问集注》张志聪注曰：“兹，蓐席也。兹草者，

死草之色，青而带白也。"

［2］炱（tái）煤：指煤烟凝积成的黑灰。

［3］赤如衃（pēi）血：赤色好像死血凝固之后的赤黑色。衃，凝固的死血。王冰注曰："衃，谓败恶凝聚之血，色赤黑也。"

［4］豕膏：即猪油。苏颂曰："利血脉，散风热，润肺，入膏药，主诸疮。"《类经·痈疽》注："猪脂之炼净者也。"

［5］缟（gǎo）：细白的生绢。

［6］绀（gàn）：青而含赤之色。《说文解字》："绀，帛深青扬赤色。"

［7］荣：原作"营"，据正统本改。

阴阳二十五人形性血气不同第十六

本篇主要是根据阴阳五行的理论，将人划分为五人与二十五人的不同类型，指出其在生理形态、气血多少及思想意识等方面的差别，并提出针刺时应当遵循的一些原则。

1. 说明太阴、少阴、太阳、少阳、阴阳和平等五态之人的阴阳多少与思想意识特点，以及针刺的原则。

2. 论述木、火、土、金、水五形之人及二十五人在肤色形态、思想意识等方面的特点；形色相得与不相得，以及人之大忌的具体情况；对二十五人的针刺原则及造成脉气不同感应的原因。

3. 指出手足六阳经经脉上部、下部气血多少的外候。

【原文】

黄帝问曰：人有阴阳，何谓阴人？何谓阳人？少师对曰：天地之间，不离于五，人亦应之，非徒一阴一阳而已。盖有太阴之人，少阴之人，太阳之人，少阳之人，阴阳和平之人。凡此五人者，其态不同，其筋骨血气亦不同也。

太阴之人，贪而不仁，下济[1]湛湛[2]，好内[3]而恶出，心抑[4]而不发，不务于时，动而后人，此太阴之人也。

少阴之人，少贪而贼心，见人有亡，常若有得，好伤好害，见人有荣，乃反愠怒，心嫉而无恩，此少阴之人也。

太阳之人，居处于于[5]，好言大事，无能而虚说，志发于四野[6]，举措[7]不顾是非，为事如常自用[8]，事虽败而无改一作悔，此太阳之人也。

少阳之人，諟谛[9]好自贵，有小小官，则高自宣，好为外交，而不内附，此少阳之人也。

阴阳和平之人，居处安静，无为惧惧[10]，无为欣欣[11]，婉然从物[12]，或与不争，与时变化，尊而谦让，卑而不谄，是谓至治。

古之善用针灸者，视人五态乃治之，盛者泻之，虚者补之。

【注释】

［1］下济：谦下济人之意。张介宾曰："下齐，谦下，整齐。"

［2］湛湛（zhàn）：深藏而不露之意。张介宾曰："湛湛，水澄貌，亦卑下自明之意。"

［3］好内："内"同"纳"。好内，贪得的意思。

［4］心抑：此处指贪而不仁受到遏抑，好内恶出不显现于外。

［5］于于：张介宾训："自足貌。"

［6］志发于四野：好高骛远之意。

［7］举措：此处指语言行为和处事。

［8］为事如常自用：做事很平常而好自用。

［9］諟（shì）谛（dì）：审而又审。"諟""谛"都有审的意思。

［10］无为惧惧：无所畏惧的意思。

［11］欣欣：喜也。

［12］婉（wǎn）然从物：能适应事物而不强迫。婉，顺也。

【原文】

太阴之人，多阴而无阳，其阴血浊，其卫气涩，阴阳不和，缓筋而厚皮，不之疾泻，不能移之。

少阴之人，多阴而少阳，小胃而大肠，六腑不调，其阳明脉小而太阳脉大，必审而调之。其血易脱，其气易败。

太阳之人，多阳而无阴，必谨调之，无脱其阴而泻其阳，阳重脱者，易狂[1]，阴阳皆脱者，暴死不知人[2]。

少阳之人，多阳而少阴，经小而络大，血在中而气在外，实阴而虚阳，独泻其络脉则强，气脱而疾，中气重不足，病不起矣。

阴阳和平之人，其阴阳之气和，血脉调。宜谨审其阴阳，视其邪正，安[3]其容仪，审其有余，察其不足，盛者泻之，虚则补之，不盛不虚，以经取之。此所以调阴阳，别五态之人也。

【注释】

[1] 狂：此处指发狂。

[2] 暴死不知人：突然昏厥如死而不知人事。

[3] 安：此处同“按”，考察、检查的意思。

【原文】

太阴之人，其状黮黮音朕然[1]，黑色，念然下意[2]，临临然[3]长大，腘音窘然未偻[4]。

少阴之人，其状清然[5]窃然[6]，固以阴贼，立而躁险，行而似伏。

太阳之人，其状轩轩[7]储储[8]，反身折腘[9]。

少阳之人，其状立则好仰，行则好摇其两臂，两臂肘皆出于背。

阴阳和平之人，其状逶逶然[10]，随随然[11]，颙颙然[12]，衮衮然[13]，豆豆然[14]，众人皆曰君子一本多愉愉然，暶暶然。

【注释】

[1] 黮黮（dàn）然：黑色。

[2] 念然下意：即意念不扬。

[3] 临临然：《灵枢注证发微》注："临临然，长大之貌。"

[4] 偻：屈曲，此处指屈膝之貌。

[5] 清然：《灵枢注证发微》注："清然者，言貌似清也。"

[6] 窃然：《灵枢注证发微》注："窃然者，消沮闭藏之貌。"

[7] 轩轩：高大轩昂的样子。

[8] 储储：《灵枢注证发微》注："储储者，挺然之意。"

[9] 反身折腘：《类经·人有阴阳治分五态》注："言仰腰挺腹，其腘似折也，是皆妄自尊大之状。"折，屈。

[10] 逶逶（wēi）然：逶通"委"。逶逶然，是美的意思。《尔雅·释训》："委委佗佗，美也。"

[11] 随随然：随，从也，顺也。随随然，随顺而不急遽的意思。

[12] 颙颙（yóng）然：温和而恭敬的样子。《灵枢注证发微》注："颙颙，尊严貌。"

[13] 衮衮（gǔn）然：《灵枢注证发微》注："周旋貌。"

[14] 豆豆然：《灵枢注证发微》注："豆豆，不乱貌。"

【原文】

黄帝问曰：余闻阴阳之人于少师，少师曰：天地之间，不离于五。故五五二十五人之形，血气之所生，别而以候，从外知内何如？岐伯对曰：先立五形，金木水火土，别其五色，异其五声，而二十五人具也。

木形之人，比于上角[1]，苍色，小头长面，大肩平背直身，小手足，好有材，好劳心，少力多忧，劳于事，奈春夏，不奈秋冬，秋冬感而成病，主足厥阴，佗佗然[2]。

大角[3]一曰左角之人，比于左足少阳，少阳之上遗遗然[4]。

右角一曰少角之人，比于右足少阳，少阳之下随随然。

钛角[5]音太，一曰右角之人，比于右足少阳，少阳之上[6]鸠鸠然[7]一曰推推然。

判角[8]之人，比于左足少阳，少阳之下括括然[9]。

【注释】

[1] 比于上角:《灵枢注证发微》注:“比者，拟议之谓，盖以人而拟角，故谓之曰比。此言木形之人有五，有全偏之分也。木形之人，木气之全者也，下文四股，则偏也。木主东方，其音角，其色苍。故木形之人，当比之于上角。”此处将五行与五音相配，然后将五音中的每一音分为五等，每一音中所分的五等又有全偏之别，“上”为全，其余四等为偏。

[2] 佗佗然：筋柔迟重的样子，也有美的意思。

[3] 大角:《类经・阴阳二十五人》注:“禀五形之偏者各四，曰左之上下，右之上下。而此言木形之左上者，是谓大角之人也。其形之见于外者，属于左足少阳之经。”

[4] 遗遗然:《灵枢注证发微》注:“遗遗者，如有所遗失然，行之不骤而驯也。”《类经・阴阳二十五人》注:“遗遗，柔退貌。”《灵枢集注》张志聪注:“遗遗，谦下之态。”“遗遗”各家说法不一，似俱难从。

[5] 钛（dì）角：指右角。

［6］上：原作“下”，据《灵枢·阴阳二十五人》改。

［7］鸠鸠（jiū）然：聚集的样子。《尔雅·释诂下》：“鸠，聚也。”

［8］判角：《类经·阴阳二十五人》注：“判，半也。应在大角之下者，是谓判角之人，而属左足少阳之下，即言其左之下也。”

［9］括括然：“括”“栝”形近而误。《类经·阴阳二十五人》注：“栝栝，方正貌。”《灵枢集注》张志聪注曰：“正直之态。”

【原文】

火形之人，比于上徵，赤色广䏖[1]，兑面小头，好肩背髀[2]腹，小手足，行安地，疾心，行摇肩，背肉满，有气[3]轻财，少[4]信，多虑，见事明了，好颜，急心，不寿暴死。奈春夏，不奈秋冬，感而生病，主手少阴，窍窍然[5]一曰核核然。

太徵之人，比于左手太阳，太阳之上肌肌然[6]。

少徵之人，比于右手太阳，太阳之下慆慆然[7]慆音惕，又音倘。

右徵之人，比于右手太阳，太阳之上鲛鲛然[8]一曰熊熊然。

判徵之人，比于左手太阳，太阳之下支支然[9]，熙熙然[10]。

【注释】

［1］䏖（zhèn）：即脊肉。

［2］髀（bì）：此处指大腿，亦指大腿骨。

［3］气：此处指气质、质性。《列子·汤问》：“汝志彊而气弱。”张湛注：“气谓质性。”

［4］少：原作“必”，据正统本、嘉靖本、京师本改。

［5］窍窍然：通畅的样子。

［6］肌肌然：《类经·阴阳二十五人》注：“肌肌，肤浅貌。”

[7] 慆慆（tāo）然:《类经·阴阳二十五人》注:“慆慆不反貌，又多疑也。”

[8] 鲛鲛然:《灵枢注证发微》注:“鲛鲛，踊跃之义也。”

[9] 支支然:《类经·阴阳二十五人》注:“支支，枝离貌。”

[10] 熙熙然：和乐盛大的意思。

【原文】

土形之人，比于上宫，黄色，大头圆面，美肩背，大腹，好股胫，小手足，多肉，上下相称，行安地，举足浮，安心，好利人，不喜权势，善附人[1]，奈秋冬，不奈春夏，春夏感而生病，主足太阴，敦敦然[2]。

太宫之人，比于左足阳明，阳明之上婉婉然[3]。

加宫之人，比于左足阳明，阳明之下炫炫音咳然[4]一曰坎坎然。

少宫之人，比于右足阳明，阳明之上枢枢然[5]。

左宫之人，比于右足阳明，阳明之下兀兀然[6]。一曰众之人，一曰阳明之上。

【注释】

[1] 善附人：善与他人亲近。

[2] 敦敦然：敦厚重实的样子。《灵枢注证发微》注:“敦敦然，有敦重之义。”

[3] 婉婉然：和顺的样子。

[4] 炫炫（kài）然：旺盛的样子。

[5] 枢枢然:《类经·阴阳二十五人》注:“枢枢，圆转貌。”

[6] 兀兀然：独立不摇的意思，此处结合前文应有不卑不亢之意。

【原文】

金形之人，比于上商，白色，小头方面，小肩背，小腹，小手足，如骨发踵外[1]，骨轻身一曰发动轻身，清廉，急心，静悍[2]，善为吏。奈秋冬，不奈春夏，春夏感而生病，主手太阴，敦敦然。

太商之人，比于左手阳明，阳明之上廉廉然[3]。

右商之人，比于左手阳明，阳明之下脱脱然[4]。

左商之人，比于右手阳明，阳明之上监监然[5]。

少商之人，比于右手阳明，阳明之下严严然[6]。

【注释】

［1］骨发踵（zhǒng）外：指足跟外肌肉坚硬如骨。踵，足跟。

［2］静悍：《类经·阴阳二十五人》注："静悍，金性静，动则悍也。"

［3］廉廉然：此处为廉洁的意思。

［4］脱脱然：此处为舒缓的意思。《灵枢注证发微》注："脱脱然者，无累之意也。"

［5］监监然：此处为明察是非的意思。

［6］严严然：威严庄重的意思。《灵枢集注》张志聪注："严严如金之整肃也。"

【原文】

水形之人，比于上羽，黑色，大头，面不平一云曲面，广颐[1]，小肩大腹，小手足小作大，发行摇身，下尻长背[2]，延延然[3]，不敬畏，善欺绐人[4]，殆戮死[5]。奈秋冬，不奈春夏，春夏感而生病，主足少阴，污污然[6]。

大羽之人，比于右足太阳，太阳之上颊颊然[7]。

少羽之人，比于左足太阳，太阳之下纡纡然[8]。

众之为人[9]，比于右足太阳，太阳之下洁洁然[10]。

桎[11]之为人，比于左足太阳，太阳之上安安然[12]。

【注释】

[1] 颐（yí）:《类经图翼》曰:“颔中为颐。”《医宗金鉴》曰:“颐，口角后腮下。”

[2] 下尻长背：即屁股较低下，脊背较长。下，低下。

[3] 延延然：长的意思。

[4] 善欺绐（dài）人：即喜欢欺骗别人。

[5] 戮（lù）死:《灵枢集注》张志聪注曰:“戮死者，多因戮力劳伤而死，盖水质柔弱而不宜过劳也。”

[6] 污污然：卑下鄙陋的意思。

[7] 颊颊然:《灵枢注证发微》注:“颊颊然者，其盈满如两颊也。”《类经·阴阳二十五人》注:“颊颊，得色貌。”

[8] 纡纡然：屈曲的意思。《灵枢集注》张志聪注曰:“纡纡，纡洄之态，如水之洄旋也。”

[9] 众之为人:《灵枢集注》倪仲宣注曰:“不曰左羽右羽，而曰众之为人，桎之为人，此即以众桎而为左右也。”

[10] 洁洁然：清净的样子。

[11] 桎（zhì）：阻碍的意思。

[12] 安安然：安，通“偃”。偃然，骄傲自得的样子。

【原文】

曰：得其形，不得其色，何如？曰：形胜色，色胜形者，至其胜时年加，害则病行，失则忧矣。形色相得，富贵大乐。

曰：其形色相胜之时，年加可知乎？曰：凡人之大忌，常加：七岁、九岁、十六岁、二十五岁、三十四岁、四十三岁，五十二岁、六十一岁，皆人之忌，不可不自安也，感则病，失则忧矣。

曰：脉之上下，血气之候，以知形气[1]奈何？曰：足阳明之上，血气盛则须美长；血多气少则须短；气多血少则须少；血气俱少则无须，两吻多画。须字一本俱作髯字。吻，音稳。

足阳明之下，血气盛则下毛美长至胸；血多气少则下毛美短至脐，行则善高举足，足大指少肉，足善寒；血少气多则肉善瘃[2]；血气皆少则无毛，有则稀而枯瘁，善痿厥足痹。

【注释】

［1］形气：指形体与神气。

［2］瘃(zhú)：指冻疮。《汉书》载："将军士寒，手足皲瘃。"

【原文】

足少阳之上，血气盛则通须[1]美长；血多气少则通须美短；血少气多则少须；血气皆少则无须，感于寒湿则善痹，骨痛，爪枯。

足少阳之下，血气盛则胫毛美长，外踝肥[2]；血多气少则胫毛美短，外踝皮坚而厚；血少气多则胻毛少，外踝皮薄而软，血气皆少则无毛，外踝瘦而无肉。

【注释】

［1］通须：即连鬓胡。

［2］外踝肥：《类经·阴阳二十五人》注："足少阳之脉，行于下体者，出膝外廉，下外辅骨外踝之前，故其形见者，皆在足之外侧。"

【原文】

足太阳之上，血气盛则美眉，眉有毫毛，血多气少则恶眉[1]，面多小理；血少气盛则面多肉，血气和则美色。

足太阳[2]之下，血气盛则跟肉满，踵坚；气少血多则瘦，跟空[3]；血气皆少则善转筋，踵下痛。

【注释】

［1］恶眉：《灵枢集注》张志聪注曰："恶眉者，无华彩而枯瘁也。"即毛干枯而不清秀。

［2］阳：原作"阴"，据上下文例改。

［3］跟空：指足跟无肉而瘦，不坚实。

【原文】

手阳明之上，气血盛则上髭[1]美；血少气多则髭恶；血气皆少则善转筋，无髭。

手阳明之下，血气盛则腋下毛美，手鱼[2]肉以温；气血皆少则手瘦以寒。

手少阳之上，血气盛则眉美以长，耳色美；血气皆少则耳焦恶色。

手少阳之下，血气盛则手拳多肉以温；血气皆少则瘦以寒；气少血多则瘦以多脉。

手太阳之上，血气盛则多髯，面多肉以平；血气皆少则面瘦黑色。

手太阳之下，血气盛则掌肉充满；血气皆少则掌瘦以寒。

【注释】

[1] 髭（zī）：唇上之胡须。

[2] 手鱼：大指本节之后隆起的肌肉，状如鱼腹。

【原文】

黄赤者多热气，青白者少热气，黑色者多血少气。美眉者太阳多血，通髯极须者少阳多血，美须者阳明多血，此其时然也。夫人之常数，太阳常多血少气，少阳常多气少血，阳明常多血多气，少[1]阴常多气少血，厥[2]阴常多血少气，太阴常多气少血[3]，此天之常数也。

曰：二十五人者，刺之有约[4]乎？曰：美眉者，足太阳之脉血气多；恶眉者，血气少；其肥而泽者，血气有余；肥而不泽者，气有余血不足；瘦而无泽者，血气俱不足。审察其形气有余不足而调之，可以知顺逆[5]矣。

问曰：刺其阴阳奈何？曰：按其寸口[6]人迎，以调阴阳，切[7]循其经络之凝泣[8]，结而不通者，此于身皆[9]为痛痹，甚则不行，故凝泣。凝泣者，致气以温之[10]，血和乃止。其结络[11]者，脉结血不行，决之乃行。故曰：气有余于上者，导而下之；气不足于上者，推而往之；其稽留不至者，因而迎之[12]。必明于经隧，乃能持之。寒与热争者，导而行之；其宛[13]陈血不结者，即而取之。必先明知二十五人，别血气之所在，左右上下，则刺约毕矣。

【注释】

［1］少：原作“厥”，据《素问·血气形志》新校正改。

［2］厥：原作“少”，据《素问·血气形志》新校正改。

［3］多气少血：原作“多血少气”，据《素问·血气形志》新校正改。

［4］约：此处为要领的意思。

［5］顺逆：《灵枢注证发微》注：“审察其形气之有余不足，而盛则泻之，虚则补之。可以知当补而补、当泻而泻之为顺，反此则为逆矣。”

［6］寸口：腕横纹下方，桡骨茎突内侧，桡动脉搏动明显之处，是进行脉诊的部位。

［7］切：指切脉。

［8］泣：同“涩”。

［9］皆：原作“背”，据《灵枢·阴阳二十五人》改。

［10］致气以温之：《类经·阴阳二十五人》注：“血脉凝涩，气不至也，故当留针以补而致其气以温之。致，使之至也。”

［11］结络：指络脉有瘀血留结。

［12］因而迎之：气迟滞不至，当接引之，使其必来。

［13］宛：同“郁”，积聚的意思。

【原文】

曰：或神动而气先针行，或气与针相逢，或针已出，气独行，或数刺之乃知，或发针而气逆，或数刺病益甚。凡此六者，各不同形，愿闻其方？曰：重阳之[1]人，其神易动，其气易往也，矫矫蒿蒿[2]一本作熇熇高高，言语善疾，举足喜高，心肺之藏气有余，阳气滑盛而扬，故神动而气先行。此人颇有阴者也，多阳者多喜，多阴者多怒，数怒者易解，故曰颇有阴，其阴阳之离合难，故其神不能先行。阴阳和调者，血气淖泽滑利，故针入而气出，疾而相逢也。其阴多而阳少，阴气沉而阳气浮者内藏，故针已出，气乃随其后，故独行也。其多阴而少阳者，其气沉而气往难，故数刺之乃知。其气逆与其数刺病益甚者，非阴阳之气也，沉浮之势也，此皆粗之所败，工之所失，其形气无过也。

【注释】

[1] 之：此下原有“盛”字，据《灵枢·行针》《太素·量气刺》删。

[2] 矫矫蒿蒿：气势壮勇的样子。《尔雅·释训》：“番番、矫矫，勇也。”蒿，气蒸出貌。

卷之二

十二经脉络脉支别第一上

本篇分上下两部分，重点论述了十二经脉、十五络脉、十二经别的循行径路和发病情况。

1. 十二经脉的循行径路和发病情况。

2. 手、足少阴，手、足太阴，足厥阴之脉气绝，及五阴俱绝的症状和预后。

3. 太阳、少阳、阳明脉绝及六阳俱绝的症状和预后。

4. 足太阴脉、足阳明脉、足少阴脉常动不休的道理。

5. 经脉与络脉的区别，以及十五络脉的循行、穴名、发病情况、诊法、刺法。

6. 十二经脉分属的皮部之络脉诊色法，以及外邪由络及内的规律、病理、症状与诊法。

7. 十二经别的循行情况。

【原文】

雷公问曰：禁脉之言，凡刺之理，经脉为始，愿闻其道。黄帝答曰：经脉者，所以决死生，处百病，调虚实，不可不通也。

肺手太阴之脉，起[1]于中焦，下络大肠[2]，还循胃口[3]，上膈属肺，从肺系[4]横出腋下，下循臑[5]内，行少阴、心主之前，下肘中，循臂内上骨下廉[6]，入寸口，上鱼，循鱼际[7]，出大指之端。其支者，从腕后直出次指内廉，出其端。是动则病[8]肺胀满膨膨[9]而喘咳，缺盆中痛，甚则交两手而瞀[10]音务，又音茂，是谓臂[11]厥。是主肺所生病[12]者：咳，上气，喘喝，烦心，胸满，臑音如臂内前廉痛，厥，掌中热。气盛有余则肩背痛，风寒，汗出中风，小便数而欠[13]；气虚则肩背痛寒，少气不足以息，溺色变一云卒遗矢无变，为此诸病。凡十二经之病，盛则泻之，虚则补之，热则疾之，寒则留之，陷下则灸之，不盛不虚，以经取之。盛者则寸口大三倍于人迎，虚者则寸口反小于人迎也。

【注释】

［1］起：经脉之始叫作“起”。

［2］下络大肠：《类经·十二经脉》注：“络，联络也。当任脉水分穴之分，肺脉络于大肠，以肺与大肠为表里也。按：十二经相通，各有表里。凡在本经者皆曰属，以此通彼者皆曰络，故在手太阴则曰属肺络大肠，在手阳明则曰属大肠络肺。彼此互更，皆以本经为主也。下文十二经皆仿此。”

［3］还循胃口：《十四经发挥》注：“还，复也。循，巡也……胃口，胃上下口也。胃上口，在脐上五寸上脘穴；下口在脐上二寸下脘穴之分也。”

［4］肺系：指喉咙和气管。

［5］臑（nào）：肩部以下、肘部以上的部位，即上臂部。《说文解字》：“臑，臂羊矢也。”

［6］廉：此处指边缘。

［7］上鱼，循鱼际：《十四经发挥》注：“曰鱼际云者，谓掌骨之前，大指本节之后。其肥肉隆起处，统谓之鱼。”鱼际是穴名，也是“鱼”的边缘。

［8］是动则病：指经脉本身发生的病变。

［9］膨膨：形容肺部胀满。此下原有“然”字，据《素问·至真要大论》新校正改。

［10］瞀（mào）：视物不清。

［11］臂：原作“擘”，据正统本、《灵枢·经脉》《太素·卷八》改。

［12］所生病：指脏腑发生的病变。

［13］数而欠：小便次数多而量少。欠，少。

【原文】

大肠手阳明之脉，起于大指次指之端外侧，循指上廉，出合谷[1]两骨之间，上入两筋之中，循臂上廉，入肘外廉，上循臑外前[2]廉上肩，出髃音隅骨[3]之前廉，上出柱骨[4]之会上[5]，下入缺盆，络肺，下膈属大肠。其支者，从缺盆直上至颈，贯颊，下入齿中，还出侠口，交人中，左之右，右之左，上侠鼻孔。是动则病齿痛，颇[6]肿。是主津液所生病者：目黄，口干，鼽音求衄[7]，喉痹[8]，肩前臑痛者，大指次指痛不用。气盛有余，则当脉所过者热肿；虚则寒栗不复[9]。为此诸病，盛者则人迎大三倍于寸口；虚者则人迎反小于寸口也。

【注释】

［1］合谷：穴名。“谷”原作“骨”，据《灵枢·经脉》《太素·卷八》改。

［2］前：原无，据《灵枢·经脉》《太素·卷八》改。

［3］髃（yú）骨：即肩胛骨上部与锁骨、肱骨相连接（当肩髃穴）处。《太素》注：“两肩端高骨，即肩角也。”

［4］柱骨：此处指天柱骨。《类经图翼·周身骨部名目》："肩骨上际，颈骨之根也。"

［5］会上：《类经·十二经脉》注："六阳皆会于督脉之大椎，是谓会上。"

［6］颉：原作"频"，据《素问·至真要大论》新校正、《太素·卷八》《脉经·卷六》改。

［7］鼽（qiú）衄（nǜ）：鼻流清涕为鼽；鼻出血为衄。

［8］喉痹：喉中肿痛，闭塞不通。《证治准绳·杂病·咽喉》云："凡经云喉痹者，谓喉中呼吸不通，言语不出，而天气闭塞也。云咽痛、云嗌痛者，谓咽喉不能纳唾与食，而地气闭塞也。云喉痹咽嗌痛者，谓咽喉俱病，天地之气并闭塞也。盖病喉痹者，必兼咽嗌痛，病咽嗌痛者，未必兼喉痹也。"

［9］寒栗不复：寒栗，发寒战；不复，不能恢复正常，此处指难得温暖。《太素·卷八》注："阳虚阴并，故寒栗也；不复，不得复于平和也。"

【原文】

胃足阳明之脉，起于鼻，交頞[1]中，旁约太阳[2]之脉，下循鼻外，上入齿中，还出侠口，环唇，下交承浆，却循颐后下廉，出大迎，循颊车，上耳前，过客主人，循发际至额颅[3]。其支者，从大迎前下人迎，循喉咙，入缺盆，下膈，属胃络脾。其直者，从缺盆下乳内廉，下侠脐，入气街中。其支者，起于胃口，下循腹里，下至气街中而合，以下髀关，抵伏兔[4]，下入膝髌中，下循胻外廉，下足跗，入中指内间。其支者，下膝三寸而别，以下入中指外间。其支者，别跗上，入大指间，出其端。是动则病凄凄[5]然振寒，善伸数欠[6]，颜黑；病至[7]则恶人与火，闻木音则惕然[8]惊，心欲动，独闭户塞牖[9]而处，甚则欲上高而歌，弃衣而走，贲响腹胀[10]，是为骭[11]厥。是主血所生病者：狂疟[12]，温淫[13]汗出，鼽衄，口㖞[14]，唇胗[15]，颈肿，喉痹，大腹水肿，膝髌肿痛，循膺乳、气街、股、伏兔、骭外廉、足跗上皆痛，中指不用。气盛则身以前皆热，其有余于胃，则消谷善饥，溺色黄；气不足则身以前皆寒栗，胃中寒则胀满。为此诸病，盛者人迎大三倍于寸口；虚者人迎反小于寸口也。

【注释】

[1] 頞（è）:《十四经发挥》注:“鼻山根为頞。足阳明起于鼻两旁迎香穴，由是而上，左右相交于頞中。”頞，即鼻根部。

[2] 太阳：原作“大肠”，据嘉靖本、《灵枢·经脉》《备急千金要方·胃腑》《铜人腧穴针灸图经·卷二》改。

[3] 额颅:《十四经发挥》注:“发际前为额颅。”

[4] 伏兔:《人镜经》曰:“髀之前，膝上起肉为伏兔。”

[5] 凄凄（qī）：恶寒的样子。

[6] 善伸数欠:“伸”“欠”即伸腰、呵欠、体倦的表现。《仪礼·士相见礼》:“君子欠伸。”注曰:“志倦则欠，体倦则伸。”

[7] 至:《太素·卷八》注曰:“至，甚也。”

[8] 惕然：惊惧的样子。

[9] 牖（yǒu）：窗户。

[10] 贲响腹胀:《太素·卷八》注曰:“谓阳气贲聚虚满为腹胀也。”《类经·十二经病》注:“贲响，肠胃雷鸣也。”

[11] 骭（gàn）：即胫骨。原作“臂”，原校“一作骭”。正统本、《灵枢·经脉》《太素·卷八》《脉经·卷六》《备急千金要方·胃腑》与原校同，据改，并删原校。

［12］狂疟：《类经·十二经病》注："阳明热胜则狂，风胜则疟。"原作"狂瘧"，原校"一作疟"。《灵枢·经脉》《太素·卷八》《脉经·卷六》《备急千金要方·胃腑》与原校同，据改，并删原校。

［13］温淫：温热过胜。淫，过也。

［14］口㖞（wāi）：即口歪斜。

［15］唇胗（zhěn）：嘴唇疮疡。"胗"原作"紧"，据《灵枢·经脉》《太素·卷八》改。

【原文】

脾足太阴之脉，起于大指之端，循指内侧白肉际，过核骨[1]后，上内踝前廉，上腨[2]内，循胻骨[3]后，交出厥阴之前，上循膝股内前廉，入腹，属脾络胃，上膈侠咽，连舌本[4]，散舌下。其支者，复从胃别上膈，注心中。是动则病舌本强，食则呕，胃脘痛，腹胀善噫，得后与气[5]则快然[6]而衰，身体皆重。是主脾所生[7]病者：舌本痛，体不能动摇，食不下，烦心，心下急，寒疟，溏瘕音加泄[8]，水闭，黄疸，不能食，唇青，强欠[9]，股膝内肿痛，厥，足大指不用。为此诸病，盛者则寸口大三倍于人迎；虚者则寸口反小于人迎也。

【注释】

［1］核骨：即跖骨小头。《医学纲目》曰："在足大指本节后约二寸，内踝骨前约三寸，如枣核横于足内侧赤白肉际者是也。"

［2］腨（shuàn）：即小腿肚。

［3］胻（héng）骨：即胫骨。

［4］舌本：《人镜经》曰："舌根为舌本。"

［5］得后与气：后，即解大便。气，指矢气。

［6］快然：此处指患者解大便、矢气后有爽快腹减的感觉。

［7］生：原脱，据正统本、嘉靖本、京师本补。

［8］溏瘕泄：《太素·卷八》注："溏，食消利也。瘕，食不消，瘕而为积病也。泄，食不消飧泄也。"《类经·十二经病》注："脾寒则为溏泻，脾滞则为癥瘕，脾病不能制水，则为泄。"

［9］强欠：杨上善注："将欠不得欠，名曰强欠。"

【原文】

心手[1]少阴之脉，起于心中，出属心系[2]，下膈络小肠。其支者，从心系上侠咽，系目系[3]一本作循胸出肠。其直者，复从心系却上肺，下[4]出腋下，下循臑内后廉，循太阴、心主之后，下肘中内廉，循臂内后廉，抵掌后兑骨[5]之端，入掌内后廉，循小指内出其端。是动则病嗌[6]干心痛，渴而欲饮，是为臂厥。是主心所生病者：目黄，胁满痛，臑臂内后廉痛、厥，掌中热痛。为此诸病，盛者则寸口大再倍于人迎；虚者则寸口反小于人迎也。

【注释】

［1］手：原无，据《灵枢·经脉》《太素·卷八》《备急千金要方·心脏》《铜人腧穴针灸图经·卷二》补。

［2］心系：此处指心与脾、肺、肝、肾联系的脉络。心上系连肺，肺下系心，而心下系连脾、肝、肾。

［3］目系：指眼球内连于脑的脉络。

［4］下：原作"上"，据《灵枢·经脉》改。

［5］兑(ruì)骨："兑"同"锐"，此处指豌豆骨。《太素·卷

八》注："其小指掌后尖骨，谓之兑骨也。"

［6］嗌（yì）：咽喉。

【原文】

小肠手太阳之脉，起于小指之端，循手外侧[1]上腕，出踝中，直上循臂骨[2]下廉，出肘内侧两骨[3]之间，上循臑外后廉，出肩解[4]，绕肩胛，交肩上[5]，入缺盆向腋，下络心，循咽下膈，抵胃，属小肠。其支者，从缺盆循颈上颊，至目锐眦，却入耳中。其支者，别颊上𩑶音拙抵鼻，至目内眦，斜络于颧。是动则病嗌痛颔[6]肿，不可以顾[7]，肩似拔，臑似折。是主液所生病者[8]：耳聋目黄，颊肿，颈颔肩臑肘臂外后廉痛。为此诸病，盛者则人迎大再倍于寸口；虚者则人迎反小于寸口也。

【注释】

［1］手外侧：《太素·卷八》注："人之垂手，大指著身之侧，名手内侧，小指之后，名手外侧。"

［2］臂骨：此处指尺骨。

［3］两骨：此处指尺骨鹰嘴与肱骨上髁之间。

［4］肩解：即肩关节后的骨缝。《太素·卷八》注曰："肩臂二骨相接之处，名为肩解。"

［5］交肩上：《类经·十二经脉》注曰："肩上、秉风、曲垣等穴也。左右交于两肩之上，会于督脉之大椎。"

［6］颔：《医宗金鉴》曰："颏下，结喉上两侧肉之软处。"

［7］顾：此处指回头看。

［8］是主液所生病者：《类经·十二经病》注："小肠主泌别清浊，病则水谷不分而流衍无制，是主液所生病也。"

【原文】

膀胱足太阳之脉，起于目内眦，上额交巅[1]。其支者，从巅至耳上角。其直者，从巅入络脑，还出别下项，循肩髆[2]内，挟脊抵腰中，入循膂，络肾属膀胱。其支者，从腰中下会于后阴，贯臀入腘中。其支者，从髆内左右别下贯胛一作髋，挟脊内，过髀枢[3]，循髀外后廉，下合腘中[4]，以下贯踹足跟也内，出外踝之后，循京骨[5]，至小指外侧。是动则病冲头痛，目似脱，项似拔，脊腰似折，髀[6]不可以曲，腘如结，腨如裂，是谓踝厥。是主筋所生病者：痔疟，狂癫疾，头囟音信项颈间痛，目黄泪出，鼽衄，项背腰尻腘腨脚皆痛，小指不用。为此诸病，盛者则人迎大再倍于寸口；虚者则人迎反小于寸口也。

【注释】

[1] 交巅：《十四经发挥》注："自通天斜行，左右相交于巅上之百会也。"巅，顶也。

[2] 肩髆（bó）：即肩胛骨。

[3] 髀枢：即髋关节。《太素·卷八》注："髀枢，谓髀骨尻骨相入转动处也。"《类经图翼》曰："楗骨之下，髀之上，曰髀枢，当环跳穴。"

[4] 下合腘中：《十四经发挥》注："承扶之外一寸五分间而下，与前之入腘中者相合。"

[5] 京骨：即足第五跖骨后端隆起处。《类经·十二经脉》注："小指本节后大骨曰京骨。"

[6] 髀：原无，据《素问·至真要大论》新校正引本经补。

【原文】

肾足少阴之脉，起于小指之下，斜趣[1]足心，出然骨[2]之下，循内踝之后，别入跟中，以上踹内，出腘中内廉，上股内后廉，贯脊属肾[3]，络膀胱。其直者，从肾上贯肝膈，入肺中，循喉咙，侠舌本。一本云：从横骨中挟脐，循腹里上行而入肺。其支者，从肺出络心，注胸中[4]。是动则病饥不欲食，面黑如炭色，咳唾则有血，喝喝[5]而喘一作喉鸣，坐而欲起，目䀮䀮[6]无所见，心如悬若饥状，气不足则善恐，心惕惕如人将捕之，是为骨厥。是主肾所生[7]病者：口热舌干，咽肿上气，嗌干及痛，烦心，心痛，黄疸，肠澼[8]，脊股内后廉痛，痿厥嗜卧，足下热而痛。灸则强食生肉[9]，缓带[10]被发[11]，大杖[12]重履而步[13]。为此诸病，盛者则寸口大再倍于人迎；虚者则寸口反小于人迎也。

【注释】

[1] 斜趣：即斜行。“趣”同“趋”。

[2] 然骨：即舟骨粗隆。“然骨”原作“然谷”，据《灵枢·阴阳离合论》《脉经·卷六》《太素·卷八》《备急千金要方·肾脏》改。

[3] 贯脊属肾：《十四经发挥》注：“由阴谷上股内后廉，贯脊会于脊之长强穴，还出于前，循横骨、大赫、气穴、四满、中注、肓俞，当肓俞之所，脐之左右属肾。”

[4] 其支者，从肺出络心，注胸中：《十四经发挥》注：“两乳间为胸中，支者，自神脏别出绕心，注胸之膻中，以交于手厥阴也。”

[5] 喝喝：形容喘声嘶嗄。

[6] 䀮䀮（huāng）：视物不清，目不明也。

[7] 生：原无，据《灵枢·经脉》《太素·卷八》补。

[8] 肠澼：即痢疾。杨上善注："肠澼一证，即今之所谓痢疾也。"

[9] 强食生肉：《太素·卷八》注："自火化以降，并食熟肉，生肉令人热中，人多不欲食之。肾有虚风冷病，故强令人生食豕肉，温肾补虚，脚腰轻健。人有患脚风气，食生猪肉得愈者众，故灸肾病须食助之。"《灵枢集注·经脉》张志聪注曰："生，当作牲……强食牲肉，以助肾气上升，而与火土之相合也。"

[10] 缓带：《太素·卷八》注："带若急则肾气不适，故须缓带，令腰肾通畅，火气宣行。"

[11] 被（pī）发：《太素·卷八》注："足太阳脉，从顶下腰至脚，今灸肾病，须开顶被发，阳气上通，火气宣流。"

[12] 大杖：《太素·卷八》注："足太阳脉，循于肩髆，下络于肾，今疗肾病，可策大杖而行，牵引肩髆，火气流通。"

[13] 重履而步：《太素·卷八》注："燃磁石，疗肾气，重履引腰脚，故为履重者，可用磁石分著履中，上弛其带令重，履之而行，以为轻者，可渐加之令重，用助火气。若得病愈，宜渐去之，此为古之疗肾要法。"

【原文】

心主[1]手厥阴之脉，起于胸中，出属心包络，下膈历络三焦[2]。其支者，循胸出胁，下腋三寸，上抵腋下，下[3]循臑内，行太阴、少阴之间，入肘中，下循臂，行两筋之间，入掌中[4]，循中指，出其端。其支者，别掌中，循小指次指出其端。是动则病手心热，臂肘挛急，腋肿，甚则胸胁支满，心憺憺[5]大动，面赤目黄，喜笑不休。是主脉一作心包络所生病者：烦心，心痛，掌中热。为此诸病，盛者则寸口大一倍于人迎；虚者则人迎反大，寸口反小于人迎也。

【注释】

［1］心主：此处指心包。《类经·持针纵舍屈折少阴无俞》注："然心为君主之官，而包络亦心所主，故称心主。"

［2］历络三焦：《类经·十二经脉》注："包络为心主之外卫，三焦为脏腑之外卫，故为表里而相络。诸经皆无历字，独此有之，盖指上中下而言，上即膻中，中即中脘，下即脐下，故任脉之阴交穴为三焦募也。"历，经过的意思。

［3］下：原无，据《太素·卷八》《素问·脏气法时论》王注、《铜人腧穴针灸图经·卷二》《三因极一病证方论》改。

［4］入掌中：原无，据《灵枢·经脉》《脉经·卷六》《备急千金要方·心脏》《铜人腧穴针灸图经·卷二》《十四经发挥》补。

［5］心憺憺（dàn）：即心悸不安。原作"心中澹澹"，据《素问·至真要大论》新校正、《太素·卷八》改。

【原文】

三焦手少阳之脉，起于小指次指之端，上出两指之间，循手表腕[1]出臂外两骨之间，上贯肘，循臑外上肩，而交出足少阳之后，入缺盆，布膻中，散络心包，下膈遍[2]属三焦。其支者，从膻中上出缺盆，上项侠耳后直上出耳上角，以屈下颊[3]至頔。其支者，从耳后入耳中，出走耳前，过客主人前，交颊至目兑眦。是动则病耳聋，浑浑焞焞[4]，嗌肿喉痹。是主气所生病者：汗出，目兑眦痛，颊、耳后、肩、臑、肘臂外皆痛，小指次指不为用。为此诸病，盛者则人迎大一倍于寸口；虚者则人迎反小于寸口也。

【注释】

［1］手表腕：指手腕背侧。

［2］遍：原作“偏”；《灵枢·经脉》作“循”；《圣济总录》作“遍”；《脉经·卷六》《太素·卷八》《备急千金要方·膀胱腑》《三因极一病证方论》《十四经发挥》《读素问钞》均作“徧”，“徧”即“遍”，据改。

［3］颊：原作“额”，原校“一作颊”。《灵枢·经脉》《太素·卷八》《十四经发挥》均与原校同，据改，并删原校。

［4］浑浑焞焞（tūn）：《太素·卷八》注：“耳聋声也。”《类经·十二经病》注：“不明貌。”此处指听觉不灵敏。

【原文】

胆足少阳之脉，起于目兑眦，上抵头角[1]，下耳后，循颈行手少阳之前，至肩上却交出手少阳之后，入缺盆。其支者，从耳后入耳中，出走耳前，至目兑眦后。其支者，别目[2]兑眦，下大迎，合手少阳，抵于䪼一本云别兑眦，上迎手少阳于颇，下加颊车，下颈合缺盆，以下胸中，贯膈络肝属胆，循胁里出气街，绕毛际[3]，横入髀厌[4]中。其直者，从缺盆下腋，循胸中过季胁，下合髀厌中，以下循髀阳[5]，出膝外廉，下外辅骨[6]之前，直下抵绝骨之端[7]，下出外踝之前，循足跗上，出[8]小指次指之端。其支者，别跗上，入大指之间，循大指歧骨[9]内出其端，还贯入爪甲，出三毛。是动则病口苦，善太息[10]，心胁痛不能反侧，甚则面微尘[11]，体无膏泽，足外反热，是为阳厥[12]。是主骨所生病者：头面颔痛，目兑眦痛，缺盆中肿痛，腋下肿[13]，马刀侠瘿[14]，汗出振寒，疟，胸[15]、胁肋、髀、膝外至胻、绝骨、外踝前及诸节皆痛，小指次指不用。为此诸病，盛者则人迎大一[16]倍于寸口；虚者人迎反小于寸口也。

【注释】

［1］头角：即额角。

［2］目：原无，据《太素·卷八》《素问·厥论》王注、《十四经发挥》补。

［3］毛际：此处指阴毛之边际。《十四经发挥》注："曲骨之分为毛际。"

［4］髀厌：《太素·卷八》注："股外髀枢名曰髀厌也。"

［5］髀阳：大腿的外侧。

［6］辅骨：即腓骨。《铜人腧穴针灸图经》注曰："辅骨，谓辅佐胻骨之骨，在胻之外。"

［7］绝骨之端：《类经·十二经脉》注："外踝上骨际曰绝骨，绝骨之端，阳辅穴也。"此处腓骨较凹陷，若从外踝向上推按，至此似绝，故称绝骨。

［8］出：原作"入"，据《素问·阴阳离合论》王注、《脉经·卷六》《铜人腧穴针灸图经·卷一》改。

［9］歧骨：此处指第一、二跖骨间。《人镜经》曰："（大趾）本节后为歧骨。"

［10］太息：大声长叹。《类经·口问十二邪刺》注："太息者，息长而大，即叹息也。"

［11］面微尘：形容面色灰暗，似面部蒙尘。

［12］阳厥：《类经·十二经病》注："本经循髀阳，出膝外

廉，下出外踝之前，故足外反热；木病从火，故为阳厥。”

[13] 肿：其下原有“痛”字，据《灵枢·经脉》《脉经·卷六》《太素·卷八》《素问·至真要大论》新校正引本经、《铜人腧穴针灸图经·卷一》《十四经发挥》删。

[14] 马刀侠瘿（yǐng）：即瘰疬。生于颈旁，结核连续如贯珠者，名“侠瘿”；生于腋下者，名“马刀”。

[15] 胸：其下原有“中”字，据《灵枢·经脉》《太素·卷八》《铜人腧穴针灸图经·卷一》《十四经发挥》删。

[16] 一：原无，据《灵枢·经脉》《太素·卷八》《脉经·卷六》《铜人腧穴针灸图经·卷一》补。

【原文】

肝足厥阴之脉，起于大指丛毛[1]之际，上循足跗上廉，去内踝一寸，上[2]踝八寸，交出太阴[3]之后，上腘内廉，循股阴[4]入毛中，环阴器[5]，抵少腹，侠胃属肝络胆，上贯膈，布胁肋，循喉咙之后，上入颃颡，连目系，上出额，与督脉会于巅。一云：其支者从小腹与太阴、少阳结于腰髁，夹脊下第三、第四骨孔中。其支者，从目系下颊里，环唇内。其支者，复从肝别贯膈，上注肺中[6]。是动则病腰痛不可以俯仰，丈夫㿉疝，妇人少腹肿[7]，甚则嗌干，面尘脱色。是主肝所生病者：胸满呕逆，洞泄[8]，狐疝，遗溺[9]，癃闭[10]。为此诸病，盛者则寸口大一倍于人迎；虚者则寸口反小于人迎也。

【注释】

[1] 丛毛：即足大趾爪甲后多毛之处。

[2] 上：原作“外”，据正统本、《灵枢·经脉》《脉经·卷六》《备急千金要方·肝脏》《太素·卷八》《铜人腧穴针灸图

经·卷一》《十四经发挥》改。

［3］太阴：此处指足太阴脾经。

［4］股阴：即大腿内侧。

［5］环阴器：《太素·卷八》注："循阴器一周名环也。"

［6］上注肺中：《太素·卷八》注："肺脉手太阴从中焦起，以次四脏六腑之脉，皆相接而起，唯足厥阴脉还回从肝注于肺中，不接手太阴脉，何也？但脉之所生，禀于血气，血气所生，起中焦仓廪，故手太阴脉从于中焦，受血气已，注诸经脉，中焦乃是手太阴受血气处，非是脉次相接之处，故脉环周至足厥阴，注入脉中，与手太阴脉相接而行，不入中焦也。"

［7］少腹肿：《类经·十二经病》注："妇人少腹肿即疝病也。"

［8］洞泄：《诸病源候论》曰："洞泄者，痢无度也。"

［9］溺：原作"精"，据《灵枢·经脉》《脉经·卷六》《太素·卷八》改。

［10］癃闭：癃，小便不畅，点滴而出；闭，小便不通，点滴不出。

【原文】

足少阴气绝则骨枯。少阴者，冬脉也，伏行而濡[1]骨髓者也。故骨不濡一作软则肉不能著[2]骨也，骨肉不相亲，则肉濡而却[3]，肉濡而却，故齿长而垢，发无润泽，无润泽者骨先死，戊笃已死，土胜水也。

手少阴气绝则脉不通，脉不通则血不流，血不流则发色不泽。故面色如黧[4]一作漆柴者，血先死，壬笃癸死，水胜火也。

《灵枢》云：少阴终者，面黑齿长而垢，腹胀闭，上下不通而终矣。

【注释】

［1］濡：渍也，在此为湿润之意。

［2］著：此处为附着的意思。

［3］肉濡而却：肌肉软弱萎缩。濡，通“软”，柔软。却，萎缩。

［4］面色如黧：形容面色黑而憔悴，晦暗无泽。黧，黑色。

【原文】

足太阴气绝则脉不营其口唇。口唇者，肌肉之本也。脉弗营，则肌肉濡，肌肉濡则人中满[1]一作舌痿，人中满则唇反，唇反者，肉先死，甲笃乙死，木胜土也。

手太阴气绝则皮毛焦。太阴者，行气温于皮毛者也，气弗营则皮毛焦，皮毛焦则津液去，津液去则皮节著，皮节著则爪枯毛折，毛折者，毛先死，丙笃丁死，火胜金也。

《九卷》云：腹胀闭不得息[2]，善噫善呕，呕则逆，逆则面赤，不逆上下不通，上下不通则面黑皮毛焦而终矣。

【注释】

［1］人中满：人中部位肿满。

［2］不得息：呼吸不利。

【原文】

足厥阴气绝则筋缩[1]。厥阴者，肝脉也，肝者，筋之合也，筋者，聚于阴器而脉络于舌本。故脉弗营则筋缩急，筋缩急则引卵与舌，故唇青，舌卷卵缩，则筋先死，庚笃辛死，金胜木也。

《九卷》云：中热嗌干，喜溺，烦心，甚则舌卷卵上缩而终矣。

五阴俱绝，则目系转[2]，转则目运[3]，运为志先死。故志先死，则远一日半而死矣。

【注释】

[1] 缩：原作“弛”;《灵枢·经脉》作“绝”;《脉经·卷三》《备急千金要方·肝脏》均作“缩，引卵与舌”。此处作“缩”，始与下文文义相合，据改。

[2] 转：此处为转动的意思。

[3] 目运：“运”通“晕”，此处指眩晕而视物不清。

【原文】

太阳脉绝，其终[1]也，戴眼[2]，反折[3]瘛疭，其色白，绝汗[4]乃出则终矣。

少阳脉绝，其终也，耳聋，百节尽纵[5]，目睘[6]系绝，系绝一日半[7]死，其死也，目白乃死一作色青白。

阳明脉绝，其绝也，口目动作[8]，善惊妄言[9]，色黄，其上下经盛[10]而不行一作不仁则终矣。

六阳[11]俱绝，则阴阳相离，阴阳相离则腠理发泄，绝汗乃出，大如贯珠，转出不流则气先死矣。故旦占夕死，夕占旦死。此十二经之败也。

【注释】

[1] 终：尽的意思，此处指死亡。

[2] 戴眼：目睛上视而不能转动。

［3］反折：角弓反张。“反”原作“及”，据正统本及《素问·诊要经终论》《灵枢·终始》改。

［4］绝汗：《素问·诊要经终论》王注曰：“绝汗，谓汗暴出如珠而不流，旋复干也。”

［5］百节尽纵：全身关节皆弛缓。《素问·诊要经终论》王注曰：“少阳主骨，故气终则百节纵缓。”《类经·十二经终》注：“胆者，筋其应，少阳气绝，故百节皆纵也。”

［6］瞏（qióng）：目直视如惊。“瞏”原作“橐”，原校“一作瞏，一本无此字”。《素问·诊要经终论》与原校同，据改，并删原校。

［7］一日半：原作“一半日”，据《素问·诊要经终论》《灵枢·终始》改。

［8］口目动作：《类经·十二经终》注：“手足阳明之脉，皆挟口入目，故为口目动作而牵引歪斜也。”

［9］善惊妄言：《素问·诊要经终论》王注：“胃病则恶人与火，闻木音则惕然而惊，又骂詈而不避亲疏，故善惊妄言也。”

［10］上下经盛：《素问·诊要经终论》王注：“上，谓手脉；下，谓足脉也。经盛，谓面目颈颔足附腕胫皆躁盛而动也。”

［11］六阳：太阳、阳明、少阳各分手足二经，故为六阳。

十二经脉络脉支别第一下

【原文】

黄帝问曰：经脉十二，而手太阴之脉独动不休，何也？岐伯对曰：足阳明胃脉也，胃者，五脏六腑之海，其清气上注于肺，肺气从太阴而行之。其行也，以息往来，故人一呼脉再动[1]，一吸脉亦再动，呼吸不已，故动而不止。

曰：气口何以独为五脏主？曰：胃者，水谷之海，六腑之大源也。五味入于口，藏于胃，以养五脏气。气口亦太阴也，是以五脏六腑之气味皆出于胃，变见[2]于气口，故五气[3]入于鼻，藏于心肺，心[4]肺有病而鼻为之不利也。《九卷》言其动，《素问》论其气，此言其为五脏之所主，相发明也。

【注释】

[1] 人一呼脉再动：原作"人脉一呼再动"，据《灵枢·动输》《太素·脉行同异》改。

[2] 见（xiàn）：同"现"。

[3] 五气：此处指天之五气，即风、寒、暑、湿、燥。

[4] 心：原无，据正统本及《素问·五脏别论》《太素·人迎脉口诊》补。

【原文】

曰：气之过于寸口也，上出焉息？下入[1]焉伏？何道从还？不知其极[2]也。曰：气之离于脏也，卒然如弓弩之发，如水之下岸[3]，上于鱼以反衰，其余气衰散以逆上，故其行微也。

曰：足阳明因何而动？曰：胃气上注于肺[4]，其悍气[5]上冲头者，循喉上走空窍，循眼系入络脑，出颔，下客主人，循牙车合阳明，并下人迎，此胃气别[6]走于阳明者也，故阴阳上下，其动也若一。故阳病而阳脉小者为逆，阴病而阴脉大者为逆。阴阳俱盛，与其俱动，若引绳，相倾者病。

【注释】

[1] 下入：原作“下出”，据嘉靖本改。

[2] 极：穷尽、彻底之意。

[3] 水之下岸：原作“水岸之下”，据《灵枢·动输》改。形容脉气流行急疾，如水从岸上泻下。

[4] 肺：原作“胃”，据嘉靖本及《灵枢·动输》《太素·脉行同异》改。

[5] 悍气：王冰注曰：“悍气，谓浮盛之气。”

[6] 别：原无，据《灵枢·动输》《太素·脉行同异》补。

【原文】

曰：足少阴因何而动？曰：冲脉者，十二经脉之海也，与少阴之络起于肾下，出于气街，循阴股内廉斜入腘中，循胻骨内廉并少阴之经，下入内踝之后足下。其别者，斜入踝内，出属跗上，入大指之间，以注诸络，以温足跗，此脉之常动者也。

曰：卫气之行也，上下相贯，如环无端。今有卒遇邪气及逢大寒，手足不遂，其脉阴阳之道，相腧之会，行相失也，气何由还？曰：夫四末，阴阳之会，此气之大络[1]也，四冲[2]者，气之经也经，一作径。故络绝则经通。四末解则气从合，相输如环。黄帝曰：善。此所谓如环无端，莫知其纪，终而复始，此之谓也。

【注释】

［1］气之大络：此处指经脉在四肢的支络。

［2］四冲：指头、胸、腹、胻四处脉气通行的道路。

【原文】

十二经脉伏行于分肉之间，深而不见。其常见者，足太阴脉，过于外踝之上无所隐。故诸脉之浮而常见者，皆络脉也。六经络，手阳明少阳[1]之大络起五指间[2]，上合肘中[3]。饮酒者，卫气先行皮肤，先充络脉，络脉先盛，则卫气以平，营气乃满，而经脉大盛也。脉之卒然动者，皆邪气居之，留于本末[4]，不动则热[5]，不坚则陷且空，不与众同，是以知其何脉之动也。

【注释】

［1］阳：原作“阴”，据《灵枢·经脉》《太素·经络别异》改。

［2］五指间：《太素·经络别异》注：“六阳络中，手阳明络，肺腑之络也；手少阳络，三焦之络也。手阳明大肠之经，起大指、次指之间，即大指、次指及中指内间，手阳明络起也。手少阳经起小指、次指间，即小指、次指及中指外间，手少阳脉起也。故二脉络起五指间也。”

［3］上合肘中：《类经·经络之辨刺诊之法》注：“其上行者，总合于肘中内廉厥阴曲泽之次。”此处指手阳明、少阳之络脉，在肘中内侧手厥阴经之曲泽穴附近汇合。

[4] 本末：经的本末。

[5] 不动则热：《太素·经络别异》注："若邪在脉中盛而不动，则当邪居处，蒸而热也。"

【原文】

雷公问曰：何以知经脉之与络脉异也？黄帝答曰：经脉者常不可见也，其虚实也以气口知之，脉之见者，皆络脉也。诸络脉皆不能经大节之间，必行绝道而出，入复合于皮中，其会皆见于外。故诸刺络脉者，必刺其结上，甚血者虽无血结，急取之以泻其邪而出其血，留之发为痹也。

凡诊[1]络脉，脉色青则寒且痛，赤则有热。胃中有寒，则手鱼际之络多青；胃中有热，则鱼际之络赤；其鱼[2]黑者，久留痹也；其有赤有青有黑者，寒热也；其青而小短者，少气也。凡刺寒热者，皆多血络，必间日而取之，血尽乃止，调其虚实。其小而短者少气，甚者泻之则闷，闷甚则仆，不能言。闷则急坐之也。

【注释】

[1] 诊：此处指望诊，结合后文而言，是指通过望络脉的颜色诊病。

[2] 鱼：原作"暴"，据《太素·经络别异》改。

【原文】

手太阴之别[1]名曰列缺，起于腕上分间，并太阴之经直入掌中，散入于鱼际。其病实则手兑骨掌热，虚则欠㰦[2]音掐，开口也，小便遗数，取之去腕一寸半[3]，别走阳明。

手少阴之别名曰通里，去[4]腕一寸[5]，别而上行，循经入于心中。系舌本，属目系。实则支膈，虚则不能言，取之腕后一寸，别走太阳。

手心主之别名曰内关，去腕二寸，出于两筋之间，循经以上，系于心包，络心系。实则心痛，虚则为烦心，取之两筋间。

【注释】

［1］别：与“络”同义。《灵枢注证发微》注曰：“夫不曰络而曰别者，以此穴由本经而别走邻经也。”

［2］呿（qù）：张口。《类经·十五别络病刺》注：“欠呿，张口伸腰也，虚因肺气不足，故为欠呿。”

［3］半：原无，据《太素·十五络脉》补。

［4］去：原作“在”，据《灵枢·经脉》《太素·十五络脉》改。

［5］寸：此下原有“半”字，据正统本、《灵枢·经脉》《太素·十五络脉》改。

【原文】

手太阳之别名曰支正，上腕五寸，内注少阴。其别者，上走肘，络肩髃。实则节弛肘废[1]，虚则生肬[2]，小者如指痂疥[3]，取之所别。

手阳明[4]之别名曰偏历，去腕三寸，别走太阴。其别者上循臂，乘肩髃，上曲颊偏齿。其别者入耳，会于宗脉[5]。实则龋[6]音禹齿耳聋，虚则齿寒痹膈[7]，取之所别。

手少阳之别名曰外关，去腕二寸，外绕臂，注胸中，合心主。实则肘挛，虚则不收，取之所别。

【注释】

[1] 节弛肘废:《灵枢集注》张志聪注:“手太阳小肠主液,实则津液留滞,不能淖泽于骨,是以节弛肘废”。“节”原作“筋”,据《灵枢·经脉》《太素·十五络脉》改。

[2] 肬(yóu):皮肤上的赘生物。

[3] 痂疥:疮痂搔痒。痂,《说文解字》:“干疡也。”疥,《说文解字》:“搔也。”

[4] 明:原作“名”,据正统本、《灵枢·经脉》《太素·十五络脉》改。

[5] 会于宗脉:《灵枢·口问》云:“耳者,宗脉之所聚也。”此处指本经别出的脉入耳,与结聚于耳中的宗脉会合。

[6] 龋:即龋齿,俗称“蛀牙”。

[7] 痹膈:指膈间闭塞不通。

【原文】

足太阳之别名曰飞扬,去踝七寸,别走少阴。实则窒鼻一云鼽窒,头背痛,虚则鼽衄,取之所别。

足少阳之别名曰光明,去踝上五寸,别走厥阴,并经下络足跗。实则厥,虚则痿躄[1],坐不能起,取之所别。

足阳明之别名曰丰隆,去踝八寸,别走太阴。其别者,循胫骨外廉上络头项,合诸经之气,下络喉嗌。其病气[2]逆则喉痹卒喑[3],实则颠狂,虚则足不收,胫枯,取之所别。

【注释】

[1] 痿躄(bì):下肢虚弱痿软,不能行走。《太素·十五络

脉》注："腰以下脉虚则痿躄，跛不能行也。"

［2］病气：《灵枢集注》张志聪注："病气，谓三阴三阳之经气为邪所病也。"

［3］卒喑（yīn）：突然失音。"喑"，即说话时发不出声音。"卒"原作"瘁"，《灵枢·经脉》同，据《太素·十五络脉》改。

【原文】

足太阴之别名曰公孙，去本节[1]后一寸，别走阳明。其别者，入络肠胃。厥气[2]上逆则霍乱，实则肠中切痛[3]，虚则鼓胀，取之所别。

足少阴之别名曰大钟，当踝后绕跟，别走太阳。其别者，并经上走于心包，下外贯腰脊，其病气逆则烦闷，实则癃闭，虚则腰痛，取之所别。

足厥阴之别名曰蠡沟，去内踝上五寸，别走少阳。其别者，循经上睾，结于茎。其病气逆则睾肿卒疝，实则挺长热[4]，虚则暴痒，取之所别。

【注释】

［1］本节：此处指跖趾关节。

［2］厥气：《类经·十五别络病刺》注："厥气者，脾气失调而或寒或热，皆为厥气。"

［3］切痛：剧痛。

［4］挺长热：《太素·十五络脉》注："此络上囊，聚于阴茎也。挺长，阴挺出长也。"《灵枢集注》张志聪注："挺，即阴茎也。"

【原文】

任脉之别名曰尾翳[1]，下鸠尾，散于腹。实则腹皮痛，虚则搔痒，取之所别。

督脉之别名曰长强，侠脊上项散头上，下当肩胛左右，别走太阳，入贯膂。实则脊强，虚则头重，高摇之，挟脊之有过者《九墟》无此九字，取之所别。

脾之大络名曰大包，出渊腋下三寸，布胸胁。实则一身尽痛，虚则百脉皆纵。此脉若罗络之血者，皆取之。

凡此十五络[2]者，实则必见，虚则必下，视之不见，求之上下，人经不同，络脉异所别也。

【注释】

[1] 尾翳:《太素·十五络脉》注:"尾则鸠尾，一名尾翳，是心之蔽骨。"此穴在胸骨剑突下五分处。《东医宝鉴》中"尾翳"作"会阴"。《类经·十五别络病刺》注:"尾翳误也，任脉之络名屏翳，即会阴穴，在大便前、小便后，两阴之间，任督冲三脉所起之处。"

[2] 十五络:《类经·十五别络病刺》按曰:"本篇足太阴之别名曰公孙，而复有脾之大络名曰大包；足阳明之别名曰丰隆，而平人气象论复有胃之大络名曰虚里。然则诸经之络惟一，而脾胃之络各二，盖以脾胃为脏腑之本，而十二经皆以受气者也。"

【原文】

黄帝问曰：皮有分部[1]，脉有经纪，愿闻其道。岐伯对曰：欲知皮部以经脉为纪[2]者，诸经皆然。阳明之阳，名曰害蜚[3]，十二经上下同法，视其部中有浮络者，皆阳明之络也。其色多青则痛，多黑则痹，黄赤则热，多白则寒，五色皆见，则寒热也。络盛则入客于经，阳主外，阴主内。

少阳之阳，名曰枢杼[4]一作持，视其部中有浮络者，皆少阳之络也。络盛则入客于经，故在阳者主内，在阴者主外，以渗于内也，诸经皆然。

太阳之阳，名曰关枢[5]，视其部中有浮络者，皆太阳之络也。络盛则入客于经。

【注释】

[1] 皮有分部：指人体皮肤上有十二经脉分属的部位。《素问注证发微》注："人身之皮，分为各部，如背之中行为督脉，督脉两旁四行属足太阳经，胁后背旁属足少阳经，助属足厥阴经是也。"

[2] 经脉为纪：指皮的分部以经络为纲纪。杨上善注："欲知皮之部别，十二经为纲纪也。"

[3] 害蜚（fēi）:《素问·皮部论》王注曰："蜚，生化也，害，杀气也，杀气行则生化弭，故曰害蜚。"《素问注证发微》注曰："阳明而日害蜚者，阳气自盛，万物阳极，则有归阴之义，故曰害蜚，物之飞者，尤为属阳也。"《素问吴注》曰："害，与阖同。所谓阳明为阖是也。蜚，蠢动也。盖阳明者，面也，面者，午也，五月阳气蠢动，而一阴气上，与阳始争，是阖其阳也。"《类经·阴阳内外病生有纪》注曰："蜚，古飞字。蜚者，飞扬也，言阳盛而浮也。凡盛极者必损，故阳之盛也。在阳明，阳之损也亦在阳明，是以阳明之阳，名曰害蜚。"《素问直解》注曰："阳明之阳，行身之前而主阖，阖则不开，有害于飞，故名曰害蜚。蜚，犹开也。"以上各家对害蜚的说法，颇不一致，姑并录之，

以供参考。

［4］枢杼（zhù）:《素问吴注》曰:“枢，枢轴也。所谓少阳为枢，是也。持，把持也。盖少阳居于表里之间，犹持枢轴也。”“枢”,《说文解字》:“户枢也。”“枢杼”主运转门户，以司开阖而分内外。此处比喻少阳主运转出入之气机，如户枢一般。

［5］关枢:《素问吴注》曰:“关，固卫也。少阳为枢，转布阳气，太阳则约束而固卫其转布之阳，故曰关枢。”

【原文】

少阴之阴，名曰枢檽[1]，视其部中有浮络者，皆少阴之络也。络盛则入客于经，其入于经也，从阳部注于经，其出者，从阴部内注于骨。

心主之阴，名曰害肩[2]，视其部中有浮络者，皆心主之络也。络盛则入客于经。

太阴之阴，名曰关蛰[3]，视其部中有浮络者，皆太阴之络也。络盛则入客于经。

【注释】

［1］枢檽:“檽”原作“儒”，据正统本、《素问·皮部论》新校正引本经、《太素·经脉皮部》改。此云少阴之阴，介于太阴、厥阴之间，具有运转阴阳的作用，所以喻作“枢檽”。

［2］害肩:《素问·皮部论》王注曰:“心主脉入腋下，气不和则妨害肩腋之动运。”《素问注证发微》注:“肩者重也，万物从阴而沉，而此阴气实有以杀之，故曰害肩。”《素问吴注》曰:“其脉上抵腋下，故曰害肩。害，阖同。盖言阖聚阴气于肩腋之分，所谓厥阴为阖是也。”《类经·阴阳内外病生有纪》注:“肩，任

也，载也。阳主乎运，阴主乎载，阴盛之极，其气必伤，是阴之盛也在厥阴，阴之伤也亦在厥阴，故曰害肩。然则阳明曰害蜚，此曰害肩者，即阴极阳极之义。"《素问直解》注："心主之阴，起于胸中而主阖，阖则不能外任，故曰害肩。肩，犹任也。"各家说法颇不相同，故摘录之，以供参考。

［3］关蛰：《素问·皮部论》王冰注："关闭蛰类，使顺行藏。"《类经·阴阳内外病生有纪》注曰："关者，固于外。蛰者，伏于中。阴主脏而太阴卫之，故曰关蛰。"

【原文】

凡此十二经络脉者，皮之部也。是故百病之始生也，必先客于皮毛，邪中之则腠理开，开则入客于络脉，留而不去，传入于经，留而不去，传入于腑，廪[1]于肠胃。邪之始入于皮也，淅然[2]起毫毛，开腠理；其入于络也，则络脉盛色变；其入客于经也则盛，虚乃陷下；其留于筋骨之间，寒多则筋挛骨痛，热多则筋弛骨消，肉烁[3]䐃破[4]，毛直而败[5]也。

曰：十二部，其生病何如？曰：皮者，脉之部也，邪客于皮则腠理开，开则邪入客于络脉，络脉满则注于经脉，经脉满则入舍于府藏，故皮有分部，不愈而生大病也。

【注释】

［1］廪（lǐn）：《素问·皮部论》王注："积也，聚也。"

［2］淅然：恶寒的样子。

［3］肉烁（shuò）：指肌肉因热盛而消瘦。"烁"通"铄"，消也。

［4］䐃破："䐃"原作"胭"，据正统本、《素问·皮部论》

《太素·经脉皮部》改。《素问吴注》曰：“䐃，肩肘髀厌皮肉也。䐃破者，人热盛则反侧多而皮破也。”

[5] 毛直而败：《类经·阴阳内外病生有纪》注：“液不足而皮毛枯槁也。”

【原文】

曰：夫络脉之见，其五色各异，其故何也？曰：经有常色，而络无常变。

曰：经之常色何如？曰：心赤，肺白，肝青，脾黄，肾黑，皆亦应其经脉之色也。

曰：其络之阴阳亦应其经乎？曰：阴络之色应其经，阳络之色变无常，随四时而行。寒多则凝泣，凝泣则青黑，热多则淖泽，淖泽则黄赤，此其常色者，谓之无病。五色俱见，谓之寒热。

曰：余闻人之合于天道[1]也，内有五脏，以应五音、五色、五味、五时、五位[2]；外有六腑，以合六律[3]，主持阴阳诸经，而合之十二月、十二辰、十二节[4]、十二时[5]、十二经水、十二经脉，此五脏六腑所以应天道也。夫十二经脉者，人之所以生，病之所以成，人之所以治，病之所以起，学之所始，工之所止，粗[6]之所易，上之所难也，其离合出入[7]奈何？曰：此粗之所过[8]，上之所悉[9]也，请悉言之。

【注释】

[1] 道：原作“地”，据《灵枢·经别》《太素·经脉正别》改。

[2] 五位：指东、南、西、北、中五个方位。

［3］六律：我国古代音乐的律制，乐律有十二，阳六为律，阴六为吕。六律即黄钟、太簇、姑洗、蕤宾、夷则、无射。

［4］十二节：即立春、惊蛰、清明、立夏、芒种、小暑、立秋、白露、寒露、立冬、大雪、小寒十二节气。

［5］十二时：指一昼夜分为十二时辰。《左传》杜预注："分夜半、鸡鸣、平旦、日出、食时、隅中、日中、日昳、晡时、日入、黄昏、人定十二时。汉，太初改朔以后，十二时则以十二支为纪。夜半为子时，鸡鸣为丑时，平旦为寅时……日中为午时……余类推。"

［6］粗：指知识浅陋的医生。

［7］离合出入:《太素·经脉正别》注："经脉之别，曰离与出，复还本经，曰合与入也。"《类经·十二经离合》注："十二经脉，已具前经脉篇，但其上下离合、内外出入之道，犹有未备，故此复明其详。然经脉篇以首尾循环言，故上下起止有别；此以离合言，故但从四末始，虽此略彼详，然义有不同，所当参阅。"

［8］过:《类经·十二经离合》注："过犹经过，谓忽略不察也。"

［9］悉：明晰。

【原文】

足太阳之正，别[1]入于腘中，其一道下尻五寸，别入于肛，属于膀胱，散之肾，循膂，当心入散。直者，从膂上出于项，复属于太阳，此为一经也。

足少阴之正，至腘中，别走太阳而合，上至肾，当十四椎出属带脉。直者，系舌本，复出于项，合于太阳，此为一合。《九墟》云：或以诸阴之别者皆为正也。

足少阳[2]之正[3]，绕髀入毛际，合于厥阴。别者入季胁之间，循胸里属胆，散之肝上[4]贯心，以上侠咽，出颐颔中，散于面，系目系，合少阳于外眦。

【注释】

[1] 正，别：《太素·经脉正别》注："十二经，复有正别。正，谓六阳大经别行，还合腑经。别，谓六阴大经别行，合于腑经，不还本经，故名为别。""足三阳大经从头至足，其正别则从足向头，其别皆从足指大经终处别而上行，并至其出处而论属合也。足三阴大经从足至胸，其正别则从足上行向头，亦至其出处而言属合。"此处的"正""别"仍指正经而言，是从正经别出的脉道。

[2] 阳：原作"阴"，据正统本、《灵枢·经别》《太素·经脉正别》改。

[3] 正：此下原有"或以诸经别者为正"八字。原校"一本云：绕髀入毛际，合于厥阴"。《灵枢·经别》《太素·经脉正别》与原校同，据删改，并删原校。

[4] 肝上：原作"上肝"，据正统本改。

【原文】

足厥阴之正，别跗上，上至毛际，合于少阳，与别俱行，此为二合。

足阳明之正，上至髀，入于腹里，属于胃，散之脾，上通于心，上循咽，出于口，上頞顣，还系目，合于阳明。

足太阴之正则别，上至髀，合于阳明，与别俱行，上络[1]于咽，贯舌本，此为三合。

手太阳之正，指地，别入于肩解，入腋走心，系小肠。

手少阴之正，别入[2]于渊腋两筋之间，属于心[3]，上走喉咙，出于面，合目内眦，此为四合。

手少阳之正，指天，别于巅，入于缺盆，下走三焦，散于胸中。

【注释】

［1］络：原作“终”，据正统本、《太素·经脉正别》改。

［2］入：原作“下”，据《灵枢·经别》《太素·经脉正别》改。

［3］属于心：原作“属心主”，据《灵枢·经别》《太素·经脉正别》改。

【原文】

手心主之正别，下渊腋三寸，入胸中，别属三焦，出循喉咙，出耳后，合少阳完骨[1]之下，此为五合。

手阳明之正，从手循膺乳，别于肩髃，入柱骨，下走大肠属于肺，上循喉咙出缺盆，合于阳明。

手太阴之正别，入渊腋少阴之前，入走肺，散之大肠[2]，上出缺盆，循喉咙，复合阳明，此为六合。

【注释】

［1］完骨：《释骨》曰：“玉枕骨下高以长，在耳后曰完骨。”今谓乳突骨。

［2］大肠：原作“太阳”，据正统本、《太素·经脉正别》改。

奇经八脉第二

本篇论述了奇经八脉的循行路线及其生理、病理特点。

1. 手足三阴三阳经脉循行的逆顺，以及少阴之脉独下行的原因。

2. 奇经八脉的循行路线、生理功能及发病的证候。

【原文】

黄帝问曰：脉行之逆顺奈何？岐伯对曰：手之三阴，从藏走手；手之三阳，从手走头；足之三阳，从头[1]走足；足之三阴，从足走腹。

曰：少阴之脉独下行何也？曰：冲脉者，五脏六腑之海也，五脏六腑皆禀焉。其上者出于颃颡，渗诸阳，灌诸阴。其下者注少阴之大络[2]，出于气冲，循阴股内廉，斜入腘中，伏行骱[3]骨内，下至内踝之后属而别。其下者，并[4]于少阴之经，渗三阴。其前者，伏行出跗属[5]，下循跗，入大指间，渗诸络而温肌肉，故别络结则跗上不动，不动则厥，厥则寒矣。

曰：何以明之？曰：以言道之，切而验之，其非必动，然后可以明逆顺之行也。

【注释】

[1] 头：原作“项”，据正统本、《灵枢·逆顺肥瘦》《太素·冲脉》改。

[2] 大络：《灵枢注证发微》注：“肾经之大络曰大钟。”

［3］胻：原作“髀”，据“本卷第一下”改。

［4］并：原作“至”，据“本卷第一下”、《灵枢·逆顺肥瘦》《太素·冲脉》改。

［5］跗属：原作“属跗”，据《灵枢·逆顺肥瘦》《太素·冲脉》改。此处指胫骨与足背相接处。《太素·冲脉》注：“胫骨与跗骨相连之处曰属也。”

【原文】

冲脉、任脉者，皆起于胞中[1]，上循脊里[2]，为经络之海。其浮而外者，循腹上一作右行，会于咽喉，别而络唇口。血气盛则充肤热肉，血独盛则渗灌皮肤，生毫毛。妇人有余于气，不足于血，以其月水[3]下，数脱血[4]，任冲并伤故也。任冲之[5]脉，不营其唇，故髭须不生焉。

任脉者，起于中极之下，以上[6]毛际，循腹里，上关元，至咽喉，上颐，循面入目[7]。

冲脉者，起于气冲[8]，并少阴之经《难经》作阳明之经，侠脐上行，至胸中而散。其言冲脉与《九卷》异。

任脉为病，男子内结七疝[9]，女子带下瘕聚[10]。冲脉为病，逆气里急。督脉为病，脊强反折。亦与《九卷》互相发也。

【注释】

［1］胞中：《太素·任脉》注：“此经任脉起于胞中，纪络于唇口。皇甫谧录《素问经》‘任脉起于中极之下……’但中极之下，即是胞中，亦是胞门子户，是则任脉起处同也……胞门与子户相近，任冲二脉，起于中也。”

［2］脊里：指脊柱之内。

［3］月水：即月经。

［4］数脱血：指妇女因月经来潮而时常出血。《管子·霸形》载："言脱于口。"尹知章注："脱，出也。"

［5］之：此下原有"交"字，据《灵枢·五音五味》《太素·任脉》删。

［6］下，以上：原作"上，以下"，据《素问·骨空论》《难经·二十八难》《太素·冲脉》《圣济总录》改。

［7］上颐，循面入目：原作"上颐，循目入面"，据《素问·骨空论》改。正统本及《难经·二十八难》《黄帝内经素问》新校正引本经均无此六字。

［8］起于气冲：《奇经八脉考》载："冲脉起于会阴，侠脐而行，直冲于上，为诸脉之冲要，故曰十二经脉之海。"

［9］七疝：《难经汇注笺正》云："疝之有七，隋唐以前，谓有厥疝、癥疝、寒疝、气疝、盘疝、附疝、狼疝之名。元以后，则曰寒疝、筋疝、水疝、气疝、血疝、癞疝、狐疝。要之，疝以气言，皆气滞不行为病。"

［10］带下瘕聚：带下，指赤白带下。瘕，指癥瘕。聚，指积聚。

【原文】

曰：人有伤于阴，阴气绝而不起，阴不为用，髭须不去，宦者独去，何也？曰：宦者，去其宗筋[1]，伤其冲脉，血泻不复，皮肤内结，唇口不营，故无髭须。天宦[2]者，其任冲之脉不盛，宗筋不成，有气无血，口唇不营，故髭须不生。督脉者，经缺不具，见于《营气》曰：上额循巅，下项中，循脊入骶，是督脉也。

【注释】

［1］宗筋:《太素·任脉》注:“人有去其阴茎，仍有髭须，去其阴核须必去者，则知阴核并茎为宗筋也。”

［2］天宦:《灵枢集注》张志聪注:“天宦者，谓之天阉。不生前阴，即有而小缩，不挺不长，不能与阴交而生子，此先天所生之不足也。”“天”原作“夫”，据《灵枢·五音五味》《太素·任脉》改。

【原文】

《素问》曰：督脉者，起于少腹以下骨中央，女子入系廷孔[1]，其孔，溺孔之端[2]也。其络循阴器，合篡间[3]，绕篡后，别绕臀，至少阴与巨阳中络者，合少阴上股内后廉，贯脊属肾，与太阳起于目内眦，上额交巅上，入络脑，还出别下项，循肩髆[4]内，侠脊抵腰中，入循膂络肾。其男子循茎下至篡，与女子等。其小腹直上者，贯脐中中央，上贯心入喉，上颐环唇，上系两目之下中央[5]。此生病：从小腹上冲心而痛，不得前后，为冲疝；其女子不孕，癃痔遗溺，嗌干，督脉生病治督脉。

【注释】

［1］廷孔:《素问·骨空论》王冰注:“系廷孔者，谓窈漏，近所谓前阴穴也，以其阴廷系属于中，故名之。”

［2］其孔，溺孔之端:《素问·骨空论》王冰注:“孔，则窈漏也，窈漏之中，其上有溺孔焉。端，谓阴廷在此溺孔之上端也，而督脉自骨围中央，则至于是。”

［3］篡（zuǎn）间：指前后二阴之间，即会阴部。

［4］髆（bó）：肩胛骨。

［5］之下中央：原作“之中”，据《素问·骨空论》《太素·督脉》补。

【原文】

《难经》曰：督脉者，起于下极之俞[1]，并于脊里，上至风府，入属于脑，上巅循额至鼻柱，阳脉之海也。《九卷》言营气之行于督脉，故从上下。《难经》言其脉之所起，故从下上，所以互相发也。《素问》言督脉似谓在冲，多闻阙疑，故并载以贻后之长者云。

【注释】

［1］下极之俞：虞庶云：“督脉流行，起自会阴穴。”《奇经八脉考》载：“任脉起于会阴，循腹而行于身之前；冲脉起于会阴，侠脐而行，直冲于上；督脉起于会阴，循背而行于身之后。”冲、任、督三脉，一源而三歧，下极之俞，即会阴穴。

【原文】

曰：跷脉[1]安起安止，何气营也？曰：跷脉者，少阴之别，起于然骨之后[2]，上内踝之上，直上循阴股入阴[3]，上循胸里入缺盆，上循人迎之前，上入頄[4]，属目内眦[5]，合于太阳、阳跷而上行。气相并相还，则为濡一作深目[6]，气不营则目不合也。

【注释】

［1］跷脉：《难经·二十八难》杨玄操注：“跷，捷疾也。言此脉是人行走之机要，动足之所由，故曰跷脉焉。”

［2］然骨之后：指足内踝下一寸照海穴处。

［3］入阴:《太素·阴阳乔脉》注:“入阴者，阴乔脉入阴器也。”

［4］颃：原作“鼽”，原校“《灵枢》作颃字”。正统本、《灵枢·脉度》《太素·阴阳乔脉》与原校同，据改，并删原校。

［5］眦：原作“皆”，据正统本、《灵枢·脉度》《太素·阴阳乔脉》改。

［6］濡目：指跷脉能濡润眼睛。

【原文】

曰：气独行五脏，不营六腑，何也？曰：气之不得无行也，如水之流[1]，如日月之行不休，故阴脉营其脏，阳脉营其腑，如环之无端，莫知其纪，终而复始。其流溢之气，内溉脏腑，外濡腠理。

曰：跷脉有阴阳，何者当其数[2]？曰：男子数其阳，女子数其阴，其阴一本无此二字当数者为经，不当数者为络也。

《难经》曰：阳跷脉者起于跟中，循外踝上行，入风池。阴跷脉者亦起于跟中，循内踝上行，入喉咙，交贯冲脉。此所以互相发明也。

又曰：阳维、阴维者，维络于身，溢畜不能环流溉灌也。故阳维起于诸阳会，阴维起于诸阴交也。

又曰：带脉起于季胁，回身一周。自冲脉以下，是谓奇经八脉。

又曰：阴跷为病，阳缓而阴急；阳跷为病，阴缓而阳急。阳维维于阳，阴维维于阴，阴阳不能相维，则怅然失志，溶溶不能自收持[3]。带之[4]为病，腹满腰溶溶如坐水中状[5]。

此八脉之诊也。维脉、带脉皆见如此，详《素问·病论》及见于《九卷》。

【注释】

［1］如水之流：此处指气的运行如同水流一样。

［2］当其数:《医学纲目》曰:“当数，谓当脉度一十六丈二尺之数也。男子以阳跷当其数，女子以阴跷当其数。”

［3］则怅然失志，溶溶不能自收持：原无，据《难经·二十九难》补。

［4］带之：原无，据正统本补。

［5］腹满腰溶溶如坐水中状：原作“腰腹纵容，如囊水之状”。原校“一云：腹满腰溶溶如坐水中状”。据正统本参原校改，并删原校。

脉度第三

本篇主要说明了手足六阴六阳经脉和任脉、督脉、跷脉的长度，同时对经脉、络脉、孙络的区别，以及速除瘀血、盛则泻、虚则补的治法做了扼要说明。

【原文】

黄帝问曰：愿闻脉度。岐伯对曰：手之六阳，从手至头，长五尺，五六合三丈。手之六阴，从手至胸中，长三尺五寸，三六一丈八尺，五六合三尺，凡二丈一尺。足之六阳，从头至足，长八尺，六八合四丈八尺。足之六阴，从足至胸中，长六尺五寸，六六合三丈六尺，五六三尺，凡三丈九尺。跷脉从足至目，长七尺五寸，二七一丈四尺，二五合一尺，凡一丈五尺。督脉、任脉各长四尺五寸，二四合八尺，二五合一尺，凡九尺。凡都合一十六丈二尺，此气之大经隧也。

经脉为里，支而横者为络，络之别者为孙络。孙络之盛而有血者，疾诛之[1]，盛者泻之，虚者饮药以补之。

【注释】

[1] 疾诛之：用针速刺去瘀血。

十二经标本第四

本篇主要论述了十二经脉上下标本穴位所在，同时还介绍了头、胸、腹、骱四气的气街部位与主治。

【原文】

黄帝问曰：五脏者，所以藏精神魂魄也；六腑者，所以受水谷而化物者也。其气内循于五脏，而外络支节。其浮气之不循于经者为卫气；其精气之行于经者为营气。阴阳相随，外内相贯，如环无端，亭亭淳淳[1]乎，孰能穷之？然其分别阴阳，皆有标本[2]虚实所离之处。能别阴阳十二经者，知病之所生；候虚实之所在者，能得病之高下；知六经之气街[3]者，能知解结纽[4]于门户[5]；能知虚实之坚濡者，知补泻之所在；能知六经标本者，可以无惑于天下也。岐伯对曰：博哉，圣帝之论，臣请悉言之。

【注释】

［1］亭亭淳淳：形容营卫的运行像水一样长远不息地流动着。“亭亭”，远貌。“淳淳”，流行貌。

［2］标本：木之末曰标，木之根曰本。此处指经脉的本末而言。

［3］气街：此处指气所通行的径路，不单指足阳明经的气街穴。

［4］纽：原作“绍”，据正统本改。

［5］门户：指气血通行的要道。

【原文】

足太阳之本，在跟上五寸中，标在两络命门[1]。命门者，目也。

足少阴之本，在内踝下上三寸中，标在背腧与舌下两脉。

足少阳之本，在窍阴之间[2]，标在窗笼之前[3]。窗笼者，耳也。《千金》云：窗笼者，耳前上下脉，以手按之动者是也。

【注释】

[1] 两络命门：命门，此处指睛明穴，左右各一，故曰两络。

[2] 窍阴之间：足第四趾端的窍阴穴处。

[3] 窗笼之前：即听宫穴。

【原文】

足阳明之本在厉兑，标在人迎，上颊颃颡。《九卷》云：标在人迎颊上侠颃颡。

足厥阴[1]之本，在行间上五寸所，标在背腧[2]。

足太阴之本，在中封前上[3]四寸之中，标在背腧[4]与舌本。

【注释】

[1] 阴：原作“阳”，据正统本改。

[2] 背腧：此处指肝俞穴。

[3] 上：原无，据《灵枢·卫气》《太素·经脉标本》补。

[4] 背腧：此处指脾俞穴。

【原文】

手太阳之本，在外踝之后[1]，标在命门之上一寸。《千金》云：命门在心上一寸。

手少阳之本，在小指、次指之间上三寸一作二寸，标在耳后上角下外眦。

手阳明之本，在肘骨中[2]，上至别阳[3]，标在颊[4]下合钳上。

【注释】

[1] 外踝之后：《灵枢注证发微》注："疑养老穴。"《太素·经脉标本》注："手腕之处，当大指者为内踝，当小指者为外踝也。"

[2] 肘骨中：指肘骨中的曲池穴。

[3] 别阳：《太素·经脉标本》注："背臑，手阳明络，名曰别阳。"

[4] 颊：原作"颜"，据《太素·经脉标本》改。

【原文】

手太阴之本，在寸口之中[1]，标在腋下内动脉是也。

手少阴[2]之本，在兑骨之端[3]，标在背腧[4]。

手心主之本，在掌后两筋之间，标在腋下三寸[5]。

凡候此者，主下虚则厥，下盛则热；上虚则眩，上盛则热痛。故实者绝而止之，虚者引而起之。请言气街：胸气有街，腹气有街，头气有街，胻气有街。故气在头者，止[6]之于脑；在胸中者，上之膺与背腧；气在腹者，上之于背腧与冲脉于脐左右之动脉者；气在骱者，上之气街与承山、踝上以下。取此者，用毫针，必先按而久存之，应于手乃刺而予之。所刺者，头痛眩仆，腹痛中满，暴胀，及有新积痛[7]可移者，易已也；积不痛者，难已也。

【注释】

［1］寸口之中：此处指太渊穴。

［2］阴：原作“阳”，据正统本改。

［3］兑骨之端：兑，通“锐”，此处指神门穴。

［4］背腧：此处指心俞穴。

［5］腋下三寸：此处指天池穴。

［6］止：原作“上”，原校“一作止，下同”。正统本、《灵枢·卫气》《太素·经脉标本》与原校同，据改，并删原校。

［7］痛：原无，据《灵枢·卫气》《太素·经脉标本》补。

经脉根结第五

本篇主要论述了三阴三阳十二经脉的根结部位和穴名；三阴三阳开、阖、枢的不同功能和开折、阖折、枢折所主的疾病；手足左右十二阳脉的根、流、注、入的穴位，以及刺治的方法。

【原文】

黄帝曰：天地相感，寒热相移，阴阳之数，孰少孰多？阴道偶而阳道奇。发于春夏，阴气少而阳气多，阴阳不调，何补何泻？发于秋冬，阳气少而阴气多，阴气盛阳气衰，故茎叶枯槁，湿雨下归，阴阳相离，何补何泻？奇邪离经，不可胜数，不知根结[1]，五脏六腑，折关败枢，开阖而走，阴阳大失，不可复取。九针之要，在于终始[2]，能知终始，一言而毕，不知终始，针道绝矣。

【注释】

［1］根结：脉气所起为根，所归为结。根，根本；结，终结。《灵枢注证发微》注："所起为根，所归为结。"

［2］终始：《灵枢注证发微》注："九针玄妙之法，其要在终始篇。"

【原文】

太阳根于至阴，结于命门。命门者，目也。

阳明根于厉兑，结于颃颡，颃颡者钳大，钳大者，耳也。

少阳根于窍阴，结于窗笼，窗笼者，耳也。

太阳为开，阳明为阖，少阳为枢。故开折则肉[1]节渎缓，而暴病起矣，故候暴病者，取之太阳，视有余不足[2]，渎缓者，皮肉缓膲[3]而弱也。阖折则气无所止息[4]，而痿病起矣，故痿病者，皆取之阳明，视有余不足。无所止息者，真气[5]稽留[6]，邪气居之也。枢折则骨摇[7]而不能安于地，故骨摇者，取之少阳，视有余不足。骨摇者[8]节缓而不收也[9]，当核其本。

【注释】

［1］肉：原作“内”，据正统本、《灵枢·根结》《太素·经脉根结》改。

［2］视有余不足：诊察其病之虚实。

［3］皮肉缓膲（jiāo）：《淮南子·天文训》曰：“膲，肉不满也。”《类经·诸经开阖病刺》注：“即消瘦干枯之谓。”

［4］无所止息：《太素·经脉根结》注：“能止气不泄，能行气滋息者，真气之要也。”

［5］真气：《类经·邪变无穷》注：“真气，即元气也。”

［6］稽留：滞留不行。

［7］骨摇：少阳主筋，又主骨所生病，少阳枢病，则筋骨不得滋养，所以骨节纵弛无力而动摇不定。《太素》注：“少阳主筋，筋所以约束骨节。骨节气弛，无所约束，故骨摇。骨摇则知少阳枢折也。”

［8］骨摇者：原无，据《灵枢·根结》《太素·经脉根结》补。

［9］也：原作“者”，据《灵枢·根结》《太素·经脉根结》改。

【原文】

太阴根于隐白，结于太仓[1]。

厥阴根于大敦，结于玉英[2]，络于膻中。

少阴根于涌泉，结于廉泉。

太阴为开，厥阴为阖，少阴为枢。故开折则仓廪无所输膈洞[3]，膈洞者，取之太阴，视有余不足。故开折者，则气不足而生病。阖折[4]则气弛而善悲，善悲者，取之获阴，视有余不足。枢折则脉有所结而不通，不通者，取之少阴，视有余不足，有结者，皆取之。

【注释】

[1] 太仓：即中脘穴。

[2] 玉英：即玉堂穴。

[3] 膈洞：病证名。膈，指饮食格拒；洞，指洞泄泻下。《太素·经脉根结》注："太阴主水谷以资身肉，太阴脉气关折，则水谷无由得行，故曰仓无输也。以无所输，膈气虚弱，洞泄无禁，故气不足而生病也。"

[4] 折：原脱，据正统本、《灵枢·根结》《素问·阴阳离合论》新校正引《九墟》及本经补。

【原文】

足太阳根于至阴，流于京骨，注于昆仑，入于天柱、飞扬[1]。

足少阳根于窍阴[2]，流于丘墟，注于阳辅，入于天冲[3]、光明。

足阳明根于厉兑，流于冲阳，注于下陵[4]，入于人迎、丰隆。

手太阳根于少泽，流于阳[5]谷，注于小海[6]，入于天窗疑误、支正。

手少阳根于关冲，流于阳池，注于支沟，入于天牖、外关。

手阳明根于商阳，流于合谷，注于阳溪，入于扶突、偏历。此所谓根十二经也。络盛者，当取之。

【注释】

[1] 天柱、飞扬：《太素·经脉根结》注："天柱……足太阳之正经也；飞扬……足太阳之大络也。"

[2] 阴：原作"阳"，据正统本、《灵枢·根结》《太素·经脉根结》改。

[3] 天冲：原作"天容"，原校"疑误"。"本经卷三第十二"谓此穴是手太阳脉气所发。马莳、张介宾均认为当作天冲。天冲为足少阳脉气所发。今从张、马改，并删原校。

[4] 下陵：即足三里穴。

[5] 阳：原作"旸"，据《灵枢·根结》《太素·经脉根结》改。

[6] 小海：原作"少海"，因"小海"为手太阳脉气所发，故改。

经筋第六

本篇主要指出了十二经筋起于四肢末端的爪甲，结于关节，上于颈项，终结于头面，不联内脏；同时指出经筋发病的病机是寒则筋急，热则筋纵，其表现为筋脉牵引、疼痛、转筋，以及口眼㖞斜、息贲、伏梁等病症，以及在治疗上以知为数、以痛为腧、燔针劫刺、药熨和行水清阴等治法。

【原文】

足太阳之筋起于足小指上，结[1]于踝，斜上结于膝；其下者，从足外侧结于踵，上循跟结于腘[2]。其别者[3]，结于腨外，上腘中内廉，与腘中并上结于臀，上侠脊上项。其支者，别入结于舌本。其直者，结于枕骨[4]，上头下额一作颜，结于鼻。其支者，为目上纲[5]，下结于鼽[6]《灵枢》作頄字。其[7]支者，从腋后外廉结于肩髃。其支者，入腋下，出缺盆，上结于完骨。其支者，出缺盆，斜上入于鼽。其病：小指支[8]，踵跟痛一作小指支踵痛，腘挛急，脊反折，项筋急，肩不举，腋支，缺盆中纽痛[9]，不可左右摇。治在燔针劫刺[10]，以知为数[11]，以痛为腧[12]，名曰仲春痹[13]。

【注释】

[1] 结：此处是聚的意思。《类经》注："结，聚也。"

[2] 腘：此处指委中穴。

[3] 其别者：《类经·十二经筋结支别》注："此即大筋之

旁出者，别为柔短筋，亦犹木之有枝也。后凡言别者支者，皆仿此。”

［4］枕骨：位于头顶部的后方，颅骨的后下方。《释骨》：“头之后横起者，曰头横骨，曰枕骨。”

［5］纲：指约束目睫，主管目之开阖的筋而言。

［6］頄：此处指颧骨。《素问·气府论》曰：“頄骨下各一。”王冰注：“頄，烦也。烦，面颧也。”下同。

［7］其：此下原有“下”字，据正统本、《灵枢·经筋》删。

［8］支：此处作牵引之意。

［9］纽痛：结痛。结，即不通，不通则痛。

［10］燔（fán）针劫刺：《类经·十二经筋痹刺》注：“燔针，烧针也。”“劫刺”，指疾刺疾出的刺法。

［11］以知为数：知，病愈的意思；数，指针刺次数。

［12］以痛为腧：指在疼痛处取穴，即今之阿是穴。

［13］仲春痹：《灵枢集注》张志聪注曰：“在外者皮肤为阳，筋骨为阴，病在阴者名曰痹。痹者，血气留闭而为痛也。”此处以手足阴阳十二经分别主十二月，又根据春夏秋冬四时的孟仲季月来命名痹。

【原文】

足少阳之筋，起于小指次指之上，结于外踝，上循胻外廉，结于膝外廉。其支者，别起于外辅骨，上走髀，前者结于伏兔，后者结于尻。其直者，上乘季胁，上走腋前廉，系于膺乳，结于缺盆。直者，上出腋贯缺盆，出太阳之前，循耳后上额角[1]，交巅上，下走颔，上结于頄。其支者，结于目外眦，为外维[2]。其病：小指次指支转筋，引膝外转筋，膝不可屈伸，腘筋急，前引髀，后引尻，上乘胁季胁痛，上引缺盆膺乳颈维筋急，从左之右，右目不开，上过右角，并跷脉而行，左络于右，故伤左角[3]，右足不用，命曰维筋相交。治在燔针劫刺，以知为数，以痛为腧，名曰孟春痹。

【注释】

［1］额角：即额部外上角。

［2］外维：指维系目外眦之筋。此筋伸缩，目就能左右盼视。《太素·经筋》注："太阳为目上纲，阳明为目下纲，少阳为目外维。"

［3］左角：即左额角。

【原文】

足阳明之筋，起于中三指[1]，结于跗上，斜外上加于辅骨，上结于膝外廉，直上结于髀枢，上循胁，属脊。其直者，上循骭结于膝。其支者，结于外辅骨，合少阳。其直者，上循伏兔，上结于髀，聚于阴器，上腹而布[2]，至缺盆而结，上颈，上侠口，合于頄，下结于鼻，上合于太阳。太阳为目上纲，阳明为目下纲。其支者，从颊结于耳前。其病：足中指支，胫转筋，脚跳坚[3]，伏兔转筋，髀前肿，㿗疝，腹筋乃急，引缺盆及颊，卒口僻[4]，急者目不合，热则筋[5]弛纵不胜，目不开。颊筋有寒则急，引颊移口；有热则筋弛纵不胜收，故僻。治之以马膏膏其急者，以白酒和桂涂其缓者，以桑钩钩之，即以生桑炭[6]置之坎[7]中，高下与坐等，以膏熨急颊，且饮美酒，啖炙肉，不饮酒者，自强也，为之三拊而已。治在燔针劫刺，以知为数，以痛为腧，名曰季春痹。

【注释】

［1］中三指:《太素·经筋》注:“刺疟者，刺足阳明十指间，是知足阳明脉入于中指内间外间。脉气三指俱有，故筋起于中指并中指左右二指，故曰中三指也。有本无三字。”

［2］布：分布。

［3］脚跳坚：指足部有跳动及强直不舒感。《类经·十二经筋痹刺》注:“跳者，跳动；坚者，坚强也。”

［4］卒口僻：突然发生口㖞斜。僻，㖞斜。

［5］筋：原作“经”，据《灵枢·经筋》改。

［6］炭：原作“灰”，据《太素·经筋》改。

［7］坎（kǎn）：即坑。

【原文】

足太阴之筋，起于大指之端内侧，上结于内踝。其直者，上结[1]于膝内辅骨[2]，上循阴股结于髀，聚于阴器，上腹结于脐，循腹里结于胁，散于胸中。其内者，著于脊。其病：足大指支，内踝痛，转筋，膝[3]内辅骨痛，阴股引髀而痛，阴器纽痛，上引脐与[4]两胁痛，膺中脊内痛。治在燔针劫刺，以知为数，以痛为腧，名曰仲[5]秋痹。

足少阴之筋，起于小指之下，入足心，并足太阴之筋[6]，而斜走内踝之下，结于踵，则与太阳之筋合而上结于内辅之下，并太阴之筋[7]而上循阴股，结于阴器，循膂内侠脊上至项，结于枕骨，与足太阳之筋合。其病：足下转筋，及所过而结者皆痛及转筋。病在此者主痫瘛及痉[8]，病在外者不能俯，在内者不能仰。故阳病者腰反折，不能俯，阴病者不能仰。治在燔针劫刺，以知为数，以痛为输。在内者，熨引饮药，此筋折纽[9]，发数甚者，死不治，名曰孟[10]秋痹。

【注释】

[1] 结：原作“络”，据《太素·经筋》《备急千金要方·脾脏》改。

[2] 内辅骨：指股骨下端、胫骨上端、膝关节内侧骨之高起处。

[3] 膝：原无，据《灵枢·经筋》《太素·经筋》补。

[4] 上引脐与：原作“上脐”，据《太素·经筋》改。

[5] 仲：原作“孟”，据《太素·经筋》改。

[6] 之筋：原脱，据《灵枢·经筋》《太素·经筋》补。

[7] 筋：原作“经”，据《灵枢·经筋》《太素·经筋》《备急千金要方·脾脏》改。

[8] 痫瘛及痉:《类经·十二经筋痹刺》注:“痫，癫痫也。瘛，牵急也。痉，坚强反张，尤甚于瘛者也。足少阴为天一之经，真阴受伤，故为此病。”

[9] 折纽：张介宾认为系“转筋”。“纽”此下原有“纽”字，据《太素·经筋》删。

[10] 孟：原作“仲”，据《太素·经筋》改。

【原文】

足厥阴之筋，起于大指之上，结于内踝之前，上循胫[1]，上结内辅之下，上循阴股，结于阴器，络诸筋[2]。其病：足大指支，内踝之前痛，内辅痛，阴股痛，转筋，阴器不用，伤于内则不起，伤于寒则阴缩入，伤于热则纵挺不收。治在行水清阴气[3]。其病转筋者，治在燔针劫刺，以知为数，以痛为输，名曰季秋痺。

手太阳之筋，起于小指之上，结于腕，上循臂内廉，结于肘内兑骨[4]之后，弹之应小指之上，入结于腋下。其支者，从腋走后廉，上绕臑外廉上肩胛，循颈出足太阳之筋前，结于耳后完骨。其支者，入耳中。直者，出耳上，下结于颔，上属目外眦。其病：小指支[5]，肘内兑骨后廉痛，循臂阴入腋下，腋下痛，腋后廉痛，绕肩胛，引颈而痛，应耳中鸣，痛引颔，目瞑良久[6]乃能视，颈筋急则为筋瘘，颈肿[7]。寒热在颈者，治在燔针劫刺，以知为数，以痛为输。其为肿者，复而兑之[8]。其支者，上曲牙[9]，循耳前属目外眦，上颔结于角。其病：当所过者支，转筋，治在燔针劫刺，以知为数，以痛为输，名曰仲夏痺。原本复而兑之下有：本支者，上曲牙，循耳前属目外眦，上颔结于角。其痛：当所过者支，转筋，治在燔针劫刺，以知为数，以痛为输一叚。

【注释】

［1］循胫：原作“冲胻”，据《灵枢·经筋》《太素·经筋》改。

［2］筋：原作“经”，原校“一作筋”，《灵枢·经筋》《太素·经筋》与原校同，据改，并删原校。

［3］气：原作“器”，据《灵枢·经筋》《太素·经筋》改。

［4］兑骨：《太素·经筋》注：“兑，谓肘内箱尖骨，名曰兑骨。”

［5］支：原作“及”，据《太素·经筋》改。

［6］良久：时间很长的意思。

［7］筋瘘，颈肿：《类经·十二经筋痹刺》注：“即鼠瘰之

属。”《太素·经筋》注:“筋瘘,颈肿者,皆是寒热之气也。”以上二说,未知孰是,今并存之。

[8] 复而兑之:《类经·十二经筋痹刺》注:“刺而肿不退者,复刺之,当用锐针,即镵针也。”

[9] 曲牙:《释骨》曰:“齿左右转微曲者,名曰曲牙。”

【原文】

手少阳之筋,起于小指次指之端,结于腕,上循臂,结于肘,上绕臑外廉,上肩走颈,合手太阳。其支者,上当曲颊入系于舌本。其支者,上曲牙,循耳前属目外眦,上乘颔,结于角。其病:当所过者即支,转筋,舌卷。治在燔针劫刺,以知为数,以痛为腧,名曰季夏痹。

手阳明之筋,起于大指次指之端,结于腕,上循臂,上结于肘外[1],上绕臑结于髃。其支者,绕肩胛,侠脊。其直者,从肩髃[2]上颈。其支者,上颊结于頄。其直者,上出手太阳之前,上左角络头,下右颔。其病:当所过者支痛及[3],转筋[4],肩不举,颈不可左右视。治在燔针劫刺,以知为数,以痛为腧,名曰孟夏痹。

【注释】

[1] 外:原无,据《灵枢·经筋》《太素·经筋》补。

[2] 髃:原作“髀”,据《灵枢·经筋》《太素·经筋》改。

[3] 痛及:原无,原校“一本下有痛字及字”。《灵枢·经筋》《太素·经筋》与原校同,据补,并删原校。

[4] 转筋:此下原有“痛”字,据《灵枢·经筋》《太素·经筋》删。

【原文】

手太阴之筋，起于大指之上，循指上行，结于鱼[1]后，行寸口外侧，上循臂，结肘中，上臑内廉入腋下，上出缺盆，结肩髃前[2]，上结缺盆，下结于胸里，散贯贲[3]，合胁下，抵季肋。其病：当所过者支，转筋痛，其成息贲者[4]，胁急吐血。治在燔针劫刺，以知为数，以痛为腧，名曰仲冬痹。

手心主之筋，起于中指，与太阴之筋[5]并行，结于肘内廉，上臂阴，结腋下，下散前后侠胁。其支者，入腋散胸中，结于贲[6]。其病：当所过者，支转筋痛[7]，及胸痛，息贲。治在燔针劫刺，以知为数，以痛为输，名曰孟冬痹。

手少阴之筋，起于小指之内侧，结于兑骨上，结肘内廉，上入腋，交太阴，挟[8]乳里，结于胸中，循贲[9]下系于脐。其病内急，心承伏梁，下为肘纲[10]。其病：当所过者支，转筋痛。治在燔针劫刺，以知为数，以痛为腧。其成伏梁吐脓血者，死不治。名曰季冬痹[11]。

【注释】

[1] 鱼：此下原有“际”字，据《灵枢·经筋》《太素·经筋》删。

[2] 肩髃前：原作“肩前髃”，据《备急千金要方·肺脏》改。

[3] 贲：此处指膈。《太素·经筋》注：“贲，谓膈也。筋虽不入脏腑，仍散于膈也。”

[4] 其成息贲者：原作“甚成息贲”，据《太素·经筋》改。

[5] 筋：原作“经”，据《灵枢·经筋》《太素·经筋》改。

［6］结于贲:《类经·十二经筋结支别》注:“盖此支并太阴之筋入散胸中。”“贲”原作“臂”，据《太素·经筋》改。

［7］痛：此下原有“手心主前”，据《灵枢·经筋》《太素·经筋》删。

［8］挟：此处《太素·经筋》作“伏”。

［9］贲：原作“臂”，据《太素·经筋》改。

［10］心承伏梁，下为肘纲:《太素·经筋》注:“心之积名曰伏梁，起脐上，如臂，上至心下。其筋循膈下齐，在此痛下，故曰承也。人肘屈伸，以此为纲维，故曰肘纲也。”

［11］名曰季冬痹：原在下段“无用燔针劫刺”句下，今据前后文及《类经·十二经筋痹刺》注移此。

【原文】

凡经筋之病，寒则反折筋急，热则筋纵缓不收，阴痿不用，阳急则反折，阴急则俯不伸。焠刺[1]者，刺寒急也；热则筋纵不收，无用燔针劫刺。

足之阳明，手之太阳，筋急则口目为之僻，目眦急，不能卒视，治此皆如右方也。

【注释】

［1］焠刺：即火刺法。

骨度肠度肠胃所受第七

本篇主要说明了骨、胸、腹的度数，并指出脉度是根据骨度而决定的；同时叙述了胃、小肠、回肠、广肠的长度、阔度及容纳水谷的数量，以及人七日不饮不食而死亡的原因。

【原文】

黄帝问曰：脉度言经脉之长短，何以立之？伯高对曰：先度其骨节之大小、广狭、长短，而脉度定矣。曰：人长七尺五寸者，其骨节之大小长短，知各几何？曰：头一作颈之大骨围二尺六寸，胸围[1]四尺五寸，腰[2]围四尺二寸。发所覆[3]者，颅至项一尺二寸，发以下至颐长一尺，君子参又作三，又作终折[4]。结喉[5]以下至缺盆中长四寸，缺盆以下[6]至髑骬长九寸，过则肺大，不满则肺小。髑骬以下至天枢长八寸，过则胃大，不及则胃小。天枢已下至横骨[7]长六寸半，过则回肠广长，不满则狭短。横骨长六寸半，横骨上廉以下至内辅之上廉，长一尺八寸，内辅之上廉以下至下廉长三寸半，内辅下廉下[8]至内踝长一尺三寸，内踝以下至地长三寸，膝腘[9]以下至跗属长一尺六寸，跗属以下至地长三寸。故骨围大则大过，小则不及。角[10]以下至柱骨，长一尺一作寸，行腋中不见者长四寸，腋以下至季胁[11]长一尺二寸，季胁以下至髀枢长六寸[12]，髀枢以下至膝中长一尺九寸，膝以下至外踝长一尺六寸，外踝以下至京骨长三寸，京骨以下至地长一寸。耳后当完骨者广九寸，耳前当耳门[13]者广一尺二寸一作三寸，两颧之间广九寸半《九墟》作七寸，两乳之间广九寸半，两髀之间[14]广六寸半，足长一尺二寸，广四寸半。肩至肘长一尺七寸，肘至腕长一尺二寸半，腕至中指本节长四寸，本节至其末[15]长四寸半。项发以下至脊骨长三寸半一作二寸，脊骨以下至尾骶二十一节长三尺，上节长一寸四分分之一[16]，奇分在下[17]，故上七节下至膂骨九寸八分分之七。此众人骨之度也，所以立经脉之长短也。是故视其经脉之在于身也，其见浮而坚，其见明而大者多血，细而沉者多气。乃经之长短也。

【注释】

[1] 胸围：《太素·骨度》注："缺盆以下，髃骬以上为胸，当中围也。"

[2] 腰围：《类经·骨度》注："平脐周围曰腰。"

[3] 发所覆：《太素·骨度》注："头颅骨取发所覆之处，前后量也。"《灵枢注证发微》注："颅，头颅也。颅之皮生发，发所覆者即颅也。"

[4] 君子参折：君子，此处指体格端正而匀称的人。《太素·骨度》注："发际以下至颐端量之一尺，一尺面分中分为三……君子三分齐等，与众人不同也。参，三也。"《灵枢注证发微》注："言君子之面部三停齐等，可以始中终而三折之也。"三停，从发际到眉中为一停，从眉中到鼻端为二停。从鼻端到颐端为三停。三停部位应等长。

[5] 结喉：即喉节。

[6] 缺盆以下：原作"至缺盆下"，据《灵枢·骨度》《太素·脉度》改。

[7] 横骨：即耻骨。

[8] 下：原无，据《灵枢·骨度》《太素·骨度》补。

［9］膝腘（guó）：膝，指膝盖，即髌骨，在前；腘，指腘窝，在后。

［10］角：《类经·骨度》注："角，头侧大骨，耳上高角也。"角，也叫头角，又名额骨，即前发际在左右两端弯曲下垂所呈的角度。

［11］季胁：此处指第十一肋，即章门穴处。

［12］六寸：现均作九寸计算。

［13］耳门：此处指听宫穴处。

［14］两髀之间：《类经图翼·经络》注："横骨两头之处，俗名髀缝。"

［15］末：指端。

［16］分之一：原作"分之七奇分之一"，据《灵枢·骨度》《太素·骨度》改。

［17］奇分在下：即其余奇分，在以下六节之内。《类经图翼》曰："背部折法，自大椎至尾骶，通折三尺。上七节各长一寸四分一厘，共九寸八分七厘；中七节各长一寸六分一厘，共一尺一寸二分七厘；第十四节与脐平；下七节各一寸二分六厘，共八寸八分二厘；总共二尺九寸九分六厘。不足四厘者，有零未尽也。"

【原文】

曰：愿闻六腑传谷者，肠胃之大小长短，受谷之多少奈何？曰：谷之所从出入浅深远近长短之度；唇至齿长九分，口[1]广二寸半，齿以后至会厌[2]深三寸半，大容五合。舌重十两，长七寸，广二寸半；咽门[3]重十两，广二寸半，至胃长一尺六寸。胃纡曲屈[4]，伸之长二尺六寸，大[5]一尺五寸，径[6]五寸，大容三一作二斗五升。小肠后附脊，左环回周叶一作叠，下同积[7]，其注于回肠者，外附于脐上，回运环反[8]十六曲，大二寸半，径八分分之少半，长三丈二尺一作三尺。回肠当脐左环回周叶积而下，回运环反十六曲，大四寸，径一寸寸之少半，长二丈一尺。广肠附[9]脊以受回肠，左环叶积一作脊上下，辟大八寸，径二寸寸之大半，长二尺八寸。肠胃所入至所出，长六丈四寸四分，回曲环反三十二曲。

【注释】

［1］口：原无，据《灵枢·肠胃》《太素·肠胃》补。

［2］会厌：《类经·肠胃大小之数》注："会厌在咽喉之上，乃所以分水谷司呼吸而不容其相混者也。"

［3］咽门：即食管的上口。

［4］胃纡曲屈：形容胃的形状弯曲不直。纡曲，曲折的意思。

［5］大：此处指其周长而言。下同。

［6］径：此处指直径而言。下同。

［7］叶积：《类经·肠胃小大之数》注曰："叶积，如叶之积。亦叠积之义。"

［8］反：原作"及"，据正统本、《灵枢·肠胃》《太素·肠胃》改。

［9］附：原作"胻"，原校"一作傅"，正统本及《太素·肠度》均与原校同。傅、附音义同。以上文"小肠附脊"例之，当作"附"，据改，并删原校。

【原文】

曰：人不食七日而死者，何也？曰：胃大一尺五寸，径五寸，长二尺六寸，横屈受水谷三斗五升，其中之谷常留者二斗，水一斗五升而满。上焦泄气，出其精微，慓悍滑疾，下焦下溉，泄诸小肠。小肠大二寸半，径八分分之少半，长三丈二尺，受谷二斗四升，水六升三合合之大半。回肠大四寸，径一寸寸之少半，长二丈一尺，受谷一斗，水七升半。广肠大八寸，径二寸寸之大半，长二尺八寸，受谷九升三合八分合之一。肠胃之长凡六丈四寸四分，受水谷九斗二升一合合之大半，此肠胃所受水谷之数也。

平人则不然，胃满则肠虚，肠满则胃虚，更满更虚，故气得上下，五脏安定，血脉和利，精神乃居。故神者，水谷之精气也。故肠胃之中，常留谷二斗四升，水一斗五升。故人一日再至后[1]，后二升半，一日中五升，五七三斗五升而留水谷尽矣。故平人不饮不食，七日而死者，水谷精气津液皆尽，故七日死矣。

【注释】

[1] 再至后：两次大便。

卷之三

头直鼻中发际旁行至头维凡七穴第一

【原文】

黄帝问曰：气穴[1]三百六十五以应一岁，愿闻孙络[2]溪谷[3]，亦各有应乎？岐伯对曰：孙络溪谷，三百六十五穴会[4]，以应一岁，以溢奇邪[5]，以通荣卫。肉之大会为谷，肉之小会为溪，肉分之间，溪谷之会，以行荣卫，以舍《素问》作会大气[6]也。

【注释】

[1] 气穴:《太素·气穴》注:“三百六十五穴，十二经脉之气发会之处，故曰气穴也。”《灵枢集注》王芳候:“按《素问》有气府论、气穴论，总属手足三阴三阳之经脉，而分府与穴者，谓府者藏也，压遏血气之藏于内也，穴者窟也，气从此而出入者也。”

[2] 孙络:《素问·气穴论》王注:“孙络，小络也，谓络之支别者。”

[3] 溪谷:“谷”和“溪”均指肢体肌肉之间相互接触的缝隙或凹陷部位。其中大的缝隙处，叫作“谷”或“大谷”，相当于十二经络循行的部位；小的凹陷处，叫作“溪”或“小溪”，相当于全身三百六十五个经穴的部位。如《素问·气穴论》曰:“肉之大会为谷，肉之小会为溪。”

［4］穴会:《类经・孙络溪谷之应》注:“孙络之云穴会，以络与穴为会也，穴深在内，络浅在外，内外为会，故曰穴会。”

［5］以溢奇邪:《类经・孙络溪谷之应》注:“溢，注也，满也。奇，异也。邪自皮毛而溢于络者，以左注右，以右注左，其气无常处而不入于经，是为奇邪。”“溢”原作“洒”。原校“《素问》作溢”。《素问・气穴论》与原校同，据改，并删原校。

［6］大气：此处指经气。

【原文】

神庭，在发际直鼻[1]，督脉、足太阳、阳明之会。禁不可刺，令人癫疾，目失精；灸三壮[2]。

曲差，一名鼻冲，侠神庭两旁各一寸五分[3]，在发际，足太阳脉气所发，正头取之。刺入三分，灸五壮。

本神，在曲差两旁各一寸五分，在发际一曰直耳上入发际四分，足少阳、阳维之会。刺入三分，灸五壮。

头维，在额角发际，侠本神两旁各一寸五分，足少阳、阳明[4]之会。刺入五分，禁不可灸。

【注释】

［1］发际直鼻：直，当，对着。即前发际正中，与鼻尖直对。

［2］灸三壮：灸时用一个艾炷，叫一壮。《埤雅》曰:“医用艾一灼谓之一壮者，以壮人为法，其言若干壮，谓壮人当依此法，老幼羸弱，量力减之。”

［3］一寸五分：此处以两完骨之间作九寸之数折量为准。

［4］明：原作“维”，据《素问・气府论》王注、《铜人腧穴针灸图经・卷三》改。

头直鼻中入发际一寸
循督脉却行至风府凡八穴第二

【原文】

上星一穴，在颅[1]上，直鼻中央，入发际一寸陷者中，可容豆[2]，督脉气所发。刺入三分，留六呼，灸三壮。

囟会，在上星后一寸，骨间[3]陷者中，督脉气所发。刺入四分，灸五壮。

前顶，在囟会后一寸五分，骨间[4]陷者中，督脉气所发。刺入四分，灸五壮。

百会，一名三阳五会，在前顶后一寸五分，顶中央[5]旋毛中[6]，陷可容指[7]，督脉、足太阳之会。刺入三分，灸五壮。

后顶，一名交冲，在百会后一寸五分，枕骨上，督脉气所发。刺入四分，灸五壮。

强间，一名大羽，在后顶后一寸五分，督脉气所发。刺入三分，灸五壮。

脑户，一名匝风，一名会额，在枕[8]骨上，强间后一寸五分，督脉、足太阳之会。此别脑之会，刺入四分[9]。不可灸，令人喑。《素问》禁刺论云：刺头中脑户，入脑立死。王冰注云：灸五壮。又《骨空论》云：不可妄灸。《铜人经》云：禁不可针，针之令人哑。

风府，一名舌本，在项上入发际一寸大筋内宛宛[10]中，疾言其肉立起，言休其肉立下，督脉、阳维之会。禁不可灸，灸之令人喑；刺入四分，留三呼。

【注释】

［1］颅：头盖骨。《说文解字》："颅，首骨也。"

［2］可容豆：指孔穴处稍凹陷，可容纳豆大之物。

［3］骨间：此处指额骨与顶骨接合处。

［4］骨间：此处指左右顶骨接合部。

［5］顶中央：颠顶中央。

［6］旋毛中：旋毛生正中者，正当其处是穴；若旋毛不正或双旋毛者，当凭两耳尖直上，再由前发际向上量五寸处是穴。

［7］陷可容指：指穴处凹陷可容下手指尖。《铜人腧穴针灸图经·卷三》作"容豆"。

［8］枕：原作"跳"，据《备急千金要方·卷二十九》《外台秘要·卷三十九》《素问·骨空论》王注改。

［9］刺入四分：原脱，据正统本补。

［10］宛宛：凹陷。

头直夹督脉各一寸五分却行至玉枕凡十穴第三

【原文】

五处，在督脉旁，去上星一寸五分，足太阳脉气所发。刺入三分，留七呼[1]不可灸。《素问·水热穴》注云：灸三壮。

承光，在五处后二寸，足太阳脉气所发。刺入三分，禁不可灸。

通天，一名天臼，在承光后一寸五分，足太阳脉气所发。刺入三分，留七呼，灸三壮。

络却，一名强阳，一名脑盖，在通天后一寸五分[2]，足太阳脉气所发。刺入三分，留五呼，灸三壮。

玉枕，在络却后七分，侠脑户旁一寸三分，起肉枕骨，入发际三寸，足太阳脉气所发。刺入三分，留三呼，灸三壮。

【注释】

[1] 留七呼：原无，据《素问·刺热》《素问·水热穴论》《铜人腧穴针灸图经·卷三》补。

[2] 一寸五分：原作“一寸三分”，据《素问·水热穴论》王注、《备急千金要方·卷二十九》《外台秘要·卷三十九》改。

头直目上入发际五分却行至脑空凡十穴第四

【原文】

临泣，当目上眦直[1]入发际五分陷者中，足太阳、少阳、阳维之会。刺入三分，留七呼，灸五壮[2]。

目窗，一名至荣，在临泣后一寸，足少阳、阳维之会。刺入三分，灸五壮。

正营，在目窗后一寸，足少阳、阳维之会。刺入三分，灸五壮。

承灵，在正营后一寸五分，足少阳、阳维之会。刺入三分，灸五壮。

脑空，一名颞音热颥音儒，在承灵后一寸五分，侠玉枕骨下陷者中，足少阳、阳维之会。刺入四分，灸五壮《素问·气府论》注云：侠枕骨后，枕骨上。

【注释】

[1] 当目上眦直:《外台秘要·卷三十九》作“当目上眦直上”。

[2] 灸五壮:《外台·卷三十九》作“灸三壮”。

头缘耳上却行至完骨凡十二穴第五

【原文】

天冲，在耳上如前[1]三分。刺入三分，灸三壮。《气府论》注云：足太阳、少阳之会。

率谷，在耳上入发际一寸五分，足太阳、少阳之会，嚼而取之[2]。刺入四分，灸三壮。

曲鬓，在耳上入发际，曲隅[3]陷者中，鼓颔有空[4]，足太阳、少阳之会。刺入三分，灸三壮。

浮白，在耳后入发际一寸，足太阳、少阳之会。刺入三分，灸二壮。《气穴》注云：灸三壮，刺入三分。

窍阴，在完骨[5]上，枕骨下，摇动应手[6]，足太阳、少阳之会。刺入四分，灸五壮。《气穴》注云：灸三壮，刺入三分。

完骨，在耳后入发际四分，足太阳、少阳之会。刺入二分，留七呼，灸七壮。《气穴》注云：刺入三分，灸三壮。

【注释】

[1] 如前：稍向前。

[2] 嚼而取之：《针灸经穴图考》曰："新考正：以齿嚼物，则此处自能鼓动，故嚼牙取之。"

[3] 曲隅（yú）：《脏腑证治图说人镜经》曰："额角两旁耳上发际为曲隅。"即颧骨弓之后上方。

[4] 鼓颔有空：上下牙齿叩紧时，该处凹陷。

［5］完骨：此处指骨名。完骨微屈，完有“屈”的意思，故名之。

［6］摇动应手：即取穴时，使患者摇动头部，以手按之，有活动的感觉。

头自发际中央旁行凡五穴第六

【原文】

喑门[1]，一名舌横，一名舌厌，在项后[2]发际宛宛中，入系舌本[3]，督脉、阳维之会，仰头取之[4]。刺入四分，不可灸，灸之令人喑。《气府论》注云：去风府一寸。

天柱，在侠项后发际，大筋外廉陷者中，足太阳脉气所发。刺入二分，留六呼，灸三壮。

风池，在颞颥[5]后发际陷者中，足少阳、阳维之会。刺入三分，留三呼，灸三壮。《气府论》注云：在耳后陷者中，按之引耳，手足少阳脉之会，刺入四分。

【注释】

[1] 喑（yīn）门：即哑门。

[2] 在项后：原作"在后"，据《素问·气府论》《素问·气穴论》王注、《外台秘要·卷三十九》《备急千金要方·卷二十九》补。

[3] 入系舌本：言督脉自哑门内系于舌根。

[4] 仰头取之：低头时则穴处项部肌肉隆起，仰头时则穴处项部肌肉凹陷，故当仰头取之。

[5] 颞颥（rú）:《类经图翼》曰："耳前动处，盖即俗所云两太阳也，一曰鬓角。"此处为"脑空"穴之别名。

背自第一椎循督脉下行至脊骶凡十一穴第七

《气府论》注云：第六椎下有灵台；十椎下有中枢；十六椎下有阳关。

【原文】

大椎，在第一椎陷上者中[1]，三阳、督脉之会。刺入五分，灸九壮。

陶道，在大椎节下间[2]，督脉、足太阳之会，俯而取之[3]。刺入五分，留五呼，灸五壮。

身柱，在第三椎节下间，督脉气所发，俯而取之。刺入五分，留五呼，灸三壮。《气府论》注云：灸五壮。

神道，在第五椎节下间，督脉气所发，俯而取之。刺入五分，留五呼，灸三壮。《气府论》注云：灸五壮。

至阳，在第七椎节下间，督脉气所发，俯而取之。刺入五分，灸三壮。

【注释】

[1] 第一椎陷上者中：原作“第一椎陷者中”，据《备急千金要方·卷二十九》《外台秘要·卷三十九》《铜人腧穴针灸图经·卷四》《素问·气府论》王注补。

[2] 大椎节下间：即第一胸椎棘突下。

[3] 俯而取之：即低头取之，因端坐低头时椎节明显。

【原文】

筋缩，在第九椎节下间，督脉气所发，俯而取之。刺入五分，灸三壮。《气府论》注云：灸五壮。

脊中，在第十一椎节下间，督脉气所发，俯而取之。刺入五分，禁不可灸[1]，灸则令人瘘[2]。

悬枢，在第十三椎节下间，督脉气所发，伏而取之[3]。刺入三分，灸三壮。

命门，一名属累，在第十四椎节下间，督脉气所发，伏而取之。刺入五分，灸三壮。

腰俞，一名背解，一名髓空[4]，一名腰户。在第二十一椎节下间，督脉气所发。刺入三分，留七呼，灸五壮。《气府论》注云：刺入三分，《热》注、《水穴》注同。《热穴》注作二寸，《缪刺论》同。

长强，一名气之阴郄[5]，督脉别络[6]，在脊骶端[7]，少阴所结。刺入三分，留七呼，灸三壮。《气府论》注及《水穴》注云：刺入二分。

【注释】

[1] 禁不可灸：原作“不可灸”，据正统本、《素问·气府论》王注、《铜人腧穴针灸图经·卷四》《圣济总录》补。

[2] 瘘：《素问·气府论》《素问·水热穴论》王注均作“偻”。

[3] 伏而取之：即采取俯卧的姿势取穴。

[4] 髓空：此下宋本《外台秘要·卷三十九》有“一名腰注”四字。

[5] 郄：孔隙。

［6］督脉别络:《奇经八脉考》曰:“督脉别络，自长强走任脉者，由少腹直上。”《针灸甲乙经·卷二》曰:“督脉之别名曰长强，侠脊上项，散头上，下当肩胛左右，别走太阳，入贯膂。”

［7］脊骶端：即脊椎骶骨端。

背自第一椎两旁夹脊各一寸五分下至节凡四十二穴第八

【原文】

凡五脏之腧，出于背者，按其处，应在中而痛解，乃其腧也。灸之则可，刺之则可[1]，气盛则泻之[2]，虚则补之。以火补之者，无吹其火，须自灭也；以火泻之者，疾吹其火，拊[3]其艾，须其火灭也。

【注释】

[1] 则可：原作"则不可"，据《太素·气穴》及上下文删。

[2] 气盛则泻之：原作"盛则泻之"，据正统本、《灵枢·背腧》《太素·气穴》补。

[3] 拊（fǔ）：以手着物之意。此处指以手着艾。

【原文】

大杼，在项第一椎下，两旁各一寸五分陷者中，足太阳、手太阳[1]之会。刺入三分，留七呼，灸七壮。《气穴论》注云：督脉别络、手足太阳三脉之会。

风门，一名热府[2]，在第二椎下，两旁各一寸五分，督脉、足太阳之会。刺入五分，留五呼，灸三壮。

肺俞，在第三椎下，两旁各一寸五分。刺入三分，留七呼，灸三壮。《气府论》注云：五脏腧并足太阳脉之会。

心俞，在第五椎下，两旁各一寸五分。针[3]入三分，留七呼，禁灸。

膈俞，在第七椎下，两旁各一寸五分。针入三分，留七呼，灸三壮。

肝俞，在第九椎下，两旁各一寸五分。针入三分，留六吸[4]，灸三壮。

胆俞，在第十椎下，两旁各一寸五分，足太阳脉气所发[5]，正坐取之[6]。刺入五分，灸三壮。《气府论》注云：留七呼。《痹论》注云：胆、胃、三焦、大小肠、膀胱俞，并足太阳脉气所发。

脾俞，在第十一椎下，两旁各一寸五分。刺入三分，留七呼，灸三壮。

胃俞，在第十二椎下，两旁各一寸五分。刺入三分，留七呼，灸三壮。

三焦俞，在第十三椎下，两旁各一寸五分，足太阳脉气所发。刺入五分，灸三壮。

【注释】

［1］手太阳:《外台秘要·卷三十九》作“手少阳”。

［2］一名热府：原作“热府”，据《备急千金要方·卷二十九》《外台秘要·卷三十九》补。

［3］针：正统本作“刺”。

［4］吸：据上下文，疑误，应为“呼”。

［5］足太阳脉气所发：原作“足太阳脉所发”，据正统本补。

［6］正坐取之：取正身端坐的姿势取穴。

【原文】

肾俞，在第十四椎下，两旁各一寸五分。刺入三分，留七呼，灸三壮。

大肠俞，在第十六椎下，两旁各一寸五分。刺入三分，留六呼，灸三壮。

小肠俞，在第十八椎下，两旁各一寸五分。刺入三分，留六呼，灸三壮。

膀胱俞，在第十九椎下，两旁各一寸五分。刺入三分，留六呼，灸三壮。

中膂俞，在第二十椎下，两旁各一寸五分，侠脊胂而起[1]。刺入三分，留六呼，灸三壮。

【注释】

[1] 侠脊胂而起:《外台秘要·卷三十九》《铜人腧穴针灸图经·卷四》《圣济总录》《针灸资生经》均作"侠脊起肉"。胂，即夹脊肉。

【原文】

白环俞，在第二十一椎下，两旁各一寸五分，足太阳脉气所发，伏而取之。刺入八分，得气则泻，泻讫多补之，不宜灸。《水穴》注云：刺入五分，灸三壮。自大肠俞至此五穴并足太阳脉气所发。

上髎，在第一空[1]腰髁[2]下一寸，侠脊陷者中，足太阳、少阳之络。刺入三分[3]，留七呼，灸三壮。

次髎，在第二空侠脊陷者中。刺入三分[4]，留七呼。灸三壮。《铜人经》云：刺入三分，灸七壮。

中髎，在第三空侠脊陷者中。刺入二寸，留十呼，灸三壮。《铜人经》云：针入二分。

下髎，在第四空侠脊陷者中。刺入二寸，留十呼，灸三壮。《铜人经》云：针入三分。《素问·缪刺论》云：足太阳、厥阴、少阳所结。

会阳，一名利机，在阴毛骨两旁，督脉气所发。刺入八分，灸五壮。《气府论》注云：灸三壮。

【注释】

［1］第一空：骶骨两旁，各有四个骨孔，称为骶骨孔。"第一空"，即最上面的骶骨孔。

［2］腰髁（kē）：即髂后上棘。《素问·刺腰痛》王注曰："即腰两旁起骨也。"

［3］刺入三分：《素问·刺腰痛》王注作"可刺二寸"。

［4］三分：《素问·刺腰痛》王注作"二寸"。《备急千金要方·妇人病》作"三寸"。

背自第二椎两旁夹脊各三寸行至二十一椎下两旁夹脊凡二十六穴第九

【原文】

附分，在第二椎下，附项内廉，两旁各三寸，手足太阳[1]之会。刺入八分，灸五壮。

魄户，在第三椎下两旁，各三寸，足太阳脉气所发。刺入三分，灸五壮。

神堂，在第五椎下，两旁各三寸陷者中，足太阳脉气所发。刺入三分，灸五壮。

譩譆[2]，在肩髆内廉，侠第六椎下，两旁各三寸，以手痛按之[3]，病者言譩譆，是穴，足太阳脉气所发。刺入六分，灸五壮。《骨空》注云：令病人呼譩譆之言，则指下动矣。灸三壮。

【注释】

[1] 手足太阳：原作“足太阳”，据《外台秘要·卷三十九》《铜人腧穴针灸图经·卷四》《圣济总录》补。

[2] 譩（yī）譆（xī）：因痛而呼叫之声。

[3] 痛按之：《外台秘要·卷三十九》作“按之痛”。

【原文】

膈关，在第七椎下，两旁各三寸陷者中，足太阳脉气所发，正坐开肩取之[1]。刺入五分，灸三壮。《气府论》注云：灸五壮。

魂门，在第九椎下，两旁各三寸陷者中，足太阳脉气所发。正坐取之。刺入五分，灸五壮。

阳纲，在第十椎下，两旁各三寸陷者中，足太阳脉气所发，正坐取之。刺入五分，灸三壮。

意舍，在第十一椎下，两旁各三寸陷者中，足太阳脉气所发。刺入五分，灸三壮。

胃仓，在第十二椎下，两旁各三寸陷者中，足太阳脉气所发。刺入五分，灸三壮。

肓门，在第十三椎下，两旁各三寸，入肘间[2]，足太阳脉气所发。刺入五分，灸三壮[3]。《经》云：与鸠尾相值。

志室，在第十四椎下，两旁各三寸陷者中，足太阳脉气所发，正坐取之。刺入五分，灸三壮。《气府》注云：灸五壮。

胞肓，在第十九椎下，两旁各三寸陷者中，足太阳脉气所发，伏而取之。刺入五分，灸三壮。《气府》注云：灸五壮。

秩边，在第二十一椎下，两旁各三寸陷者中，足太阳脉气所发，伏而取之。刺入五分，灸三壮。

【注释】

［1］开肩取之：即将肩胛骨外展则便于取穴。

［2］入肘间：正统本、《外台秘要・卷三十九》《铜人腧穴针灸图经・卷四》《针灸资生经》均作“叉肋间”。“入肘间”“叉肋间”意皆不明，据前后文例证之，当作“陷者中”为是，疑有错简。

［3］三壮：《素问・气府论》王注及新校正引本经、《铜人腧穴针灸图经》《圣济总录》《针灸资生经》均作“三十壮”。

面凡三十九穴第十

【原文】

悬颅，在曲周[1]颞颥中，足少阳脉气所发。刺入三分，留七呼，灸三壮。《气府》注云：曲周上颞颥中。

颔厌，在曲周颞颥上廉，手少阳、足阳明之会。刺入七分，留七呼，灸三壮。《气府》注云：在曲周颞颥之上，刺深令人耳无闻。

悬厘，在曲周颞颥下廉，手足少阳、阳明之会。刺入三分，留七呼，灸三壮。《气府》注云：在曲周颞颥之上，刺深令人耳无闻。

阳白，在眉上一寸直瞳子[2]，足少阳、阳维之会。刺入三分，灸三壮。《气府》注云：足阳明、阴维二脉之会。今详阳明之经不到于此，又阴维不与阳明会，疑《素问》注非是。

攒竹，一名员柱[3]，一名始光，一名夜光，又名明光。在眉头陷者中，足太阳脉气所发。刺入三分，留六呼，灸三壮。

【注释】

[1] 曲周:《外台秘要·卷三十九》《素问·气府论》王注均作“曲角”。“曲周”即“曲角”“曲隅”，指额旁发际弯曲处。

[2] 直瞳子：穴在眉毛上，目正视时，正与瞳子相直。

[3] 员柱：原作“员在”，据《外台秘要·卷三十九》《铜人腧穴针灸图经·卷三》改。

【原文】

丝竹空[1]，一名目[2]髎，在眉后陷者中，足少阳脉气所发。刺入三分，留三呼，不宜灸，灸之不幸，令人目小及盲。《气府论》注云：手少阳。又云：留六呼。

睛明，一名泪[3]孔，在目内眦外，手足太阳、足阳明之会。刺入六分，留六呼，灸三壮。《气府论》注云：手足太阳、足阳明、阴阳跷五脉之会。

瞳子髎，在目外去眦五分，手太阳、手足少阳之会。刺入三分，灸三壮。

承泣，一名鼷[4]穴，一名面髎。在目下七分，直目瞳子，阳跷、任脉、足阳明之会。刺入三分，不可灸。

四白，在目下一寸，面[5]頄骨即颧骨颧空。足阳明脉气所发。刺入三分，灸七壮。《气府论》注云：刺入四分，不可灸。

颧髎，一名兑骨，在面頄骨下廉陷者中，手少阳、太阳之会。刺入三分。

【注释】

[1] 丝竹空：手少阳经腧穴。

[2] 目：原作“巨”，据《外台秘要·卷三十九》《铜人腧穴针灸图经·卷三》改。

[3] 泪：原作“汩”，据明抄本改。

[4] 鼷（xī）：《说文解字》：“小鼠也。从鼠奚声。胡鸡切。”

[5] 面：原作“向”，据正统本改。

【原文】

素髎，一名面王，在鼻柱上[1]端，督脉气所发。刺入三分，禁灸。

迎香，一名冲阳，在禾髎[2]上，鼻下孔旁，手足阳明之会。刺入三分。

巨髎，在侠鼻孔旁八分，直瞳子，跷脉、足阳明之会。刺入三分。

禾髎，在直鼻孔下，侠[3]水沟[4]旁五分，手阳明脉气所发。刺入三分。

水沟，在鼻柱下人中，督脉、手足[5]阳明之会，直唇取之。刺入三分，留七呼，灸三壮。

兑端[6]，在唇上端，手阳明脉气所发。刺入三分，留六呼，灸三壮。

【注释】

［1］上:《备急千金要方·卷二十九》《外台秘要·卷三十九》均无。《铜人腧穴针灸图经·卷三》《圣济总录》《针灸资生经》均作“之”。

［2］禾髎：此下《外台秘要·卷三十九》有“一名顺”三字。

［3］侠：此下原有“溪”字，据《备急千金要方·卷二十九》《外台秘要·卷三十九》删。

［4］水沟：原作“溪水沟”，据《备急千金要方·卷二十九》《外台秘要·卷三十九》删。

［5］足:《素问·气府论》王注、《外台秘要·卷三十九》

《铜人腧穴针灸图经·卷三》均无。

［6］兑端：原作“兑骨”，据《备急千金要方·卷二十九》《外台秘要·卷三十九》改。

【原文】

龈交，在唇内齿上龈缝中。刺入三分，灸三壮。《气府论》注云：任督脉，二经之会。

地仓，一名会维[1]，侠口旁四分，如近下是，跷脉、手足阳明之会。刺入三分。

承浆，一名天池，在颐前唇之下，足阳明、任脉之会，开口取之。刺入三分，留六呼，灸三壮。《气府论》注云：作五呼。

颊车，在耳下曲颊端[2]陷者中，开口有孔[3]，足阳明脉气所发。刺入三分，灸三壮。

大迎，一名髓孔，在曲颔前[4]一寸三分骨陷者中，动脉[5]，足阳明[6]脉气所发。刺入三分，留七呼，灸三壮。

【注释】

［1］会维：《外台秘要·卷三十九》《医心方·卷二》作“胃维”。

［2］曲颊端：即下颌曲角之端。

［3］开口有孔：指穴位处开口时即稍有凹陷。

［4］曲颔前：即下颌角前方。

［5］动脉：指此穴处的面动脉。

［6］足阳明：原作“足太阳”，据《素问·气穴论》《素问·气府论》王注、《外台秘要·卷三十九》改。

耳前后凡二十穴第十一

【原文】

上关，一名客主人，在耳前上廉起骨[1]端[2]，开口有孔，手少阳、足阳明之会[3]。刺入三分，留七呼，灸三壮。刺太深令人耳无闻。

下关，在客主人下，耳前动脉下空下廉，合口有孔，张口即闭[4]，足阳明、少阳之会。刺入三分，留七呼，灸三壮。耳中有干擿音适抵，不可灸。适抵，一作适之；不可灸，一作针，久留针。

耳门，在耳前起肉[5]当耳缺[6]者。刺入三分，留三呼，灸三壮。

和[7]髎，在耳前兑发下横动脉[8]，手足少阳、手太阳之会。刺入三分，灸三壮。《气府论》注云：手足少阳二脉之会。

听会，在耳前陷者中，张口得之，动脉[9]应手，少阳[10]脉气所发。刺入四分，灸三壮。《缪刺》注云：正当手阳明脉之分。

【注释】

［1］上廉起骨：指颧骨弓上缘。

［2］端：《素问·气府论》王注、《外台秘要·卷三十九》《铜人腧穴针灸图经·卷三》等均无。

［3］手少阳、足阳明之会：《素问·气府论》新校正云："按《甲乙经》及气穴注、刺禁注，并云手少阳、足阳明之会，与此异。"而《素问·刺禁论》新校正云："按《甲乙经》及气府论注

云手足少阳、足阳明三脉之会。”据《素问·气府论》原文，当以后说为是。据此，应补为“手足少阳、足阳明三脉之会”。

［4］张口即闭：张口时则下颌骨髁状突移向前方，穴即被闭。

［5］耳前起肉：即耳珠，亦即今之耳屏。

［6］耳缺：即耳珠上之缺口，亦即今之屏上切迹。

［7］和：原作“禾”据正统本、《针灸甲乙经·卷十二》《外台秘要·卷三十九》改。

［8］横动脉：即鬓发后下缘颞浅动脉横过处。

［9］动脉：此处指颞浅动脉。

［10］少阳:《外台秘要·卷三十九》作“手少阳”;《铜人腧穴针灸图经·卷三》作“足少阳”。

【原文】

听宫，在耳中珠子[1]，大明[2]如赤小豆，手足少阳、手太阳之会。刺入三分，灸三壮。《气穴》注云：刺入一分。

角孙，在耳郭中间[3]，开口有孔，手足少阳、手阳明之会。刺入三分，灸三壮。《气府论》注云：在耳上郭表之间，发际之下，手太阳、手足少阳三脉之会。

瘈脉，一名资脉，在耳本[4]后鸡足青络脉。刺出血如豆[5]，刺入一分，灸三壮。

颅息，在耳后间青络脉，足少阳[6]脉气所发。刺入一分，出血多则杀人，灸三壮。

翳风，在耳后陷者中，按之引耳中，手足少阳之会。刺入四分，灸三壮。

【注释】

［1］耳中珠子：现指耳珠，即耳屏。《循经考穴编》曰："穴在耳中珠子大如赤豆……谓之宫者，盖言此穴深居于耳轮之内也，珠子如赤豆者，耳郭之内，又有一郭若碗，沿其正中，上有小核，如赤豆子大，得此核者是。"

［2］明：正统本、《素问·气血论》王注、《外台秘要·卷二十九》等均无，疑衍。

［3］耳郭中间：平耳尖处。

［4］耳本：即耳根。

［5］刺出血如豆："豆"后原有"汁"字，当系衍文。

［6］足少阳：本穴自《圣济总录》后多列入"手少阳"。

颈凡十七穴第十二

【原文】

廉泉，一名本池，在颔下，结喉上，舌本下，阴维、任脉之会。刺入二分，留三呼，灸三壮。《气府论》注云：刺入三分。

人迎，一名天五会，在颈大脉动应手，侠结喉，以候五脏气[1]，足阳明脉气所发。禁不可灸，刺入四分，过深不幸杀人[2]。《素问·阴阳类论》注云：人迎在结喉旁一寸五分，动脉应手。

天窗，一名窗笼，在曲颊下，扶突后，动脉应手陷者中，手太阳脉气所发。刺入六分，灸三壮。

天牖，在颈筋间，缺盆上，天容后，天柱前，完骨下[3]，发际上，手少阳脉气所发。刺入一分[4]，灸三壮。

【注释】

［1］候五脏气：《针灸经穴图考》曰：“滑氏：古以挟喉两旁为气口人迎，以候五脏气。”

［2］不幸杀人：刺之不当而造成死亡。

［3］下：原作“后”，据《素问·气府论》王注、《外台秘要·卷三十九》《铜人腧穴针灸图经·卷四》改。

［4］刺入一分：《素问·气穴论》王注、《铜人腧穴针灸图经·卷四》《圣济总录》均作“刺入一寸”。

【原文】

天容，在耳曲颊后，手少阳脉气所发。刺入一寸，灸三壮。

水突，一名水门，在颈大筋前[1]，直人迎下，气舍上，足阳明脉气所发。刺入一寸，灸三壮。

气舍，在颈直人迎下，侠天突陷者中，足阳明脉气所发。刺入三分，灸五壮。

扶突，在人迎后一寸五分，手阳明脉气所发。刺入三分，灸三壮。《针经》云：在气舍后一寸五分。

天鼎，在颈[2]缺盆上，直扶突，气舍后一寸五分，手阳明脉气所发。刺入四分，灸三壮。《气府论》注云：在气舍后半寸。

【注释】

[1] 颈大筋前：即胸锁乳突肌前缘。

[2] 颈：原脱，据《外台秘要·卷三十九》《素问·气府论》王注补。

肩凡二十八穴第十三

【原文】

肩井，在肩上陷者中[1]，缺盆上，大骨[2]前，手少阳、阳维之会。刺入五分，灸五壮[3]。《气府论》注云：灸三壮。

肩贞，在肩曲胛下[4]两骨解[5]间，肩髃[6]后陷者中，手太阳脉气所发。刺入八分，灸三壮。

巨骨，在肩端上行两义骨[7]间陷者中，手阳明、跷脉之会。刺入一寸五分，灸五壮。《气府论》注云：灸三壮。

天髎，在肩缺盆中，毖骨[8]之际[9]陷者中，手少阳[10]、阳维之会。刺入八分，灸三壮。

【注释】

[1] 陷者中：《素问·气穴论》《素问·气府论》王注、《备急千金要方·卷二十九》《外台秘要·卷三十九》均作“陷解中”。

[2] 大骨：此处指肩胛冈。

[3] 五壮：原作“三壮”，据《素问·气穴论》新校正及《针灸聚英》引本经改。

[4] 肩曲胛下：指肩胛骨外缘弯曲处下方。

[5] 两骨解：指肩关节，当肩胛骨与肱骨分解之间隙。

[6] 肩髃：此处指肩髃骨。

[7] 义骨：疑误，应为“叉骨”。据《针灸经穴概要》引《和汉三才图会》：“盖肩前骨与背大骨会入于肩端处，名叉骨。”

[8] 毖（bì）骨:《经穴纂要》曰:“即肩井后突骨是也。”

[9] 际：原作“间”，据《备急千金要方·卷二十九》《外台秘要·卷三十九》改。

[10] 手少阳:《外台秘要·卷三十九》作“足少阳”。《素问·气府论》王注作“手足少阳”。

【原文】

肩髃，在肩端两骨间[1]，手阳明、跷脉之会。刺入六分，留六呼，灸三壮。

肩髎，在肩端臑上，斜举臂取之。刺入七分，灸三壮。《气府论》注云：手少阳脉气所发。

臑腧，在肩臑[2]后大骨下，胛上廉陷者中，手足太阳[3]、阳维、跷脉之会，举臂取之。刺入八分，灸三壮。

秉风，侠天髎[4]在外，肩上小髃[5]骨后，举臂有空，手阳明、太阳、手足少阳之会，举臂取之。刺入五分，灸五壮。《气府论》注云：灸三壮。

天宗，在秉风后大骨下陷者中，手太阳脉气所发。刺入五分，留六呼，灸三壮。

【注释】

[1] 肩端两骨间：指肩峰处肩胛骨与肱骨大结节之间。

[2] 肩臑:《外台秘要·卷三十九》《铜人腧穴针灸图经·卷四》均作“肩髎”。

[3] 手足太阳：原作“手太阳”，据《素问·气府论》新校正引本经补。

[4] 天髎：原作“人髎”，据正统本、《备急千金要方·卷

二十九》《外台秘要·卷三十九》改。

［5］小髃：《释骨》曰："小髃，肩前微起者。"

【原文】

肩外俞，在肩甲上廉，去脊三寸陷者中。刺入六分，灸三壮。

肩中俞，在肩甲内廉，去脊二寸陷者中。刺入三分，留七呼，灸三壮。

曲垣，在肩中央曲甲陷者中，按之动脉应手[1]。刺入[2]九分，灸十壮。

缺盆，一名天盖，在肩上横骨[3]陷者中。刺入三分，留七呼，灸三壮。刺太深，令人逆息。《骨空论》注云：手阳明脉气所发；《气府论》注云：足阳明脉气所发。

臑会，一名臑髎，在臂前廉，去肩头三寸，手阳明之络。刺入五分，灸五壮。《气府论》注云：手阳明、手少阳结脉之会。

【注释】

［1］按之动脉应手：《备急千金要方·卷二十九》《铜人腧穴针灸图经·卷四》《圣济总录》《针灸资生经》均作"按之应手痛"。《外台秘要·卷三十九》作"按之痛应手"。

［2］入：原文中"入"后有"八"字，据正统本删。

［3］横骨：此处指锁骨。

胸自天突循任脉下行至中庭凡七穴第十四

【原文】

天突，一名玉户，在颈结喉下二寸《气府论》注云：五寸，中央宛宛中，阴维、任脉之会。低头取之。刺入一寸，留七呼，灸三壮。《气府论》注云：灸五壮。

璇玑，在天突下一寸中央陷者中，任脉气所发，仰头取之。刺入三分，灸五壮。

华盖，在璇玑下一寸陷者中，任脉气所发，仰头取之。刺入三分，灸五壮。

紫宫，在华盖下一寸六分陷者中，任脉气所发，仰头取之。刺入三分，灸五壮。

玉堂，一名玉英，在紫宫下一寸六分陷者中，任脉气所发，仰头取之。刺入三分，灸五壮。

膻中，一名元儿，在玉堂下一寸六分陷者中，任脉气所发，仰而取之。刺入三分，灸五壮。

中庭，在膻中下一寸六分陷者中，任脉气所发，仰而取之。刺入三分，灸五壮。

胸自输府夹任脉两旁各二寸下行至步廊凡十二穴第十五

【原文】

输府，在巨骨[1]下，去璇玑旁各二寸陷者中，足少阴脉气所发，仰而取之。刺入四分，灸五壮。

彧中，在输府下一寸六分陷者中，足少阴脉气所发，仰而取之。刺入四分，灸五壮。

神藏，在彧中下一寸六分陷者中，足少阴脉气所发，仰而取之。刺入四分，灸五壮。

灵墟，在神藏下一寸六分陷者中，足少阴脉气所发，仰而取之。刺入四分，灸五壮。

神封，在灵墟下一寸六分陷者中，足少阴脉气所发，仰而取之。刺入四分，灸五壮。

步廊，在神封下一寸六分陷者中，足少阴脉气所发，仰而取之。刺入四分，灸五壮。

【注释】

［1］巨骨：此处指锁骨。

胸自气户夹输府两旁各二寸下行至乳根凡十二穴第十六

【原文】

气户，在巨骨下，输府两旁各二寸陷者中，足阳明脉气所发，仰而取之。刺入四分，灸五壮。《气府论》注云：去膺窗上四寸八分，灸三壮。

库房，在气户下一寸六分陷者中，足阳明脉气所发，仰而取之。刺入四分，灸五壮。《气府论》注云：灸三壮。

屋翳，在库房下一寸六分。刺入四分，灸五壮。《气府论》注云：在气户下三寸二分，灸三壮。

膺窗，在屋翳下一寸六分。刺入四分，灸五壮。《气府论》注云：在胸两旁侠中行各四寸，巨骨下四寸八分陷者中，足阳明脉气所发，仰而取之。

乳中，禁不可刺灸，灸刺之不幸生蚀疮[1]，疮中有脓血清汁者可治，疮中有息肉若蚀疮者死。

乳根，在乳下一寸六分陷者中，足阳明脉气所发，仰而取之。刺入四分，灸五壮。《气府论》注云：灸一壮。

【注释】

[1] 蚀疮：病名。因其由虫蚀所致，故名。

胸自云门夹气户两旁各二寸下行至食窦凡十二穴第十七

【原文】

云门，在巨骨下，气户两旁各二寸陷者中，动脉[1]应手，太阴脉气所发，举臂取之。刺入七分，灸五壮，刺太深令人逆息。《气府论》注云：在巨骨下，任脉两旁各六寸。《刺热穴论》注云：手太阴脉气所发。

中府，肺之募[2]也，一名膺中俞。在云门下一寸，乳上三肋间陷者中，动脉[3]应手，仰而取之，手足太阴[4]之会。刺入三分，留五呼，灸五壮。

周荣，在中府下一寸六分陷者中，足太阴脉气所发，仰而取之。刺入四分，灸五壮。

胸乡，在周荣下一寸六分陷者中，足太阴脉气所发，仰而取之。刺入四分，灸五壮。

天溪，在胸乡下一寸六分陷者中，足太阴脉气所发，仰而取之。刺入四分，灸五壮。

食窦，在天溪下一寸六分陷者中，足太阴脉气所发，仰而取之[5]。刺入四分，灸五壮。《气穴论》注云：手太阴脉气所发。

【注释】

[1] 动脉：此穴深部分布有胸肩峰动脉分支。

[2] 募:《针灸大成》曰:“募犹结募也，言经气聚此。”《类经图翼》曰:“募音暮，举痛论作膜，盖以肉间膜系，为脏气结聚

之所，故曰募。”

［3］动脉：此处指胸肩峰动脉。

［4］手足太阴：原作“手太阴”，据《素问·水热穴论》王注及《素问·气穴论》新校正补。

［5］仰而取之：《备急千金要方·卷二十九》《外台秘要·卷三十九》均作“举臂取之”。

腋胁下凡八穴第十八

【原文】

渊腋，在腋下三寸宛宛中，举臂取之。刺入三分，不可灸，灸之不幸，生肿蚀马刀伤[1]，内溃者死，寒热生马疡可治。《气穴论》注云：足少阳脉气所发。

大包，在渊腋下三寸，脾之大络，布胸胁中，出九肋间，及季胁端，别络诸阴者。刺入三分，灸三壮。

辄筋，在腋下三寸，复前行一寸，著胁[2]，足少阳脉气所发。刺入六分，灸三壮。

天池，一名天会，在乳后一寸《气府论》注云：二寸，腋下三寸，著胁，直掖撅肋间，手厥阴，足少阳脉之会一作手心足少阳脉之会。刺入七分，灸三壮。《气府论》注云：刺入三分。

【注释】

[1] 马刀伤：《外台秘要·卷三十九》《铜人腧穴针灸图经·卷四》《圣济总录》《针灸资生经》均作“马疡”。

[2] 著胁：即附着胁肋。

腹自鸠尾循任脉下行至会阴凡十五穴第十九

【原文】

鸠尾，一名尾翳，一名髑骬。在臆[1]前蔽骨[2]下五分，任脉之别。不可灸刺[3]。鸠尾盖心上，人无蔽骨者，当从上歧骨度下行一寸半。《气府论》注云：一寸为鸠尾处。若不为鸠尾处，则针巨阙者中心。人有鸠尾短者，少饶令强一寸。

巨阙，心募也，在鸠尾下一寸，任脉气所发。刺入六分，留七呼，灸五壮。《气府论》注云：刺入一寸六分。

上脘，在巨阙下一寸五分[4]，去蔽骨三寸，任脉、足阳明、手太阳之会。刺入八分，灸五壮。

中脘，一名太仓，胃募也。在上脘下一寸，居心蔽骨与脐之中，手太阳、少阳、足阳明所生，任脉之会。刺入一寸二分[5]，灸七壮。《九卷》云：髑骬至脐八寸。太仓居其中，为脐上四寸。吕广撰《募腧经》云太仓在脐上三寸，非也。

建里，在中脘下一寸。刺入五分，留十呼，灸五壮。《气府论》注云：刺入六分，留七呼。

【注释】

［1］臆：即胸。《医宗金鉴》曰：“胸骨，一名臆骨。”

［2］蔽骨：“蔽”通“蔽”。“蔽骨”，《释骨》曰：“蔽心者，曰髑骬，曰鸠尾，曰心蔽骨，曰臆骨。”

［3］不可灸刺：《外台秘要·卷三十九》引甄权曰：“宜针不宜灸。”《铜人腧穴针灸图经·卷四》曰：“不可灸，灸即令人毕世

少心力……针入三分，留三呼，泻五吸，肥人可倍之。”

［4］一寸五分:《备急千金要方·卷二十九》《西方子明堂灸经》均作“一寸”。

［5］一寸二分：原作“二分”，据《素问·气穴论》《素问·气府论》王注改。

【原文】

下脘，在建里下一寸，足太阴、任脉之会。刺入一寸，灸五壮。

脐中，禁不可刺，刺之令人恶疡，遗夭[1]者死不治，灸三壮[2]。

水分，在下脘下一寸，脐上一寸，任脉气所发。刺入一寸，灸五壮。

阴交，一名少关，一名横户。在脐下一寸，任脉、气冲之会[3]。刺入八分，灸五壮。

气海，一名脖胦[4]，一名下肓。在脐下一寸五分，任脉气所发。刺入一寸三分，灸五壮。

【注释】

［1］夭：疑误，应为“矢”。“矢”同“屎”。遗矢，即大便失禁。

［2］灸三壮：原无，据《外台秘要·卷三十九》补。

［3］任脉、气冲之会：正统本、《铜人腧穴针灸图经·卷四》均作“任脉气所发”。《素问·气府论》王注作“任脉阴冲之会”。《外台秘要·卷三十九》作“任脉冲脉少阴之会”。

［4］脖胦（yāng）：指肚脐处。

【原文】

石门，三焦募也，一名利机，一名精露，一名丹田，一名命门。在脐下二寸，任脉气所发。刺入五分，留十呼，灸三壮，女子禁不可刺，灸中央，不幸使人绝子[1]。《气府论》注云：刺入六分，留七呼，灸五壮。

关元，小肠募也，一名次门。在脐下三寸，足三阴、任脉之会。刺入二寸，留七呼，灸七壮。《气府论》注云：刺入一寸二分。

中极，膀胱募也，一名气原，一名玉泉。在脐下四寸，足三阴、任脉之会。刺入二寸，留七呼，灸三壮。《气府论》注云：刺入一寸二分。

曲骨，在横骨上，中极下一寸，毛际陷者中，动脉[2]应手，任脉、足厥阴之会。刺入一寸五分，留七呼，灸三壮。《气府论》注云：自鸠尾至曲骨十四穴，并任脉气所发。

会阴，一名屏翳，在大便前、小便后两阴之间，任脉别络，侠督脉、冲脉之会。刺入二寸，留三呼，灸三壮。《气府论》注云：留七呼。

【注释】

[1] 灸中央，不幸使人绝子：正统本无。

[2] 动脉：此处指腹壁下动脉。

腹自幽门夹巨阙两旁各半寸循冲脉下行至横骨凡二十二穴第二十

【原文】

幽门，一名上门，在巨阙两旁各五分陷者中，冲脉、足少阴之会。刺入五分，灸五壮。《气府论》注云：刺入一寸。

通谷，在幽门下一寸陷者中，冲脉、足少阴之会。刺入五分，灸五壮。《气府论》注云：刺入一寸。

阴都，一名食宫，在通谷下一寸，冲脉、足少阴之会。刺入一寸，灸五壮。

石关，在阴都下一寸，冲脉、足少阴之会。刺入一寸，灸五壮。

商曲，在石关下一寸，冲脉、足少阴之会。刺入一寸，灸五壮。

肓俞，在商曲下一寸，直脐旁五分，冲脉、足少阴之会。刺入一寸，灸五壮。

中注，在肓俞下五分，冲脉、足少阴之会。刺入一寸，灸五壮。《素问·水穴论》注云：在脐下五分，两旁相去任脉各五分。

四满，一名髓府，在中注下一寸，冲脉、足少阴之会。刺入一寸，灸五壮。

气穴，一名胞门，一名子户。在四满下一寸，冲脉、足少阴之会。刺入一寸，灸五壮。

大赫，一名阴维，一名阴关。在气穴下一寸，冲脉、足少阴之会。刺入一寸，灸五壮。

横骨，一名下极，在大赫下一寸，冲脉、足少阴之会。刺入一寸，灸五壮。

腹自不容夹幽门两旁各一寸五分至气冲凡二十四穴第二十一

【原文】

不容，在幽门旁一寸五分，去任脉二寸[1]，直[2]四肋端[3]，相去四寸，足阳明脉气所发。刺入五分，灸五壮。《气府论》注云：刺入八分。又云：下至太乙各上下相去一寸。

承满，在不容下一寸，足阳明脉气所发。刺入八分，灸五壮。

梁门，在承满下一寸，足阳明脉气所发。刺入八分，灸五壮。

关门，在梁门下[4]，太乙上，足阳明脉中间穴外延，足阳明脉气所发。刺入八分，灸五壮。

太乙，在关门下一寸，足阳明脉气所发。刺入八分，灸五壮。

滑肉门，在太乙下一寸，足阳明脉气所发。刺入八分，灸五壮。

天枢，大肠募也，一名长溪，一名谷门。去肓俞一寸五分，侠脐两旁各二寸陷者中，足阳明脉气所发。刺入五分，留七呼，灸五壮。《气府论》注云：在滑肉门下一寸，正当脐。

外陵，在天枢下[5]，大巨上，足阳明脉气所发。刺入八分，灸五壮。《气府论》注云：在天枢下一寸。《水穴论》注云：在脐下一寸，两旁去冲脉各一寸五分。

大巨，一名液门，在长溪下二寸，足阳明脉气所发。刺入八分，灸五壮。《气府论》注云：在外陵下一寸。

水道，在大巨下三寸[6]，足阳明脉气所发。刺入二寸五分，灸五壮。

归来，一名溪穴，在水道下二寸。刺入八分，灸五壮。《水穴论》注云：足阳明脉气所发。

气冲，在归来下，鼠鼷[7]上一寸。动脉应手，足阳明脉气所发。刺入三分，留七呼，灸三壮，灸之不幸使人不得息。《刺热论》注云：在腹脐下横骨两端，鼠鼷上一寸。《刺禁论》注云：在腹下侠脐两旁，相去四寸，鼠鼷上一寸，动脉应手。《骨空》注云：在毛际两旁，鼠鼷上一寸。

【注释】

[1] 二寸：原作“三寸”，据《素问·气府论》新校正、《备急千金要方·卷二十九》《外台秘要·卷三十九》改。

[2] 直：原作“至”，据《备急千金要方·卷二十九》《外台秘要·卷三十九》《铜人腧穴针灸图经·卷四》改。

[3] 四肋端：原作“两肋端”，据《素问·气府论》王注、《备急千金要方·卷二十九》《外台秘要·卷三十九》《铜人腧穴针灸图经·卷四》改。

[4] 下：其后《备急千金要方·卷二十九》《铜人·卷四》《圣济总录》《针灸资生经》均有“一寸”二字。《外台秘要·卷三十九》作“五分，一曰一寸”。

[5] 下：其后《铜人腧穴针灸图经·卷四》《针灸资生经》均有“一寸”二字。

[6] 三寸：《针灸经穴图考》引《针灸图考》曰：“在大巨下一寸，诸书云三寸实误。”今皆作“一寸”。

[7] 鼠鼷（xī）：《针灸经穴图考》曰：“鼷，《说文》：‘小鼠也。’横骨尽处，去中行五寸，有肉核名鼠鼷。”

腹自期门上直两乳夹不容两旁各一寸五分下行至冲门凡十四穴第二十二

【原文】

期门，肝募也，在第二肋端[1]，不容旁各一寸五分，上直两乳，足太阴、厥阴、阴维之会，举臂取之。刺入四分，灸五壮。

日月，胆募也，在期门下五分[2]，足太阴、少阳之会。刺入七分，灸五壮。《气府论》注云：在第三肋端，横直心蔽骨旁各二寸五分，上直两乳。

腹哀，在日月下一寸五分，足太阴、阴维之会。刺入七分，灸五壮。

大横，在腹哀下三寸，直脐旁，足太阴、阴维之会。刺入七分，灸五壮。

腹屈，一名腹结，在大[3]横下一寸三分。刺入七分，灸五壮。

府舍，在腹结下三寸，足太阴、阴维、厥阴之会。此脉上下入腹络胸，结心肺，从胁上至肩，此[4]太阴郄，三阴阳明支别。刺入七分，灸五壮。

冲门，一名慈宫，上去大横五寸，在府舍下，横骨两端[5]约文[6]中动脉，足太阴、厥阴之会。刺入七分，灸五壮。

【注释】

[1] 第二肋端：指乳下二肋间，即六、七肋间的尖端处。

[2] 五分：原作“一寸五分”，据《素问·气府论》新校正、

《备急千金要方·卷二十九》《外台秘要·卷三十九》改。

［3］大：原作“太”，据明抄本改。

［4］此：原作“比”，据正统本改。

［5］横骨两端：即耻骨之两端。

［6］约文：即腹股沟纹。

腹自章门下行至居髎凡十二穴第二十三

【原文】

章门，脾募也，一名长平，一名胁髎。在大横外，直脐季肋端，足厥阴、少阳之会。侧卧屈上足，伸下足，举臂取之。刺入八分，留六呼，灸三壮。

带脉，在季胁下一寸八分。刺入六分，灸五壮。《气府论》注云：足少阳、带脉二经之会。

五枢，在带脉下三寸。一曰：在水道旁一寸五分。刺入一寸，灸五壮。《气府论》注云：足少阳、带脉二经之会。

京门，肾募也，一名气府，一名气腧。在监骨[1]下腰中夹脊，季肋下一寸八分[2]。刺入三分，留七呼，灸三壮。

维道，一名外枢，在章门下五寸三分，足少阳、带脉之会。刺入八分，灸三壮。

居髎，在章门下八寸三分，监骨上陷者中，阳跷、足少阳之会。刺入八分，灸三壮。《气府论》注云：监骨作髂骨。

【注释】

[1] 监骨：即髂骨。

[2] 一寸八分：诸本皆无此四字。

手太阴及臂凡一十八穴第二十四

【原文】

黄帝问曰：愿闻五脏六腑所出之处。

岐伯对曰：五脏五俞[1]，五五二十五俞；六腑六俞[2]，六六三十六俞。经脉十二，络脉十五，凡二十七气[3]上下行。所出为井[4]，所溜为荥[5]，所注为俞[6]，所过为原[7]，所行为经[8]，所入为合[9]。别而言之则所注为俞[10]；总而言之，则手太阴井也、荥也、原也。经也、合也，皆谓之俞[11]。非此六者谓之间[12]。

凡穴，手太阴之脉，出于大指之端内侧[13]，循白肉际，至本篇后太渊，溜以澹[14]，外屈[15]，本指以下[16]一作本于上节，内屈与诸阴络，会于鱼际，数脉并注疑此处有缺文。其气滑利，伏行壅骨[17]之下，外屈一本下有出字于寸口而行，上至于肘内廉，入于大筋[18]之下，内屈上行臑阴[19]，入腋下，内屈走肺，此顺行逆数之屈折[20]也。

【注释】

［1］五脏五俞：五脏阴经各有井、荥、俞、经合五个腧穴。

［2］六腑六俞：六腑阳经各有井、荥、俞、原、经、合六个腧穴。

［3］二十七气：指十二经脉加十五络脉，共二十七脉之气，能通行于一身上下。

［4］井:《类经·井荥腧经合数》注:“脉气由此而出，如井泉之发，其气正深也。”

［5］荥:《类经·井荥腧经合数》注:“急流曰溜。小水曰荥。脉出于井而溜于荥，其气尚微也。”

［6］俞：俞，输也。《太素·本输》注:“输送致聚也。”《难经·八十一难》曰:“五脏输者，三焦行气之所留止。故肺气与三焦之气，送致聚于此处。故名为输也。”

［7］原：通“源”，源流之意。《灵枢·九针十二原》无“所过为原”四字。

［8］经:《类经·井荥腧经合数》注:“脉气大行经营于此，其正盛也。”《针灸大成》曰:“项氏曰：经象水之流。”

［9］合:《类经·井荥腧经合数》注:“脉气至此渐为收藏，而入合于内也。”《针灸大成》曰:“项氏曰：合象水之归。”

［10］别而言之则所注为俞：五输穴若分别说明，则脉气所注之处为俞。

［11］皆谓之俞：总体来说，井、荥、原、经、合，皆为俞穴。

［12］间：此处指间穴。凡肘、膝以下在井、荥、输、原、经、合之间的穴位皆称为“间穴”。

［13］侧:《灵枢·邪客》《太素·脉行同异》均作“屈”。

［14］溜以澹：指脉气流至太渊处而动。澹，水动貌。

［15］屈：弯曲。

［16］本指以下：据正统本应改为“上于本节之下”。

［17］壅骨：指手第一掌骨。《太素·脉行同异》注:“壅骨，谓手鱼骨也。”《释骨》曰:“手大指本节后起骨曰壅骨。”

［18］大筋：此处指肱二头肌肌腱。

［19］臑阴：即臑内侧。

［20］屈折：《太素·脉行同异》注："手太阴一经之中，上下常行，名之为顺。数其屈折，从手向身，故曰逆数也。"

【原文】

肺出少商，少商者，木也[1]。在手大指端内侧，去爪甲角[2]如韭叶[3]，手太阴脉之所出也，为井。刺入一分，留一呼，灸一壮。《气府论》注云：作三壮。

鱼际者，火也。在手太指本节后内侧散脉[4]中，手太阴脉之所溜也，为荥。刺入二分，留三呼，灸三壮。

太渊者，土[5]也。在掌后陷者中，手太阴脉之所注也，为俞。刺入二分，留二呼，灸三壮。

经渠者，金也。在寸口陷者中，手太阴脉[6]之所行也，为经。刺入三分，留三呼，不可灸，灸之伤人神明[7]。

【注释】

［1］木也：《黄帝内经明堂》残本（以下简称《明堂》）注："五脏之脉，是阴生于阳地，终于阴地，故井出为木，荥流为火，输注为土，经行为金，合入为水。"

［2］角：原无，据《素问·缪刺论》新校正引本经补。

［3］如韭叶：指穴位离爪甲角如一韭叶宽的距离，约一分许。

［4］散脉：指鱼际部浮于浅表之络脉。

［5］土：原作"水"，据正统本改。

［6］手太阴脉：原作"手太阴"，据《铜人腧穴针灸图经·卷五》补。

［7］灸之伤人神明：《明堂》无"灸之"二字。正统本无此

六字。

【原文】

列缺，手太阴之络，去腕上一寸五分，别走阳明者。刺入三分，留三呼，灸五壮。

孔最，手太阴之郄，去腕七寸，专此处缺文金二七，水之父母。刺入三呼，留三分，灸五壮。

尺泽[1]者，水也。在肘中约上动脉，手太阴脉[2]之所入也，为合。刺入三分，灸三壮[3]。《素问·气穴论》注云：留三呼。

侠白，在天府下，去肘五寸动脉中，手太阴之别。刺入四分，留三呼，灸五壮。

天府，在腋下三寸，臂臑内廉动脉中，手太阴脉气所发。禁不可灸，灸之令人逆气；刺入四分，留三呼。

【注释】

[1] 尺泽：原作“天泽”，据明抄本改。

[2] 手太阴脉：原作“手太阴”，据前后文例补。

[3] 三壮：原作“五壮”，据《素问·气穴论》王注、《外台秘要·卷二十九》改。

手厥阴心主及臂凡一十六穴第二十五

【原文】

手心主之脉，出于中指之端，内屈中指内廉[1]，以上留[2]于掌中，伏一本以下有行字行两骨之间[3]，外屈两筋之间，骨肉之际，其气滑利，上二寸外屈一本下有出字行两筋之间，上至肘内廉，入于小筋[4]之下一本下有留字，两骨之会，上入于胸中，内络心胞。

【注释】

［1］内屈中指内廉：据《灵枢·邪客》《太素·脉行同异》补。

［2］留：此处与“溜”“流”义同。

［3］两骨之间：此处指第二、三掌骨之间。

［4］小筋：指半膜肌腱。

【原文】

心主出中冲，中冲者，木也。在手中指之端，去爪甲如韭叶陷者中，手心主脉之所出也，为井，刺入一分，留三呼，灸一壮。

劳宫者，火也。一名五里。在掌中央动脉中，手心主脉之所溜也，为荥。刺入三分，留六呼，灸三壮。

大陵者，土也。在掌后两筋间陷者中，手心主脉之所注也，为俞。刺入六分，留七呼，灸三壮。

内关，手心主络[1]，在掌后去腕二寸，别走少阳。刺入二分，灸五壮。

【注释】

［1］手心主络：手厥阴心包经由此络于手少阳。

【原文】

间使者，金也。在掌后三寸，两筋间陷者中，手心主脉之所行也，为经。刺入六分，留七呼，灸三壮。

郄门，手心主郄，去腕五寸。刺入三分，灸三壮。

曲泽者，水也。在肘内廉下陷者中，屈肘得之，手心主脉之所入也，为合。刺入三分[1]，留七呼，灸三壮。

天泉，一名天温。在曲腋[2]下，去臂二寸，举臂取之。刺入六分，灸三壮。

【注释】

［1］刺入三分：原无，据《素问·气穴论》王注、《铜人腧穴针灸图经·卷五》补。

［2］曲腋：指腋横纹弯曲处。

手少阴及臂凡一十六穴第二十六

【原文】

黄帝问曰：手少阴之脉独无俞[1]，何也？

岐伯对曰：少阴者，心脉也，心者，五脏六腑之大主[2]也，为帝王，精神之舍[3]也。其藏坚固，邪弗能容也，容之则心伤，心伤则神去，神去则死矣。故诸邪之在于心者，皆在心之包络，包络者，心主之脉也，故独无俞焉。

曰：少阴脉独无俞者，心不病乎？

曰：其外经脉病而藏不病，故独取其经于掌后兑骨之端，其余脉出入曲折，皆如手少阴少阴“少”字宜作“太”字，《铜人经》作“厥”字，心主之脉行也。故本俞[4]者皆因其气之虚实疾徐以取之，是谓因冲[5]而泄，因衰而补。如是者，邪气得去，真气坚固，是谓因天之叙[6]。

【注释】

［1］俞：此处指肘、膝关节以下的井、荥、输、经、合穴。

［2］大主：指五脏六腑均由心来主宰。

［3］精神之舍：心藏神，故心是精神之舍。

［4］本俞：指少阴本经的腧穴而言。《类经·持针纵舍屈折少阴无俞》注：“故曰本俞者，言少阴本经之腧，非上文皆在心包之谓也。”

［5］冲：动也。此处指脉气亢盛。

［6］因天之叙：《灵枢·邪客》《太素·脉行同异》“叙”均作“序”。“叙”通“序”，有次序、次第之意。“因天之叙”，《类经·持针纵舍屈折少阴无俞》张介宾注曰：“乃不失诸经天弄之序也。”《灵枢注证发微》马莳注曰：“有以循天道四时之序矣。”前者认为是指人体经脉的自然循行规律；后者认为是指自然界四时阴阳消长的规律。

【原文】

心出少冲，少冲者，木也。一名经始。在手小指内廉之端，去爪甲如韭叶，手少阴脉之所出也，为井。刺入一分，留一呼，灸一壮。少阴八穴，其七有治，一无治[1]者，邪弗能容也，故曰无俞焉。

少府者，火也。在手小指本篇后陷者中，直劳宫[2]，手少阴脉之所溜也，为荥。刺入三分[3]。

神门者，土也。一名兑冲，一名中都。在掌后兑骨之端陷者中，手少阴脉之所注也，为俞。刺入三分，留七呼，灸三壮。《素问·阴阳论》注云：神门在掌后五分，当小指间。

手少阴郄[4]，在掌后脉中[5]，去腕五分。刺入三分，灸三壮。《阴阳论》注云：当小指之后。

【注释】

［1］无治：不需治疗。

［2］直劳宫：少府横直与劳宫（手厥阴）相平。

［3］刺入三分：据正统本、《外台秘要·卷三十九》，其后应补“灸三壮”。

［4］手少阴郄：据《备急千金要方》，“手”前疑脱“阴郄”

二字。

［5］掌后脉中：此处指尺动脉。

【原文】

通里，手少阴络[1]，在腕后一寸，别走太阳。刺入三分，灸三壮。

灵道者，金也。在掌后一寸五分，或曰一寸，手少阴脉之所行也，为经。刺入三分[2]，灸三壮。

少海者，水也。一名曲节。在肘内廉节后陷者中，动脉应手[3]，手少阴脉之所入也，为合。刺入五分，灸三壮。

极泉，在腋下筋间动脉[4]入胸中，手少阴脉气所发。刺入三分，灸五壮。

【注释】

［1］络：原作"经"，据正统本、《备急千金要方·卷二十九》《外台秘要·卷三十九》改。

［2］三分：原作"三寸"，据正统本、《铜人腧穴针灸图经·卷五》《圣济总录》改。

［3］动脉应手：指尺侧下副动脉及尺侧返动脉。

［4］动脉：此处指腋动脉。

手阳明及臂凡二十八穴第二十七

【原文】

大肠合手阳明，出于商阳。商阳者，金也[1]，一名绝阳。在手大指次指[2]内侧，去爪甲如韭叶，手阳明脉之所出也，为井。刺入一分，留一呼，灸三壮。

二间者，水也。一名间谷。在手大指次指本篇前内侧陷者中，手阳明脉之所溜也，为荥。刺入三分，留六呼，灸三壮。

三间者，木也。一名少谷。在手大指次指本篇后内侧陷者中，手阳明脉之所注也，为俞。刺入三分[3]，留三呼，灸三壮。

合谷，一名虎口。在手大指次指间[4]，手阳明脉之所过也，为原。刺入三分，留六呼，灸三壮。

阳溪者，火也。一名中魁。在腕中上侧两筋[5]间陷者中，手阳明脉之所行也，为经。刺入三分，留七呼，灸三壮。

【注释】

[1] 金也:《明堂》注:“六腑为阳，生于阴地，终于阳地，故井出为金，荥流为水，输注为木，所过为原，原者三焦，总有六腑阳气，经行为火，合入为土也。”

[2] 大指次指：即食指。

[3] 三分：正统本作“二分”。

[4] 大指次指间：据《备急千金要方·卷二十九》《外台秘要·卷三十九》《素问·气穴论》《素问·刺疟论》王注，此处应

补为“大指次指歧骨间”。

［5］筋：原作“旁”，据正统本、《备急千金要方·卷二十九》《外台秘要·卷三十九》《素问·气穴论》王注改。

【原文】

偏历，手阳明络，在腕后三寸，别走太阴者。刺入三分，留七呼，灸三壮。

温溜，一名逆注，一名蛇头[1]，手阳明郄。在腕后少士五寸，大士六寸。刺入三分，灸三壮。大士少士，谓大人小儿也。

下廉，在辅骨[2]下，去上廉一寸，恐[3]疑误辅齐[4]兑肉[5]，其分外邪。刺入五分，留五呼，灸三壮。

上廉，在三里下一寸，其分抵阳之会外邪[6]。刺入五分，灸五壮。

手三里，在曲池下二寸，按之肉起[7]兑肉之端[8]。刺入三分，灸三壮。

【注释】

［1］蛇头：《经穴纂要》曰：“亦握手视之，有分肉如蛇头之形。此地肌肉隆起，象似蛇头，故以名此。”

［2］辅骨：《脏腑证治人镜经》曰：“臂有上骨下骨，上骨为辅骨。”《医宗金鉴》曰：“臂骨者，自肘至腕有正辅二根，其在下而形体长大，连肘尖者为臂骨，其在上而形体短细者为辅骨。”此处指桡骨。

［3］恐：正统本、《外台秘要·卷三十九》《铜人腧穴针灸图经》《圣济总录》《针灸资生经》均无，疑衍。

［4］齐：正统本、《外台秘要·卷三十九》均无，疑衍。

［5］兑肉：指桡侧腕长伸肌。

［6］其分抵阳之会外邪：正统本“阳”后有“明”字。《外台秘要·卷三十九》作“阳明之会”。

［7］按之肉起：《针灸经穴概要》引《经穴纂要》曰：“肉起，谓以指按之傍肉起也。肉厚之处按之始如此。”

［8］端：此处指上端。

【原文】

曲池者，土也。在肘外辅骨肘骨之中[1]，手阳明脉之所入也，为合。以手按胸取之。刺入五寸[2]，留七呼，灸三壮。

肘髎，在肘大骨外廉[3]陷者中。刺入四分，灸三壮。

五里，在肘上三寸，行向里大脉中央。禁不可刺，灸三壮[4]。

臂臑，在肘上七分䐃肉端[5]，手阳明络之会。刺入三分，灸三壮。

【注释】

［1］肘外辅骨肘骨之中：《备急千金要方·卷二十九》作“肘后转屈肘曲骨之中”。《素问·气穴论》王注作“肘外辅屈肘两骨之中”。

［2］五分：原作“五寸”，据正统本、《素问·气穴论》王注改。

［3］大骨外廉：此处指肱骨外侧。

［4］三壮：《外台秘要·卷三十九》作“十壮”。

［5］䐃肉端：即三角肌停止部。原作“腘肉端”，据《备急千金要方·卷二十九》《外台秘要·卷三十九》改。

手少阳及臂凡二十四穴第二十八

【原文】

三焦上合手少阳，出于关冲。关冲者，金也。在手小指次指[1]之端，去爪甲角如韭叶，手少阳脉之所出也，为井。刺入一分，留三呼，灸三壮。

腋门者，水也。在小指次指间陷者中，手少阳脉之所溜也，为荥。刺入三分，灸三壮。

中渚者，木也。在手小指次指本篇后陷者中，手少阳脉之所注也，为俞。刺入二分，留三呼，灸三壮。

阳池，一名别阳。在手表[2]腕上[3]陷者中，手少阳脉之所过也，为原。刺入二分，留三呼，灸五壮《铜人经》云：不可灸。

外关，手少阳络，在腕后二寸陷者中，别走心者。刺入三分，留七呼，灸三壮。

支沟者，火也。在腕后三寸两骨之间陷者中，手少阳脉之所行也，为经。刺入二分，留七呼，灸三壮。

【注释】

[1] 小指次指：即无名指。

[2] 手表：即手背。其后原有“上”字，据正统本、《备急千金要方·卷二十九》《外台秘要·卷三十九》《素问·气穴论》《素问·骨空论》王注、《铜人腧穴针灸图经》删。

[3] 腕上：《针灸大成》曰：“从指本节直摸下至腕中心。”

【原文】

三阳络[1]，在臂上大交脉，支沟上一寸。不可刺，灸五壮。

四渎，在肘前五寸外廉陷者中。刺入六分，留七呼，灸三壮。

天井者，土也。在肘外大骨之后，两筋间陷者中，屈肘得之，手少阳脉之所入也，为合。刺入一分，留七呼，灸三壮。

清泠渊，在肘上一寸一本作二寸，伸肘举臂取之。刺入三分，灸三壮。

消泺，在肩下臂外开腋斜肘分下胻一本无胻字。刺入六分，灸三壮。《气府论》注云：手少阳脉之会。

会宗[2]，手少阳郄，在腕后三寸空中。刺入三分，灸三壮。

【注释】

[1] 三阳络:《素问·骨空论》王注:“在支沟上同身寸之一寸，是谓通间。”新校正云:“按《甲乙经》支沟上一寸名三阳络，通间岂其别名欤。”

[2] 会宗：其后原有“二穴”二字，据正统本删。

手太阳及臂凡一十六穴第二十九

【原文】

小肠上合手太阳，出于少泽。少泽者，金也，一名小吉。在手小指之端去爪甲一分陷者中，手太阳脉之所出也，为井。刺入一分，留二呼，灸一壮。

前谷者，水也。在手小指外侧，本篇前陷者中，手太阳脉之所溜也，为荥。刺入一分，留三呼，灸三壮。

后溪者，木也。在手小指外侧，本篇后陷者中，手太阳脉之所注也，为俞。刺入二分，留二呼，灸一壮。

腕骨，在手外侧腕前起骨[1]下陷者中，手太阳脉之所过也，为原。刺入二分，留三呼，灸三壮。

阳谷者，火也。在手外侧腕中，兑骨下陷者中，手太阳脉之所行也，为经。刺入二分，留二呼，灸三壮。《气穴论》注云：留三呼。

养老，手太阳郄，在手踝骨上一空，腕后一寸陷者中。刺入三分，灸三壮。

支正，手太阳络，在肘后一本作腕后五寸，别走少阴者。刺入三分，留七呼，灸三壮。

小海者，土也。在肘内大骨外，去肘端五分陷者中，屈肘乃得之。手太阳脉之所入也，为合。刺入二分，留七呼，灸七壮。《气穴论》注云：作少海。

【注释】

[1] 起骨：指豌豆骨。

足太阴及股凡二十二穴第三十

【原文】

脾出[1]隐白，隐白者，木也。在足大指端内侧，去爪甲如韭叶，足太阴脉之所出也，为井。刺入一分，留三呼，灸三壮。

大都者，火也。在足大指本篇后陷者中，足太阴脉之所溜也，为荥。刺入三分，留七呼，灸一壮。

太白者，土也。在足内侧核骨下陷者中，足太阴脉之所注也，为俞。刺入三分，留七呼，灸三壮。

公孙，在足大指本篇后一寸，别走阳明，太阴络也。刺入四分，留二十呼，灸三壮。

商丘者，金也。在足内踝下，微前陷者中，足太阴脉之所行也，为经。刺入三分，留七呼，灸三壮。《气穴论》注云：刺入四分。

三阴交，在内踝上三寸骨下[2]陷者中，足太阴、厥阴、少阴之会。刺入三分，留七呼，灸三壮。

【注释】

［1］出：原作“在”，据《灵枢·本输》改。

［2］骨下：骨，指胫骨。穴在胫骨后缘。

【原文】

漏谷，在内踝上六寸骨下陷者中，足太阴络。刺入三分，留七呼，灸三壮。

地机，一名脾舍，足太阴郄。别走上一寸，空[1]在膝下五寸。刺入三分，灸三壮。

阴陵泉者，水也。在膝下内侧辅骨下陷者中，伸足乃得之，足太阴脉之所入也，为合。刺入五分，留七呼，灸三壮。

血海，在膝髌上内廉白肉际二寸半[2]，足太阴脉气所发。刺入五分，灸五壮。

箕门，在鱼腹[3]上越两筋间，动脉[4]应手，太阴内市，足太阴脉气所发。刺入三分，留六呼，灸三壮。《素问·三部九候论》注云：直五里下，宽巩足单衣，沉取乃得之，动脉应于手。

【注释】

[1] 空：空穴。

[2] 二寸半：《外台秘要·卷三十九》《铜人腧穴针灸图经·卷五》《圣济总录》《针灸资生经》均作“二寸中”。

[3] 鱼腹：指膝上股内之肌肉隆起处。

[4] 动脉：此处指股动脉。

足厥阴及股凡二十二穴第三十一

【原文】

肝出大敦，大敦者，木也。在足大指端，去爪甲如韭叶[1]及三毛[2]中，足厥阴脉之所出也，为井。刺入三分，留十呼，灸三壮。

行间者，火也。在足大指间动脉[3]陷者中，足厥阴脉之所溜也，为荥。刺入六分，留十呼，灸三壮。

太冲者，土也。在足大指本篇后二寸，或曰一寸五分，陷者中，足厥阴脉之所注也，为俞。刺入三分，留十呼，灸三壮。《素问·刺腰痛论》注云：在足大指本节后内间二寸陷者中，动脉应手。

中封者，金也。在足内踝前一寸，仰足取之陷者中，伸足乃得之，足厥阴脉之所注也，为经。刺入四分，留七呼，灸三壮。《气穴论》注云：在内踝前一寸五分。

蠡沟，足厥阴之络，在足内踝上五寸，别走少阳。刺入二分，留三呼，灸三壮。

【注释】

[1] 韭叶：此处指爪甲根后如韭叶处，与他经去爪甲角如韭叶不同。

[2] 三毛：《十四经发挥》曰："足大指爪甲后为三毛，三毛后横文为聚毛。"

[3] 动脉：《备急千金要方·卷二十九》《外台秘要·卷

三十九》《素问·气穴论》王注，均作“动脉应手”。

【原文】

中都，足厥阴郄。在内踝上七寸䯒骨[1]中，与少阴相直。刺入三分，留六呼，灸五壮。

膝关，在犊鼻[2]下二寸陷者中，足厥阴脉气所发。刺入四分，灸五壮。

曲泉者，水也。在膝内辅骨下，大筋上，小筋下，陷者中，屈膝得之，足厥阴脉之所入也，为合。刺入六分，留十呼，灸三壮。

阴包，在膝上四寸股内廉两筋间，足厥阴别走此处有缺。刺入六分，灸三壮。

五里，在阴廉下，去气冲三寸，阴股中动脉。刺入六分，灸五壮。《外台秘要》作：去气冲三寸，去外廉二寸。

阴廉，在羊矢[3]下，去气冲二寸动脉中，刺入八分，灸三壮。

【注释】

[1] 䯒骨：原无，据《备急千金要方·卷二十九》《外台秘要·卷三十九》补。

[2] 犊鼻：《经穴纂要》曰：“此所称犊鼻，非指穴而言，指犊鼻骨。”即髌骨下际。

[3] 羊矢：穴名。《医学入门·经络》曰：“羊矢，气冲外一寸。”《类经图翼·经络》曰：“羊矢，在会阴旁三寸，股内横文中，按皮肉间有核如羊屎，可刺三分，灸七壮。”

足少阴及股并阴跷阴维凡二十穴第三十二

【原文】

肾出涌泉，涌泉者，木也。一名地冲。在足心陷者中，屈足卷指宛宛中，足少阴脉之所出也，为井。刺入三分，留三呼，灸三壮。

然谷者，火也。一名龙渊。在足内踝前起大骨[1]下陷者中，足少阴脉之所溜也，为荥。刺入三分，留三呼，灸三壮。刺之多见血，使人立饥欲食。

太溪者，土也。在足内踝后跟骨上动脉陷者中，足少阴脉之所注也，为俞。刺入三分，留七呼，灸三壮。

大钟，在足跟后冲中，别走太阳，足少阴络。刺入二分，留七呼，灸三壮。《素问·水热穴论》注云：在内踝后。《刺腰痛论》注云：在足跟后冲中，动脉应手。

照海，阴跷脉所生，在足内踝下一寸。刺入四分，留六呼，灸三壮。

【注释】

[1] 大骨：此处指然骨，即舟骨粗隆。

【原文】

水泉，足少阴郄，去太溪下一寸，在足内踝下。刺入四分，灸五壮。

复溜者，金也。一名伏白，一名昌阳。在足内踝上二寸陷者中，足少阴脉之所行也，为经。刺入三分，留三呼，灸五壮。《刺腰痛论》注云：在内踝上二寸动脉。

交信，在足内踝上二寸，少阴前，太阴后，筋骨间[1]，阴跷之郄。刺入四分，留三呼，灸三壮。

筑宾，阴维之郄，在足内踝上腨分中。刺入三分，灸五壮。《刺腰痛论》注云：在内踝后。

阴谷者，水也。在膝下内辅骨后[2]，大筋[3]之下，小筋[4]之上，按之应手，屈膝得之，足少阴脉之所入也，为合。刺入四分，灸三壮。

【注释】

[1] 筋骨间：此处指拇长屈肌与胫骨之间。

[2] 内辅骨后：指胫骨内上髁的后方。

[3] 大筋：此处指半腱肌腱。

[4] 小筋：此处指半膜肌腱。

足阳明及股凡三十穴第三十三

【原文】

胃出厉兑，厉兑者，金也。在足大指次指之端，去爪甲角如韭叶，足阳明脉之所出也，为井。刺入一分，留一呼，灸三壮。

内庭者，水也。在足大指次指外间陷者中，足阳明脉之所溜也，为荥。刺入三分，留二十呼，灸三壮。《气穴论》注云：留十呼，灸三壮。

陷谷者，木也。在足大指次指外[1]间，本篇后陷者中，去内庭二寸，足阳明脉之所注也，为俞。刺入五分，留七呼，灸三壮。

冲阳，一名会原。在足趺上五寸，骨间动脉[2]上，去陷谷三寸，足阳明脉之所过也，为原。刺入三分，留十呼，灸三壮。

解溪者，火也。在冲阳后一寸五分，腕上陷者中[3]，足阳明脉之所行也，为经。刺入五分，留五呼，灸二壮。《气穴论》注云：二寸五分；《刺疟论》注云：三寸五分。

【注释】

[1] 外：原无，据《素问·气穴论》王注、《备急千金要方·卷二十九》《针灸资生经》补。

[2] 骨间动脉：此处指足背动脉。

[3] 腕上陷者中：指足背与小腿交界处的横纹上，当拇长伸肌腱与趾长伸肌腱之间的凹陷中。

【原文】

丰隆，足阳明络也，在外踝上八寸，下廉胻外廉陷者中[1]，别走太阴者。刺入三分，灸三壮。

巨虚下廉，足阳明与小肠合，在上廉下三寸。刺入三分，灸三壮。

条口，在下廉上一寸，足阳明脉气所发。刺入八分，灸三壮。

巨虚上廉，足阳明与大肠合，在三里下三寸。刺入八分，灸三壮。《气穴论》注云：在犊鼻下六寸，足阳明脉气所发。

三里，土也。在膝下三寸，外廉，足阳明脉气之所入也，为合。刺入一寸五分，留七呼，灸三壮。《素问》云：在膝下三寸，胻外廉两筋间分间。

犊鼻，在膝[2]下，胻上[3]侠解[4]大筋[5]中，足阳明脉气所发。刺入六分，灸三壮。

梁丘，足阳明郄，在膝上二寸两筋间[6]。刺入三分，灸三壮。

阴市，一名阴鼎。在膝上三寸[7]，伏兔下，若拜而取之[8]，足阳明脉气所发。刺入三分，留七呼，禁不可灸。《刺腰痛论》注云：伏兔下陷者中，灸三壮。

伏兔，在膝上六寸起肉间[9]，足阳明脉气所发。刺入五分，禁不可灸。

髀关，在膝上伏兔[10]后交分中[11]。刺入六分，灸三壮。

【注释】

[1] 下廉胻外廉陷者中：此穴部位，诸说不一。今多作平条

口外一寸许。

［2］膝：原无，据《备急千金要方·卷二十九》《外台秘要·卷三十九》《素问·气府论》王注补。

［3］䯒上：指胫骨上端。

［4］解：指髌骨与胫骨之空隙。

［5］大筋：指髌韧带。

［6］两筋间：原无，据《备急千金要方·卷二十九》《外台秘要·卷三十九》《素问·气府论》王注补。

［7］膝上三寸：即梁丘穴上一寸，亦在两筋间。

［8］拜而取之：即屈膝取穴。

［9］起肉间：指股直肌的肌腹中。

［10］膝上伏兔：即膝上自伏兔直上之处。此所谓“伏兔”，非指穴位，乃指股直肌肌腹，其形如伏兔。

［11］交分中：指缝匠肌与阔筋膜张肌之间。

足少阳及股并阳维四穴凡二十八穴第三十四

【原文】

胆出于窍阴，窍阴者，金也。在足小指次指之端，去爪甲如韭叶，足少阳脉之所出也，为井。刺入三[1]分，留三呼，灸三壮。《气穴论》注云：作一呼。

侠溪者，水也。在足小指次指歧骨[2]间，本篇前陷者中，足少阳脉之所溜也，为荥。刺入三分，留三呼，灸三壮。

地五会，在足小指次指本篇后间陷者中。刺入三分，不可灸，灸之令人瘦，不出三年死。

临泣者，木也。在足小指次指本篇后间陷者中，去侠溪一寸五分，足少阳脉之所注也，为俞。刺入二分[3]，灸三壮。

丘墟，在足外廉踝[4]下如前陷者中，去临泣三寸[5]，足少阳脉之所过也，为原。刺入五分，留七呼，灸三壮。

【注释】

[1] 三:《素问·气穴论》王注、《铜人腧穴针灸图经·卷五》《圣济总录》《针灸资生经》均作“一”。

[2] 歧骨：原作“二歧骨”，据正统本、《备急千金要方·卷二十九》《外台秘要·卷三十九》《素问·气穴论》王注、《铜人腧穴针灸图经·卷五》改。

[3] 刺入二分：正统本、《素问·气穴论》王注及《针灸聚

英》引本经，其后均有“留五呼”。

［4］足外廉踝：正统本、《备急千金要方·卷二十九》《外台秘要·卷三十九》《素问·气穴论》王注、《铜人腧穴针灸图经·卷五》《西方子明堂灸经》均作“足外踝”。

［5］三寸：据正统本、《备急千金要方·卷二十九》《外台秘要·卷三十九》《素问·气穴论》王注改。

【原文】

悬钟，在足外踝上三寸动者脉中[1]，足三阳络，按之阳明脉绝乃取之。刺入六分，留七呼，灸五壮。

光明，足少阳络，在足外踝上五寸，别走厥阴者。刺入六分，留七呼，灸五壮。《骨空论》注云：刺入七分，留十呼。

外丘，足少阳郄，少阳所生。在外[2]踝上七寸。刺入三分，灸三壮。

阳辅者，火也。在足外踝上四寸《气穴论》注无“四寸”二字，辅骨前绝骨端，如前三分，去丘墟七寸，足少阳脉之所行也，为经。刺入五分，留七呼，灸三壮。

阳交，一名别阳，一名足髎，阳维之郄。在外踝上七寸，斜属三阳分肉间。刺入六分，留七呼，灸三壮。

【注释】

［1］动者脉中：指胫前动脉。

［2］外：原作“内”，据正统本、《备急千金要方·卷二十九》《外台秘要·卷三十九》改。

【原文】

阳陵泉者，土也。在膝下一寸骱外廉陷者中，足小阳脉之所入也，为合。刺入六分，留十呼，灸三壮。

阳关，在阳陵泉上三寸，犊鼻外陷者中。刺入五分，禁不可灸。

中渎[1]，在髀骨外[2]，膝上五寸分肉间陷者中，足少阳脉气所发也。刺入五分，留七呼，灸五壮。

环跳，在髀枢中，侧卧伸下足，屈上足取之，足少阳脉气所发。刺入一寸，留二十呼，灸五十壮[3]。《气穴论》注云：髀枢后，足少阳、太阳二脉之会。灸三壮。

【注释】

[1] 中渎：据正统本、《备急千金要方·卷二十九》《外台秘要·卷三十九》改。

[2] 髀骨外：指股骨外侧。

[3] 灸五十壮：《素问·气穴论》新校正及《针灸资生经》引本经，均作“灸五壮”。

足太阳及股并阳跷六穴凡三十六穴第三十五

【原文】

膀胱出于至阴，至阴者，金也。在足小指外侧，去爪甲如韭叶，足太阳脉之所出也，为井。刺入三分，留五呼，灸五壮。

通谷者，水也。在足小指外侧，本篇前陷者中，足太阳脉之所溜也，为荥。刺入二分，留五呼，灸三壮[1]。

束骨者，木也。在足小指外侧，本篇后陷者中，足太阳脉之所注也，为俞。刺入三分，灸三壮。《气穴论》注云：本节后赤白肉际。

京骨，在足外侧大骨下[2]赤白肉际陷者中，按而得之[3]，足太阳脉之所过也，为原。刺入三分，留七呼，灸三壮。

申脉，阳蹻所生也，在足外踝下陷者中，容爪甲许。刺入三分，留六呼，灸三壮。《刺腰痛论》注云：外踝下五分。

【注释】

[1] 灸三壮：原脱，据明抄本补。

[2] 大骨下：《针灸聚英》曰："小指本节后大骨名京骨，其穴在骨下。"大骨，此处指第五跖骨粗隆。

[3] 按而得之：按取其骨下凹陷处乃得穴。

【原文】

金门，足太阳郄，一空，在足外踝下，一名关梁，阳维所别属也。刺入三分，灸三壮。

仆参，一名安邪。在跟骨下陷者中，拱足得之，足太阳脉之所行也，为经。刺入五分，留十呼，灸三壮。《刺腰痛论》注云：陷者中，细脉动应手。

跗阳，阳跷之郄，在足外踝上三寸，太阳前、少阳后筋骨间[1]。刺入六分，留七呼，灸三壮。《气穴论》注作付阳。

飞扬，一名厥阳。在足外踝上七寸，足太阳络，别走少阴者。刺入三分，灸三壮。

【注释】

[1] 筋骨间：此处指腓骨与跟腱之间。

【原文】

承山，一名鱼腹，一名肉柱。在兑腨肠下[1]分肉间陷者中。刺入七分，灸三壮。

承筋，一名腨肠，一名直肠。在腨肠中央陷者中，足太阳脉气所发。禁不可刺，灸三壮。《刺腰痛论》注云：在臑中央。

合阳，在膝约文中央下二寸。刺入六分，灸五壮。

委中者，土也。在腘中央约文中动脉[2]，足太阳脉之所入也，为合。刺入五分，留七呼，灸三壮。《素问·骨空论》注云：腘，谓膝解之后曲脚之中，背面取之。《刺腰痛论》注云：在膝后屈处。

昆仑，火也。在足外踝后跟骨上陷中，细脉动应手，足太阳脉之所行也，为经。刺入五分，留十呼，灸三壮。

委阳，三焦下辅俞也。在足太阳之前，少阳之后，出于腘中外廉两筋间，扶承[3]下六寸，此足太阳之别络也。刺入七分，留五呼，灸三壮，屈身而取之。

浮郄，在委阳上一寸，屈膝得之。刺入五分，灸三壮。

殷门，在肉郄下六寸。刺入五分，留七呼，灸三壮。

承扶，一名肉郄，一名阴关，一名皮部。在尻臀下股阴肿上约文中。刺入二寸，留七呼，灸三壮。

欲令灸发者，灸履鞴音遍熨之，三日即发。

【注释】

［1］兑腨肠下："腨肠"，即腓肠肌肌腹。"兑腨肠下"，即腓肠肌肌腹下尖端处。

［2］动脉：此处指腘动脉。

［3］扶承：即承扶穴。

卷之四

经脉第一上

本部分重点论述了各种脉象的诊断意义与经脉发生的疾病。

1. 根据人迎气口的变化，说明疾病的进退和轻重；平人和病人在脉象上的区别，并强调胃气的重要性；指出五脏的平、病、死脉，以及五脏应于四时的太过和不及等脉症。

2. 根据五脏与四时相应的关系，指出平、病、死脉，以及有无胃气和诊虚里的重要意义；说明六经有余、不足时出现之脉症和经脉厥逆的辨证。

3. 说明三阴三阳的生理功能和病理变化；指出色脉、形气、虚实等脉症结合的辨证方法，以及五逆、五实、五虚的脉症；根据五脏所现各种脉象所主病症，说明其病机和预后。

【原文】

雷公问曰:《外揣》[1]言浑束为一[2]，未知其所谓，敢问约之[3]奈何？黄帝答曰：寸口主内，人迎主外，两者相应，俱往俱来，若引绳，大小齐等。春夏人迎微大，秋冬寸口微大，如是者，名曰平人。人迎大一倍于寸口，病在少阳；再倍，病在太阳；三倍，病在阳明。盛则为热，虚则为寒，紧则为痛痹，代则乍甚乍间[4]。盛则泻之，虚则补之，紧[5]则取之分肉，代则取之血络，且饮以药，陷下者则从而灸之，不盛不虚者以经取之，名曰经刺。人迎四倍，名曰外格。外格者，且大且数[6]，则死不治。必审按其本末，察其寒热，以验其脏腑之病。寸口大一倍于人迎，病在厥阴；再倍，病在少阴；三倍，病在太阴[7]。盛则胀满，寒中[8]，食不消化；虚则热中，出糜[9]，少气，溺色变，紧则为痛痹；代则乍寒乍热，下热上寒《太素》作代则乍痛乍止。盛则泻之，虚则补之，紧则先刺之而后灸之，代则取血络而后调《太素》作泄字之，陷下者则从灸之。陷下者，其脉血结于中，中有着血，血寒[10]，故宜灸。不盛不虚，以经取之。寸口四倍者，名曰内关。内关者，且大且数，则死不治。必审按其本末，察其寒热，以验其脏腑之病。通其荥俞，乃可传于大数[11]。大曰盛则从泻，小曰虚则从补，紧则从[12]灸刺之，且饮药，陷下则从灸之，不盛不虚，以经取之。所谓经治[13]者，饮药，亦用灸刺。脉急则引，脉代一本作脉大以弱则欲安静，无劳用力。

【注释】

[1] 外揣:《灵枢经》的篇名。

[2] 浑束为一：浑，浑同；束，约束。浑束为一，即将许多复杂的问题，综合归纳为一个总纲之意。

[3] 约之：简要之意。

[4] 乍甚乍间：病情时好时坏、忽重忽轻的意思。

[5] 紧：此处指紧脉。紧脉主痛痹，多为寒湿所侵，故取分肉。

[6] 且大且数：寸口且大且数，为阴盛格阳，浮阳外越，故死不治。

[7] 三倍，病在太阴：原无，据《灵枢·禁服》《太素·人迎脉口诊》补。

［8］中：原作“则”，据《灵枢·禁服》《太素·人迎脉口诊》改。

［9］出糜：即泄泻糜烂之物。

［10］血寒：此下原有“则”字，据《灵枢·禁服》《太素·人迎脉口诊》删。

［11］大数：此处为大法之意。

［12］从：《灵枢·禁服》《太素·人迎脉口诊》均无此字。

［13］经治：《灵枢注证发微》注：“以经取之，则取阳经者，不取阴经；取阴经者，不取阳经，此之谓经治。其饮药灸刺三者，亦可兼行也。”

【原文】

黄帝问曰：病之益甚与其方衰何如？岐伯对曰：外内皆在焉。切其脉口[1]，滑小紧以沉者，病益甚，在中；人迎气大紧[2]以浮者，病益甚，在外。其脉口浮而滑者，病日损[3]；人迎沉而滑者，病日损。其脉口滑而沉者，病日进，在内；其人迎脉滑盛以浮者，病日进，在外。脉之浮沉及人迎与气口气大小齐等者，其病难已。病在脏，沉而大者，其病易已，以小为逆；病在腑，浮而大者，其病易已。人迎盛紧者伤于寒，脉口盛紧者伤于食。其脉滑大以代而长者，病从外来；目有所见，志有所存，此阳之并也，可变而已。

【注释】

［1］脉口：脉口即寸口。寸口脉主脏属里，脉小紧以滑，为阴邪盛于内。

［2］大紧：王冰注曰：“大紧谓如弓弦也。大即为气，紧即

为寒。”

［3］损：原作“进”，据《太素·人迎脉口诊》改。

【原文】

曰：平人何如？曰：人一呼脉再动，一吸脉亦再动，呼吸定息脉五动，闰疑误以太息[1]，名曰平人。平人者，不病也，常以不病之人以调病人。医不病，故为病人平息以调之。人一呼脉一动，一吸脉一动者，曰少气。人一呼脉三动而躁，尺热[2]，曰病温；尺不热，脉滑曰病风《素》作脉涩为痹。人一呼脉四动[3]以上曰死，脉绝不至曰死，乍疏乍数[4]曰死。人常禀气于胃，脉以胃气为本，无胃气曰逆，逆者死。

【注释】

［1］闰以太息：闰，余也；太息，长息也。通常言“一呼脉再动，一吸脉亦再动”。实际上，平人一呼脉当两动有余，一吸脉同样两动有余，呼吸定息，则四动有余。称五动，则一息不足，故须如年之闰月，以长息来尽其余数。故曰：“呼吸定息，脉五动，闰以太息。”

［2］尺热：指手腕至肘部的皮肤发热。

［3］一呼脉四动：《类经·呼吸至数》注：“一呼四动，则一息八至矣，况以上乎。《难经》谓之夺精，四至曰脱精，五至曰死，六至曰命尽。是皆一呼四至以上也，故死。”

［4］乍疏乍数：脉来忽快忽慢，提示气血阴阳已经严重紊乱，心肺不能权衡百脉，生机将绝。

【原文】

持其脉口，数其至也，五十动而不一代者，五脏皆受气矣；四十动而一代者，一脏无气；三十动而一代者，二脏无气；二十动而一代者，三脏无气；十动而一代者，四脏无气；不满十动而一代者，五脏无气。与之短期[1]，要在终始[2]，所谓五十动而一代者，以为常也，以知五脏之期也。与之短期者，乍数乍疏也。

【注释】

［1］与之短期：即预计死期已近。

［2］终始：此处指《灵枢·终始》。

【原文】

肝脉弦[1]，心脉钩[2]，脾脉代[3]，肺脉毛[4]，肾脉石[5]。

【注释】

［1］弦：脉象端直而长，如按琴弦。

［2］钩：指下极大，来盛去衰，如洪水之来，故亦称“洪脉”。

［3］代：《类经·宣明五气》注：“代，更代也。脾脉和软，分王四季，如春当和软而兼弦，夏当和软而兼钩，秋当和软而兼毛，冬当和软而兼石，随时相代，故曰代。”此处“代”非动而中止，不能自还，而是指脾脉可以随着四时更代之意。

［4］毛：《素问·宣明五气》王注曰：“轻浮而虚，如毛羽也。”毛脉，今称“浮脉”。《素问》谓之“如循榆荚”，《脉经》谓之“举之有余，按之不足”。其脉象有如微风吹鸟背之毛，故称“毛”。

［5］石：《素问·宣明五气》王注曰："沉坚而搏，如石之投也。"《脉经》曰："重手按至筋骨乃得。""石脉"今称"沉脉"，其脉象如石沉水底，故称"石"。

【原文】

心脉来，累累然[1]如连珠，如循琅玕[2]，曰平。累累《素》作喘喘连属[3]，其中微曲，曰病。前钩后居，如操[4]带钩，曰死。

【注释】

［1］累累然：重叠如串珠状。

［2］琅（láng）玕（gān）：玉石光润如珠者，为琅玕。连珠、琅玕，是形容脉来盛满滑利。《内经知要·脉诊》曰："连珠琅玕，喻其盛满温润，即微钩之义也。即胃气之本也，故曰心平。"

［3］累累连属：《类经·五脏平病死脉胃气为本》注："喘喘连属，急促相仍也，其中微曲，即钩多胃少之义，故曰心病。""喘"，动之意。如《庄子·胠箧》曰："喘软之虫。"崔撰注曰："动虫也。"又《太素·五脏脉诊》注："有本作揣揣。"

［4］操：把持的意思。

【原文】

肺脉来，厌厌聂聂[1]，如循《素问》作落榆叶，曰平。不上不下[2]，如循鸡羽[3]，曰病，如物之浮，如风吹毛，曰死。

【注释】

［1］厌厌聂聂：《素问吴注》曰："翩翻之状，浮薄而流利

也。”指脉象轻浮和缓，亦即微毛之义，为有胃气，故为肺之平脉。

［2］不上不下：此处依《类经·五脏平病死脉胃气为本》注：“不上不下，往来涩滞也。”

［3］如循鸡羽：《素问·平人气象论》王注曰：“谓中央坚而两旁虚。”

【原文】

肝脉来，软弱招招，如揭[1]长竿末梢，曰平。盈实而滑，如循长竿，曰病。急而益劲，如新张弓弦，曰死。

【注释】

［1］揭：举。

【原文】

脾脉来，和柔相离[1]，如鸡足践地[2]，曰平。实而盈数[3]，如鸡举足，曰病。坚兑如鸟之喙，如鸟之距[4]，如屋之漏，如水之流，曰死。

【注释】

［1］和柔相离：《类经·五脏平病死脉胃气为本》注：“和柔，雍容不迫也。相离，匀净分明也。如鸡践地，从容轻缓也。此即充和之气，亦微软弱之义，是为脾之平脉。”

［2］践地：踏地。

［3］实而盈数：《类经·五脏平病死脉胃气为本》注：“实而盈数，强急不和也。如鸡举足，轻疾不缓也。”

［4］距：雄鸡跖后突出的尖锐物。

【原文】

肾脉来，喘喘累累如钩，按之坚，曰平。来如引葛，按之益坚，曰病。发如夺索[1]，辟辟如弹石[2]，曰死。

脾脉虚浮似肺，肾脉小浮似脾，肝脉急沉散似肾。

【注释】

［1］发如夺索:《素问吴注》曰:“两人争夺其索，引长而坚劲也。”“发”，发动之意，形容脉急骤。“索”，绳索。

［2］辟辟如弹石:《素问直解》注:“辟辟，来去不伦也。如弹石，圆硬不软也。”形容脉象来去不定，如圆石之弹动。

【原文】

曰：见真脏[1]曰死，何也？曰：五脏者皆禀气于胃，胃者五脏之本，脏气者，皆不能自致于手太阴，必因于胃气，乃能至于手太阴，故五脏各以其时，自为而至于手太阴。故邪气胜者，精气衰也，故病甚者，胃气不能与之俱至于手太阴，故真脏之气独见，独见者病胜脏也，故曰死。

【注释】

［1］真脏:《太素·脏腑气液》注:“无余物和杂，故名真也。五脏之气，皆胃气和之，不得独用……五脏之气和于胃气，即得长生。若真独见，无和胃气，必死期也。欲知五脏真见为死，和胃为生者，于寸口诊手太阴，即可知之也。见者如弦，是肝脉也，微弦为平好也。微弦，谓弦之少也。”

【原文】

春脉，肝也，东方木也，万物之所始生也，故其气来[1]软弱轻虚而滑，端直以长，故曰弦，反此者病。其气来实而强，此谓太过，病在外；其气来不实而微，此谓不及，病在中。太过则令人善忘，忽忽[2]眩冒而癫疾；不及则令人胸满一作痛引背，下则两胁胠[3]满。

【注释】

[1] 来：原无，据《素问·玉机真脏论》《太素·四时脉形》补。

[2] 忽忽：精神恍惚不定。

[3] 胠（qū）：腋下。

【原文】

夏脉，心也，南方火也，万物之所盛长也，故其气来盛去衰，故曰钩，反此者病。其气来盛去亦盛，此谓太过，病在外；其气来不盛去反盛，此谓不及，病在内。太过则令人身热而骨痛一作肤痛，为浸淫[1]；不及则令人烦心，上见咳唾，下为气泄[2]。

【注释】

[1] 浸淫：《太素·四时脉形》注："浸淫者，滋长也。"《素问吴注》曰："浸淫，热不得去，浸渍而淫，邪热渐弥之名。今之蒸热不已，是也。"《素问集注》张志聪注曰："浸淫，肤受之疮，火热盛也。"《素问·至真要大论》曰："诸痛痒疮，皆属于心。"此处当是浸淫疮，与心火太过之义正合。

［2］下为气泄：下元不固，气自肛门泄出。

【原文】

秋脉，肺也，西方金也，万物之所收成也，故其气来轻虚以浮，来急去散，故曰浮，反此者病。其来毛而中央坚，两旁虚，此谓太过，病在外；其气来毛而微，此谓不及，病在中。太过则令人逆气而背痛，愠愠[1]然；不及则令人喘呼，少气而咳，上气见血，下闻病音。

【注释】

［1］愠愠（yùn）：郁闷不舒的样子。愠，怒、怨之意。

【原文】

冬脉，肾也，北方水也，万物之所合藏也，故其气来沉以濡《素问》作搏，故曰营，反此者病。其气来如弹石者，此谓太过，病在外；其去如数[1]者，此谓不及，病在中。太过则令人解㑊[2]，脊脉痛而少气，不欲言；不及则令人心悬如病饥《素问》下有"眇中清，脊中痛，小腹满，小便变赤黄"四句。

【注释】

［1］如数（shuò）：《类经·四时脏脉病有太过不及》注："其去如数者，动止疾促……此真阴亏损之脉。"

［2］解（xiè）㑊（yì）：懈怠困倦。《素问·平人气象论》王注曰："寒不寒，热不热，弱不弱，壮不壮，㑊不可名，谓之解㑊也。"杭世骏云："解㑊二字，不见他书。解，即懈；㑊音亦。倦而支节不能振耸，惫而精气不能检摄，筋不束骨，脉不从理，解

解协协，不可指名，非百病中有此一症也。”今从杭说，即懈怠困倦之意。

【原文】

脾脉，土也，孤脏以灌四旁者也，其善者不可见，恶者可见。其来如水之流[1]者，此谓太过，病在外；如鸟之喙者，此谓不及，病在中。太过则令人四肢不举；不及则令人九窍不通，名曰重强[2]。

【注释】

[1] 如水之流：指脉来滑而洪盛，为脾气太过之象，与前文所云“如水之流，日死”不同。《类经·四时脏脉病有太过不及》注：“盖水流之状，滔滔洪盛者，其太过也；溅溅（浅而流急貌）不返者，其将竭也。”

[2] 重强:《太素·四时脉形》注:“不行气于身，故身重而强也。”《素问·玉机真脏论》王注曰:“重谓脏气重叠，强谓气不和顺。”《素问注证发微》注:“脾不和平，固为强矣，而九窍不通，则病邪方盛，名曰重强。”“重强”之义费解，姑引上说以供参考。

经脉第一中

【原文】

春得秋脉，夏得冬脉，长夏得春脉，秋得夏脉，冬得长夏脉，名曰阴出之阳，病善怒不治，是谓五邪，皆同死不治。

春胃微弦曰平[1]，弦多胃少曰肝病，但弦无胃曰死。胃而有毛曰秋病，毛甚曰今病，脏真散于肝，肝藏筋膜之气也。

【注释】

[1] 春胃微弦曰平:《类经·脉分四时无胃曰死》注曰:“春令木王，其脉当弦，但宜微弦而不至太过，是得春胃之充和也，故曰平。按：此前后诸篇，皆以春弦、夏钩、秋毛、冬石分四季所属者，在欲明时令之脉，不得不然也。然脉之迭见，有随时者，有不随时者。故或春而见钩，便是夏脉；春而见毛，便是秋脉；春而见石，便是冬脉。因变知病，圆活在人，故有二十五变之妙。若谓春必弦、夏必钩，则殊失胃气之精义矣。”

【原文】

夏胃微钩曰平，钩多胃少曰心病，但钩无胃曰死。胃而有石曰冬病，石甚曰今病，脏真通于心[1]，心藏血脉之气也。

【注释】

[1] 脏真通于心:《素问经注节解·平人气象论》注曰:“其

在于心也，心为五脏主，无所不通。心得和平之气，包藏血脉而无壅闭之患也。”

【原文】

长夏胃微软弱曰平，胃少软弱多曰脾病，但代无胃曰死。软弱有石曰冬病，石《素》作弱甚曰今病，脏真濡于脾[1]，脾藏肌肉之气也。

【注释】

[1] 脏真濡于脾:《素问经注节解·平人气象论》注曰:“脾乃湿土，内运水谷，外养肌肉，和缓之气本根于脾。如上无所制，下无所侮，脾自濡润，而一身之气皆其所养矣。”

【原文】

秋胃微毛曰平，毛多胃少曰肺病，但毛无胃曰死。毛而有弦曰春病，弦甚曰今病，脏真高于肺[1]，肺行营卫阴阳也。

【注释】

[1] 脏真高于肺:《类经·脉分四时无胃曰死》注:“秋金用事，其气清肃，肺处上焦，故脏真之气高于肺。肺主乎气，而营行脉中，卫行脉外者，皆自肺宣布，故以行营卫阴阳也。”高，即升，与下节“下”字，为升降对举。

【原文】

冬胃微石曰平，胃少石多[1]曰肾病，但石无胃曰死。石而有钩曰夏病，钩甚曰今病，脏真下于肾[2]，肾藏骨髓之气也。

【注释】

［1］胃少石多：《黄帝内经素问》《脉经》皆作“石多胃少”，与文例和。

［2］脏真下于肾：《类经·脉分四时无胃曰死》注：“冬水用事，其气闭藏，故脏真之气下于肾。”《素问经注节解·平人气象论》注曰：“肾主骨，骨藏髓，其本根固，则精自生而形自盛也。”

【原文】

胃之大络，名曰虚里[1]，贯膈络肺，出于左乳下，其动应手，脉之宗气[2]也。盛喘数绝[3]者，则病在中；结而横[4]，有积矣；绝不至曰死。

诊得胃脉则能食[5]，虚则泄也。

【注释】

［1］虚里：《太素·尺寸诊》注：“虚里，城邑居处也，此胃大络，乃是五脏六腑所禀居处，故曰虚里。”

［2］脉之宗气：宗气，指脾胃化生的水谷精气与肺吸入的清气汇合，积于胸中的大气，为十二经脉之所宗，故称“脉之宗气”。

［3］盛喘数绝：绝，断也。喘，脉动急迫之意。盛喘数绝，指脉动虽充盛而急迫，时有短暂停止之义。

［4］结而横：指虚里脉结，按之横坚有力，有结聚的征象。

［5］则能食：疑误，《素问·脉要精微论》《太素·杂诊》作“实则胀”。

【原文】

心脉揣《素问》作搏坚而长，病舌卷不能言；其软而散者，病消渴《素》作烦自已[1]。

肺脉揣《素》作搏，下同坚而长，病唾血；其软而散者，病灌汗[2]，至令不复散发[3]。

【注释】

[1] 病消渴自已:《太素·五脏脉诊》注:“消渴，以有胃气，故自已。”

[2] 灌汗:《太素·五脏脉诊》注:“以肺气虚，故脉奚散也，虚故腠理相逐，汗出如灌。”

[3] 至令不复散发:《黄帝内经素问》《太素》亦有“散发”二字，然此二字文义突兀，疑为衍文。

【原文】

肝脉揣坚而长，色不青，病坠[1]；若搏，因血在胁下，令人喘逆；其软而散，色泽[2]者，病溢饮[3]。溢饮者，渴暴[4]多饮，而溢入肌皮肠胃之外也。

【注释】

[1] 病坠:《类经·搏坚软散为病不同》注:“脏病于中，色必外见，其色当青而不青者，以病不在脏而在经也，必有坠伤。”

[2] 色泽：水溢于肌肤，故见色润泽。《说文解字·水部》曰:“泽，光润也。”《金匮要略》云:“夫水病人，目下有卧蚕，面目鲜泽。”

［3］溢饮：病名，指水液滞留于体表及皮下组织的水气病。《金匮要略》云：“饮水流行，归于四肢，当汗出而不汗出，身体疼重，谓之溢饮。”

［4］渴暴：原作“渴渴”，据《素问·脉要精微论》《太素·五脏脉诊》改。

【原文】

胃脉揣坚而长，其色赤，病折髀[1]；其软而散者，病食痹[2]，痛髀。

【注释】

［1］折髀：《素问·脉要精微论》王注曰：“胃阳明脉，从气冲下髀，抵伏兔，故病则髀如折也。”

［2］食痹：《太素·五脏脉诊》注曰：“胃虚不消水谷，故食积胃中为痹而痛。”《素问·至真要大论》王注曰：“食痹，谓食已心下痛，阴阴然不可名也，不可忍也，吐出乃止。此为胃气逆，而不下流也。”

【原文】

脾脉揣坚而长，其色黄，病少气；其软而散，色不泽者，病足胻肿，若水状。

肾脉揣坚而长，其色黄而赤者，病折腰[1]；其软而散者，病少血[2]，至令不复。

【注释】

［1］折腰：腰痛如折。

［2］其软而散者，病少血：肾主水，以生化津液，渗灌血脉。今肾气不化，故当病少血。

【原文】

夫脉者，血气之府[1]也，长则气和[2]，短[3]则气[4]病，数则烦心，大则病进，上盛则气高，下盛则气胀，代则气衰，细则气少，涩则心痛[5]。浑浑革革至如涌泉[6]，病进而危[7]，弊弊[8]绰绰[9]一本作绵绵，其去如弦绝者死。

【注释】

［1］血气之府:《素问·脉要精微论》王注曰:“府，聚也。言血之多少，皆聚见于经脉之中。”

［2］长则气和：长，指长脉，如循长竿，首尾端直，超过本位。气和，即气血平和，健康无病。

［3］短：指短脉，与长脉相对，首尾俱短，不及本位。短脉，为气不足。

［4］气：原无，据《素问·脉要精微论》补。

［5］涩则心痛：涩脉艰涩而不滑利，为气滞血少，故而心痛。

［6］浑浑革革（jí）：浑浑，泉水奔流之状。革革，急之意。浑浑革革，形容脉似泉水奔流急速之状。

［7］危：原作“色”，据《脉经·卷一》《备急千金要方·卷二十八》改。

［8］弊弊：原作“弊之”，据《素问·脉要精微论》新校正改。

［9］弊弊绰绰（chuò）：指脉来虚微无力，飘忽不定，若断

若续，似有似无。弊弊，有断之意。绰绰，缓慢无力的样子。

【原文】

寸口脉中手[1]短者，曰头痛；寸口脉中手长者，曰足胫痛。寸口脉沉而坚者，病在中；寸口脉浮而盛者，病在外。寸口脉中手促上数《素问》作击者[2]，曰肩背痛。寸口脉紧而横坚[3]《素问》作沉而横者，曰胁下腹中有横积痛[4]。寸口脉浮而喘[5]《素问》作沉而弱者，曰寒热。寸口脉盛滑坚者，曰病在外；寸口脉小实而坚者，曰病在内。脉小弱以涩者，谓之久病；脉浮滑而实大《素问》作浮而疾者，谓之新病。病甚有胃气而和者，曰病无他。脉急者，曰疝瘕少腹痛。脉滑曰风，脉涩曰痹，盛而紧曰胀，缓而滑曰热中。按寸口得四时之顺，曰病无他，反四时及不间脏[6]，曰死。

太阳脉至，洪大以长；少阳脉至，乍数乍疏，乍短乍长；阳明脉至，浮大而短。

【注释】

[1] 中（zhòng）手：手脉按之应指。

[2] 促上数者:《类经·寸口尺脉诊诸病》注:“脉来急促，而上部击手者，阳邪盛于上也，故为肩背痛。”

[3] 紧而横坚：横，形容脉应指下有如一横木，既弦紧，又坚硬。

[4] 横积痛：积块横居作痛。

[5] 浮而喘：即浮而动甚。

[6] 不间脏:“间”作“夹”或“隔”解。《类经·逆从四时无胃亦死》注:“不间脏者，如木必乘土，则肝病传脾；土必乘水，则脾病传肾之类，是皆传其所胜，不相假借。脉证得此，均

名鬼贼，其气相残，为病必甚。若间其所胜之脏，而传其所生，是谓间脏，如肝不传脾而传心，心不传肺而传脾，其气相生，虽病亦微。”

【原文】

厥阴有余，病阴痹[1]；不足，病生热痹；滑则病狐疝风[2]；涩则病少腹积气一本作积厥。

少阴有余，病皮痹瘾疹[3]；不足，病肺痹[4]；滑则病肺风疝[5]；涩则病积，溲血。

太阴有余，病肉痹寒中；不足，病脾痹[6]；滑则病脾风疝[7]；涩则病积，心腹时满。

阳明有余，病脉痹，身时热；不足，病心痹；滑则病心风疝；涩则病积，时善惊。

太阳有余，病骨痹身重；不足，病肾痹[8]；滑则病肾风疝；涩则病积，时善癫疾。

少阳有余，病筋痹胁满；不足，病肝痹[9]；滑则病肝风疝；涩则病积，时筋急目痛。

【注释】

［1］阴痹：指因寒湿阴邪所致的痹证，如寒痹、湿痹等。

［2］狐疝风：《类经·六经痹疝》注：“疝者，前阴少腹之病，男女五脏皆有之。狐之昼伏夜出，阴兽也。疝在厥阴，其出入上下不常，与狐相类，故曰狐疝风。此非外入之风，乃以肝邪为言也。”《素问直解》注曰：“风者，气动风生，风主气也。下文肺风、脾风、心风、肾风、肝风，皆气动风生之义。”

［3］皮痹瘾疹：《类经·六经痹疝》注：“少阴者，君火之气

也，火盛则克金；皮者肺之合，故为皮痹。”瘾疹，是指皮肤所发生的形如麻疹，成片成块，时隐时现的小疹。

[4] 肺痹:《类经·六经痹疝》注:“火不足则金无所畏，燥邪独胜，故病为肺痹。”《素问·痹论》曰:“肺痹者，烦满，喘而呕。”

[5] 滑则病肺风疝:《类经·六经痹疝》注:“滑实则君火为邪，故乘于肺，病在气也。”

[6] 脾痹:《素问·痹论》曰:“脾痹者，四肢解堕，发咳呕汁，上为大塞。”《类经·六经痹疝》注:“土弱，则脾气不行也。”

[7] 滑则病脾风疝:《类经·六经痹疝》注:“太阴脉滑，则土邪有余，脾风疝者，即癞肿重坠之属，病在湿也。”

[8] 肾痹:《素问·痹论》曰:“肾痹者，善胀，尻以代踵，脊以代头。”

[9] 肝痹:《素问·痹论》曰:“肝痹者，夜卧则惊，多饮数小便，上为引如怀。”

【原文】

太阴厥逆[1]，胻急挛，心痛引腹，治主病者。

少阴厥逆，虚满呕变，下泄清，治主病者。

厥阴厥逆，挛，腰痛，虚满前闭，谵语，治主病者。

三阴俱逆，不得前后，使人手足寒，三日死。

太阳厥逆，僵仆，呕血善衄[2]，治主病者。

少阳厥逆，机关不利。机关不利者，腰不可以行，项不可以顾，发肠痈不可治，惊者死。

阳明厥逆，喘咳身热，善惊，衄血呕血，不可治，惊者死。

手太阴厥逆，虚满而咳，善呕吐沫，治主病者。

手心主、少阴厥逆，心痛引喉，身热者死，不热者可治。

手太阳厥逆，耳聋泣出，项不可以顾，腰不可以俯仰，治主病者。

手阳明、少阳厥逆，发喉痹，嗌肿痛，治主病者。

【注释】

[1] 厥逆：指卒厥类病，并非单指四肢厥逆。

[2] 僵仆，呕血善衄：《太素·经脉厥》注："足太阳脉起于鼻旁目内眦，侠脊抵腰中络肾属膀胱，故足太阳脉气之失逆，僵仆呕血善衄。后倒曰僵，前倒曰仆。僵仆有伤，故呕血也。太阳厥逆连鼻，故善衄也。"

【原文】

来疾去徐[1]，上实下虚，为厥癫疾；来徐去疾，上虚下实，为恶风也。

故中恶风者，阳气受也。有脉俱沉细数者[2]，少阴厥也。沉细数散者，寒热也。浮而散者为眴音顺仆[3]。诸浮而不躁者皆在阳，则为热；其有躁者在手。诸细而沉者皆在阴，则为骨痛；其有静者在足。数动一代者[4]，病在阳之脉也，其涩者阳气有余也，滑者阴气有余也。阳气有余则为身热无汗；阴气有余则为多汗身寒；阴阳有余则为无汗而寒。推而外之，内而不外者，有心腹积也；推而内之，外而不内者，中有热也。推而上之，下而不上者，腰足清也；推而下之，上而不下者，头项痛也。按之至骨，脉气少者，腰脊痛而身有痹也。

【注释】

［1］来疾去徐:《太素·五脏脉诊》注:“来疾，阳盛，故上实也；去徐，阴虚，故下虚也。上实下虚，所以发癫疾也。”

［2］沉细数者：沉细数是水亏火旺之脉。

［3］浮而散者为眴（shùn）仆：浮而散为气血极虚之脉，所以病头目眩晕而仆倒。眴，目眩。仆，跌仆。

［4］数动一代者:《素问·脉要精微论》王注曰:“代，止也。数动一代，是阳气之生病，故言病在阳之脉。”

经脉第一下

【原文】

三阳为经，二阳为维，一阳为游部[1]。三阳者，太阳也，至手太阴而弦浮而不沉，决以度，察以心，合之阴阳之论。二阳者，阳明也，至手太阴弦而沉急不鼓，炅至[2]以病皆死。一阳者，少阳也，至手太阴上连人迎弦急悬不绝[3]，此少阳之病也，搏阴[4]则死。三阴者，六经之所主也，交于太阴，伏鼓不浮，上空至心。二阴至肺，其气归于膀胱，外连脾胃。一阴独至[5]，经绝，气浮不鼓，钩而滑。此六脉者，乍阴乍阳，交属相并，缪通五脏，合于阴阳，先至为主，后至为客。

三阳为父，二阳为卫，一阳为纪[6]；三阴为母，二阴为雌，一阴为独使[7]。二阳一阴，阳明主脾一本无脾字病，不胜一阴，脉软而动，九窍皆沉[8]。三阳一阴，太阳脉胜，一阴不能止，内乱五脏，外为惊骇。二阴一阳，病在肺，少阳一作阴脉沉，胜肺伤脾，故外伤四肢。二阴二阳皆交至，病在肾，骂詈[9]妄行，癫疾为狂。二阴一阳，病出于肾，阴气客游于心脘下空窍，堤闭塞不通[10]，四肢别离[11]。一阴一阳代绝，此阴气至心，上下无常，出入不知，喉嗌干燥，病在土脾。二阳三阴至阴皆在阴不过阳，阳气不能止阴，阴阳并绝，浮为血瘕，沉为脓胕也。三阳独至者，是三阳并至，并至如风雨，上为癫疾，下为漏血病，三阳者，至阳也。积并则为惊，病起如风，霹雳[12]，九窍皆塞，阳气滂溢，嗌干喉塞。并于阴则上下无常，薄为肠澼，此谓三阳直心[13]，坐不得起卧者，身重，三阳之病也。

【注释】

［1］游部:《类经·阴阳贵贱合病》注:“经，大经也；周身之脉，惟足太阳为巨，通巅下背，独统阳分，故曰经。维，维络也。阳明经上布头面，下循胸腹，独居三阴之中，维络于前，故曰维。少阳在侧，前行则会于阳明，后行则会于太阳，出入于二阳之间，故曰游部。”

［2］炅（jiǒng）至：热至。

［3］弦急悬不绝：脉象弦急如悬物之状，始终不得缓弛。

［4］搏阴:《素问·阴阳论》作“专阴”。独阴无阳为专阴。

［5］一阴独至：厥阴脉当弦，并有柔和之象，是有胃气之脉，若但弦无胃，便是独至。

［6］纪：王注释纪为纲纪，义不甚明了。纪，会也。一阳为阳之交会，与下文一阴为阴中之独使合看，则少阳厥阴为阴阳相交之经。阳入阴，阴出阳，使阴阳相互协调。

［7］一阴为独使:《类经·阴阳贵贱合病》注曰:“太阴滋养诸经，故称为母。少阴属水，水能生物，故曰雌。使者，交通终始之谓。阴尽阳生，惟厥阴主之，故为独使。”

［8］沉：滞。

［9］骂詈（lì）：恶言及之曰骂，诽谤咒诅曰詈。

［10］堤闭塞不通：堤，本义为以土石修筑，用来防水的建筑物。此处用来形容上至心脘，下至诸窍，皆闭塞如堤。

［11］四肢别离：四肢好像离开身体，不为自己所用一样。

［12］霹雳：疾雷也。

［13］直心:《类经·三阳并至其绝在肾》注:“直心，谓邪气

直冲心膈也。”

【原文】

黄帝问曰：脉有四时动奈何？岐伯对曰：六合[1]之内，天地之变，阴阳之应，彼春之暖，为夏之暑，彼秋之忿，为冬之怒。四变之动，脉与之上下，以春应中规，夏应中矩，秋应中衡，冬应中权，是故冬至四十五日，阳气微上，阴气微下[2]；夏至四十五日，阴气微上，阳气微下。阴阳有时，与脉为期，期而相失，知[3]脉所分，分之有期，故知死时。微妙在脉，不可不察，察之有纪，从阴阳始。是故声合五音，色合五行，脉合阴阳。持脉有道，虚静为宝[4]。

春日浮，如鱼之游在波；夏日在肤，泛泛乎万物有余；秋日下肤，蛰虫将去；冬日在骨，蛰虫周密，君子居室。故曰：知内者按而纪之，知外者终而始之，此六者，持脉之大法也。

【注释】

［1］六合：即四方上下。

［2］阳气微上，阴气微下：原作中“阴”“阳”颠倒，据《素问·脉要精微论》《太素·四时脉诊》改。

［3］知：原作“如”，据《素问·脉要精微论》《太素·四时脉诊》改。

［4］虚静为宝：指切脉时，须得内心虚无，安神定志，心无杂念。

【原文】

赤[1]脉之至也，喘而坚，诊曰有积气在中，时害于食，名曰心痹，得之外疾思虑而心虚，故邪从之。

白脉之至也，喘而浮，上虚下实，惊，有[2]积气在胸中，喘而虚，名曰肺痹，寒热，得之醉而使内也。

黄脉之至也，大而虚，有积气在腹中，有厥气，名曰厥疝，女子同法，得之疾使四肢，汗出当风。

青脉之至也，长而弦左右弹，有积气在心下支胠，名曰肝痹，得之寒湿，与疝同法，腰痛，足清，头痛一本云头脉紧。

黑脉之至也，上坚而大，有积气在少腹与阴，名曰肾痹，得之沐浴[3]清水[4]而卧。

【注释】

[1] 赤：指面色赤。白、黄、青、黑同此。

[2] 有：原作“为”，据《素问·五脏生成》《太素·色脉诊》改。

[3] 沐浴：沐为洗头；浴为洗身。

[4] 清水：此处指冷水。

【原文】

形气有余，脉气不足，死；脉气有余，形气不足，生。形气相得，谓之可治。脉弱以滑，是有胃气，命曰易治，治之趋[1]之，无后其时。形气相失，谓之难治；色夭不泽，谓之难已；脉实以坚，谓之益甚；脉逆四时，谓之不治。所谓逆四时者，春得肺脉，夏得肾脉，秋得心脉，冬得脾脉，其至皆悬绝沉涩者，名[2]曰逆。

四时未有脏形[3]，于春夏而脉沉涩，秋冬而脉浮大，病热脉静，泄而脉大，脱血而脉实，病在中而脉实坚，病在外而脉不实坚者，皆为难治，名曰逆四时也。

【注释】

［1］趋（cù）：速也，催促之意。

［2］名：明抄本作“命”，与《黄帝内经素问》合。

［3］未有脏形：指未见病脏的病形。

【原文】

曰：愿闻虚实之要。曰：气实形实，气虚形虚，此其常也，反此者病；谷盛气盛[1]，谷虚气虚，此其常也，反此者病；脉实血实[2]，脉虚血虚，此其常也，反此者病。气盛身寒，气虚身热曰反；谷入多而气少曰反；谷不入而气多曰反；脉盛血少曰反；脉少血多曰反。气盛身寒，得之伤寒；气虚身热，得之伤暑。谷入多而气少者，得之有所脱血，湿居其下也；谷入少而气多者，邪在胃及与肺也。脉少血多者，饮中热也；脉大血少者，脉有风气，水浆不入，此谓反也[3]。夫实者，气入也，虚者，气出也。气实者，热也；气虚者，寒也。入实者，左手开针孔也；入虚者，左手闭针孔也。

【注释】

［1］谷盛气盛：“人受气于谷，谷入于胃，以传于肺，五脏六腑皆以受气”。人体脏腑之气，均赖水谷化生的精气充养。

［2］脉实血实：脉为血之府，脉搏的强弱可以反映血气的充实与否，故曰“脉实血实”。

［3］此谓反也：明抄本作“此之谓也”。

【原文】

脉小色不夺[1]者，新病也；脉不夺色夺者，久病也。脉与五色俱夺者，久病也；脉与五色俱不夺者，新病也。肝与肾脉并至，其色苍赤，当病毁伤，不见血，已见血，湿若中水也。尺内[2]两旁则季胁也。尺外[3]以候肾，尺里[4]以候腹。中附上[5]，左外以候肝，内以候膈；右外以候胃，内以候脾。上附上，右外以候肺，内以候胸中；左外以候心，内以候膻中。前以候前，后以候后。上竟上者，胸喉中事也；下竟下者，少腹腰股膝胫中事也。粗大者，阴不足，阳有余，为热中也。

【注释】

[1] 夺：此处作“失”解。

[2] 尺内：尺泽部的内侧。尺，指尺泽部而言，属诊尺肤的部位。

[3] 尺外：尺泽部的外侧。

[4] 尺里：《太素·五脏脉诊》注：“自尺内两中间。”即尺泽部中央。

[5] 中附上：将尺肤部分为三段，靠近掌部者为上段，靠近肘部者为下段，中间者为中段。中附上，指中段。

【原文】

腹胀身热，脉大一作小，是一逆也；腹鸣而满，四肢清，泄，脉大者，是二逆也；血衄不止，脉大者，是三逆也；咳且溲血脱形，脉小而劲者，是四逆也；咳，脱形身热，脉小而疾者，是五逆也。如是者，不过十五日死矣[1]。

腹大胀，四末清，脱形泄甚，是一逆也；腹胀便一作后血，其脉大，时绝，是二逆[2]也；咳，溲血，形肉脱，喘，是三逆也；呕血，胸满引背，脉小而疾，是四逆也；咳呕腹胀，且飧泄，其脉绝，是五逆也。如是者，不及一时而死矣。工不察此者而刺之，是谓逆治。

【注释】

［1］不过十五日死矣：《类经·五逆缓急》注："一节之更，时移气易，客强主弱，则不能胜，故不过十五日而死。"

［2］逆：原作"绝"，涉上文而误，据明抄本改。

【原文】

热病脉静[1]，汗已出，脉盛躁，是一逆也；病泄脉洪大，是二逆也；着痹[2]不移，䐃肉破，身热，脉偏绝[3]，是三逆也；淫而夺形身热，色夭然白，及后下血衃，笃重，是四逆也；寒热夺形，脉坚搏，是五逆也。

【注释】

［1］热病脉静：其前原有"治"字，涉上而衍，据《灵枢·五禁》删。

［2］着痹：《类经·痹证》注曰："着痹者，肢体重着不移，或为疼痛，或为顽木不仁。湿从土化，病多发于肌肉。"

［3］脉偏绝：一侧脉绝不至。

【原文】

五实死，五虚死。脉盛、皮热、腹胀、前后不通、闷瞀[1]，是谓五实。脉细、皮寒、气少、泄利前后、饮食不入，是谓五虚。浆粥入胃，泄注止，则虚者活；身汗得后利，则实者活，此其候也。

【注释】

［1］闷瞀：昏闷，视物不清。

【原文】

心脉满大，痫瘛[1]筋挛。

肝脉小急，痫瘛筋挛。

肝脉瞀暴[2]，有所惊骇，脉不至若喑，不治自已。

肾脉小急，肝脉小急，心脉小急不鼓，皆为瘕[3]。

肾脉大急沉，肝脉大急沉，皆为疝[4]。

肝肾脉并沉为石水[5]，并浮为风水，并虚为死，并小弦欲为惊。

心脉揣《素问》揣作搏，下同滑急为心疝[6]。

肺脉沉揣为肺疝。

三阳急为瘕。

二阴急为痫厥一本作二阴急为疝。

二阳急为惊。

【注释】

［1］痫瘛（zhì）：因癫痫发作而筋脉抽搐拘挛。

［2］肝脉瞀（wù）暴：瞀，乱驰之意。肝脉瞀暴，是指肝脉跳动急疾而乱。

［3］瘕：《素问·大奇论》王注曰：“小急为寒甚，不鼓则血

不流，血不流而寒薄，故血内凝而为瘕也。”

［4］疝：《素问·大奇论》王注曰：“疝者，寒气结聚之所为也。夫脉沉为实，脉急为痛，气实寒薄聚，故为绞痛，为疝。”

［5］石水：《素问·阴阳别论》曰：“阴阳结斜，多阴少阳曰石水，少腹肿。”水气积于少腹中，坚硬如石，故名“石水”。

［6］心疝：《诸病源候论·心疝候》曰：“疝者痛也，由阴气积于内，寒气不散，上冲于心，故使心痛，谓之心疝也。其痛或如锥刀所刺，或阴阴而痛，或四肢逆冷，或唇口变青，皆其候也。”

【原文】

脾脉外鼓沉为肠澼，久自已。

肝脉小缓为肠澼，易治。

肾脉小揣沉，为肠澼下血，血湿[1]《素问》作温身热者死。

心肝澼亦下血，二脏同病者可治。其脉小沉涩为肠澼，其身热者死，热甚《素》作热见七日死[2]。

胃脉沉鼓涩，胃外鼓大，心脉小坚急，皆膈偏枯。男子发左，女子发右，不喑舌转者可治，三十日起；其从者喑，三岁起；年不满二十者，三岁死。

【注释】

［1］血湿：“湿”字疑误，《黄帝内经素问》《太素·五脏脉诊》皆作“温”。“温”与“蕴”通，蓄积之义。

［2］热甚七日死：《类经·诸经脉证死期》注：“死于热见七日者，六阴败尽也。”

【原文】

脉至而揣，衄血身有热者死。

脉来悬钩浮者为热《素》作常脉。

脉至而揣，名曰暴厥，暴厥者，不知与人言。

脉至而数，使人暴惊，三四日自已。

脉至浮合[1]，浮合如数，一息十至以[2]上，是经气予[3]不足也，微见九十日死[4]。

脉至如火薪然，是心精予夺也，草干而死[5]。

脉至如丛棘《素》作如散叶，是肝气予虚也，木叶落而死。

脉至如省客，省客者，脉寒一本作塞如鼓[6]也，是肾气予不足也，悬去枣华而死。

脉至如丸泥，是胃精予不足也，榆荚落而死。

脉至如横格，是胆气予不足也，禾熟而死。

脉至如弦缕[7]，是胞精予不足也，病善言，下霜而死，不言可治。

【注释】

[1] 浮合:《素问·大奇论》王注曰:“如浮波之合，后至者凌前，速疾而动，无常候也。”

[2] 以：原作“已”，据明抄本改。

[3] 予：与“而”义同。

[4] 微见九十日死:《类经·诸经脉证死期》注:“微见，始见也。言初见此脉，便可期九十日而死，若见之已久，则不必九十日矣。所以在九十日者，以时更季易，天道变而人气从之也。”

[5] 草干而死:《类经·诸经脉证死期》注:“夏令火王，独

为可支，草干而死，阳尽时也。”

［6］鼓：原作“故”，据明抄本改，与《黄帝内经素问》合。

［7］弦缕：《类经·诸经脉证死期》注：“弦缕者，如弦之急，如缕之细，真元亏损之脉也。”

【原文】

脉至如交棘《素》作交漆，交棘者，左右傍至也，微见三十日而死。

脉至如涌泉，浮鼓肌中，是太阳气予不足也，少气味，韭花生而死。

脉至如颓土之状[1]，按之不足，是肌气[2]予不足也。五色见黑，白累发而死。

脉至如悬痈，悬痈者，浮揣切之益大，是十二俞之气予不足也，水冻而死。

脉至如偃刀，偃刀者，浮之小急，按之坚大，五脏寒热《素》作菀热，寒热独并于肾，如此其人不得坐，立春而死。

脉至如丸滑不著《素》作手不直手，丸滑不著者，按之不可得也，是大肠气予不足也，枣叶生而死。

脉至如舂[3]者，令人善恐，不欲坐卧，行立常听，是小肠气予不足也，季秋而死。

【注释】

［1］颓土之状：虚大无力，而按之即不可得。

［2］肌气：即脾气，脾主肌肉也。

［3］舂（chōng）：原指用杵臼米，此处形容脉象时而一至，大力撞击之象；是小肠精气亏虚于内，阳气浮越于外所产生的脉象。

病形脉诊第二上

本篇以论述各种疾病的症状和脉诊为重点。

1. 论述了人体脏腑、经络有部位的不同，病邪的侵袭又有高下、阴阳的区分；并论述了色、脉、尺肤三者的关系。

2. 列举了五脏出现缓、急、大、小、滑、涩六种脉象所主之病，以及针刺的方法；指出“荥俞治外经病，合治腑病”，并指出取穴的方法。

【原文】

黄帝问曰：邪气之中人奈何？高下有度乎？岐伯对曰：身半已[1]上者，邪中之；身半已下者，湿中之。中于阴则留腑，中于阳则留经[2]。

【注释】

[1] 已：通“以”，下同。

[2] 中于阳则留经：原作“中于阳则留脏”，据《灵枢·邪气脏腑病形》《太素·邪中》改。《太素·邪中》注：“邪中于臂胻之阴，独伤阴经，流入中脏，脏实不受邪客，故转至留于六腑者也。中于头面之阳，循三阳经下留阳经。”

【原文】

曰：阴之与阳，异名同类，上下相会[1]，经络之相贯也，如环之无端。夫邪之中人也，或中于阴，或中于阳，上下左右，无有恒常，其故何也[2]。曰：诸阳之会，皆在于面。人之方乘虚时，及新用力，若热饮食汗出，腠理开而中于邪。中于面则下阳明，中于项[3]则下太阳，中于颊则下少阳，中于膺背两胁，亦中其经。中于阴者，常从臂胻始。夫臂与胻，其阴皮薄，其肉淖泽，故俱受于风，独伤于其阴也。

【注释】

［1］上下相会：十二经脉的阴经阳经在手指或足趾相接。

［2］其故何也：原无，据《灵枢·邪气脏腑病形》《太素·邪中》补。

［3］中于项：原作“中于面”，据《灵枢·邪气脏腑病形》《太素·邪中》改。

【原文】

曰：此故伤其脏乎？曰：身之中于风也，不必动脏，故邪入于阴经，其脏气实，邪气入而不能客[1]，故还之于腑。是故阳中则留于经，阴中则留于腑。

曰：邪之中脏者奈何？曰：恐惧忧愁则伤心，形寒饮冷则伤肺[2]，以其两寒相感，中外皆伤，故气迎而上行。有所堕坠，恶血留内，有所大怒，气上而不能下，积于胁下则伤肝。有所击仆[3]，若醉以入房，汗出当风则伤脾。有所用力举重，若入房过度，汗出浴水则伤肾。

【注释】

［1］客：原作“容”，据明抄本改。

［2］形寒饮冷则伤肺：《类经·邪之中人阴阳有异》注：“肺

合皮毛，其脏畏寒。形寒饮冷，故伤肺也。若内有所伤，而外复有感，则中外皆伤，故气逆而上行。在表则为寒热疼痛，在里则为喘咳呕哕等病。"

[3] 击仆：猝然仆倒，好似突然遭到打击一样，多为卒中之病，故《黄帝内经》称之为击仆偏枯。

【原文】

曰：五脏之中风奈何？曰：阴阳俱相感，邪乃得往[1]。十二经脉，三百六十五络，其血气皆上于面而走空窍[2]。其精阳之气[3]上走于目而为睛，其别气[4]走于耳而为听，其宗气上出于鼻而为臭[5]，其浊气下出于胃走唇舌而为味。其气之津液皆上熏于面，而[6]皮又厚，其肉坚，故大热甚，寒不能胜之也。虚邪[7]之中身也，洒淅[8]动其形；正邪[9]之中人也微，先见于色，不知于身，若存若亡[10]，有形无形，莫知其情。夫色脉与尺之皮肤[11]相应，如桴鼓影响之相应，不得相失，此亦本末根叶之出候也，根死则叶枯矣。故色青者，其脉弦；色赤者，其脉钩；色黄者，其脉代；色白者，其脉毛；色黑者，其脉石。见其色而不得其脉，反得相胜之脉则死矣；得其相生[12]之脉则病已矣。

【注释】

[1] 往：此处指侵入。

[2] 上于面而走空窍：《太素·邪中》注："六阳之经，并上于面，六阴之经，有足厥阴经上面，余二至于舌下，不上于面，而言皆上面者，举多为言耳。其经络血气贯通，故皆上走七窍以为用也。"

[3] 精阳之气：《类经·首面耐寒因于气聚》注："精阳气者，

阳气之精华也。故曰五脏六腑之精气，皆上注于目而为之精。”

［4］别气：《类经·首面耐寒因于气聚》注：“别气者，旁行之气也。气自两侧上行于耳，气达则窍聪，所以能听。”

［5］臭：同“嗅”。

［6］而：《灵枢经》同。明抄本、《太素·色脉尺诊》作“面”。

［7］虚邪：指四时反常的风邪。

［8］洒淅：形容如凉水洒淋身上一样，感到寒冷从脊背发出，不能自持。

［9］正邪：此处指四时正常的风，乘人汗出腠理开泄而内侵，发病较轻微。

［10］若存若亡：《灵枢经》《太素》该句前有“若有若无”四字。

［11］尺之皮肤：即尺肤。《太素·色脉尺诊》注：“尺之皮肤者，从尺泽至关，此为尺分也。”

［12］相生：原作“相胜”，据《灵枢·邪气脏腑病形》《太素·色脉尺诊》改。

【原文】

曰：五脏之所生变化之病形何如？曰：先定其五色五脉之应，其病乃可别也。

曰：色脉已定，别之奈何？曰：调其脉之缓急大小滑涩，而病形定矣。

曰：调之何如？曰：脉急者，尺之皮肤亦急；脉缓者，尺之皮肤亦缓；脉小者，尺之皮肤亦减而少气；脉大者，尺之皮肤亦大；脉沉者，尺之皮肤亦沉；脉滑者，尺之皮肤亦滑；脉涩者，尺之皮肤亦涩。凡此变者，有微有甚，故善调尺者，不待于寸；善调脉者，不待于色，能参合而行之者，可以为上工，十全其九；行二者为中工，十全其七；行一者为下工，十全其六。

【原文】

尺肤温一作滑以淖泽者，风也。尺肉弱者，解㑊也；安卧脱肉者，寒热也一本下作不治。尺肤涩者，风痹也；尺肤粗如枯鱼鳞者，水泆[1]饮也。尺肤寒甚脉急一作小者，泄，少气也。尺肤热甚脉盛躁者，病温也；其脉盛而滑者，汗且出也一作病且出。尺肤烧炙人手一作炬然，先热后寒者，寒热也；尺肤先寒，久持之而热者，亦寒热也。尺肤炬然热，人迎大者，当夺血也。尺坚大，脉小甚，则少气，悗有加者，立死《脉经》云尺紧于人迎者少气。肘所独热者，腰以[2]上热；肘后独热者，肩背热；肘前独热者，膺前热。肘后廉已下三、四寸热者，肠中有虫。手所独热者，腰已上一作下热。臂中独热者，腰腹热。掌中热者，腹中热也；掌中寒者，腹中寒也。鱼际白肉有青血脉者，胃中有寒也。

【注释】

[1] 泆：通“溢”。
[2] 以：原作“已”，据明抄本改。

【原文】

曰：人有尺肤缓甚一云又存瘦甚，筋急而见，此为何病？曰：此所谓狐筋，狐筋者，是人腹必急[1]，白色黑色见，此病甚。狐，《素问》作疹。

【注释】

［1］腹必急:《素问·奇病论》王注曰:“腹急谓侠脐坚筋俱急。以尺里候腹中，故见尺中筋急，则必腹中拘急矣。”

病形脉诊第二下

【原文】

黄帝问曰：脉之缓急小大滑涩之病形何如？岐伯对曰：心脉急甚为瘛疭；微急为心痛引背，食不下。缓甚为狂笑[1]；微缓为伏梁在心下，上下行，有时唾血。大甚为喉吤[2]；吤微大为心痹引背，善泪出[3]。小甚为善哕；微小为消瘅。滑甚为善渴；微滑为心疝引脐，少腹鸣。涩甚为喑[4]；微涩为血溢[5]，维经络有阳维、阴维厥[6]，耳鸣，癫疾。

【注释】

[1] 缓甚为狂笑：心脉缓甚则心神涣散而不内守，所以发为狂笑。

[2] 吤（jiē）：象声词。

[3] 出：原无，据《灵枢经》《太素》补。

[4] 涩甚为喑（yīn）：心脉涩甚，则气血滞于上，喉失濡养则不能发音。

[5] 微涩为血溢：涩为气滞血瘀，瘀血损伤血络，则溢于脉外而为出血。此处指吐血、衄血而言。

[6] 维厥："维" 指四维，即手足。"维厥" 为手足厥冷之意。气滞血瘀，不能营其四末，故手足厥冷。

【原文】

肺脉急甚为癫疾[1]；微急为肺寒热，怠惰，咳唾血，引腰背胸，若鼻息肉不通。缓甚为多汗；微缓为痿[2]，瘘偏风[3]，头已下汗出不止。大甚为胫肿[4]；微大为肺痹引胸背，起恶日光。小甚为泄；微小为消瘅。滑甚为息贲上气；微滑为上下出血。涩甚为呕血；微涩为鼠瘘一作漏在颈支腋之间，下不胜其上，甚能善酸。

【注释】

[1] 肺脉急甚为癫疾:《类经·脏脉六变病刺不同》注:"肺脉急甚，风邪胜也，木反乘金，故主癫疾。"

[2] 痿：此处指鼠瘘，亦称瘰疬。

[3] 偏风：即漏风。

[4] 大甚为胫肿:《类经·脏脉六变病刺不同》注:"肺脉大甚者，心火烁肺，真阴必涸，故为胫肿。"

【原文】

肝脉急甚为恶言[1]一作忘言；微急为肥气[2]在胁下若覆杯。缓甚为善呕；微缓为水、瘕、痹[3]。大甚为内痈，善呕衄；微大为肝痹阴缩[4]，咳引少腹。小甚为多饮；微小为消瘅。滑甚为癫疝[5]；微滑为遗溺[6]。涩甚为溢饮；微涩为瘛疭挛筋。

【注释】

[1] 恶言:《类经·脏脉六变病刺不同》注:"肝脉急甚，肝气强也，肝强者多怒少喜，故言多嗔恶也。"

［2］肥气：为肝之积，在左胁下。《难经·五十六难》杨玄操注曰："肥气者，胆盛也。言肥气聚于左胁之下如覆杯突出，如肉肥盛之状也。"

［3］水、瘕、痹：《太素·五脏脉诊》注："阳气微热，肝气壅塞，饮溢为水，或结为瘕，或聚为痹。"《灵枢识》曰："盖水癖癖饮之类。痹，闭也。"

［4］阴缩：睾丸及阴茎上缩入腹为阴缩，亦称阳缩。

［5］癞（tuí）疝：表现为睾丸肿大坚硬，顽麻不知痛痒。

［6］微滑为遗溺：《太素·五脏脉诊》注："阳气微盛，阴虚不禁，故为遗溺也。"

【原文】

脾脉急甚为瘛疭；微急为膈中，食饮入而还出，后沃沫[1]。缓甚为痿厥；微缓为风痿，四肢不用，心慧然若无病[2]。大甚为击仆；微大为疝气[3]，腹里[4]大脓血在肠胃之外。小甚为寒热；微小为消瘅。滑甚为㿉癃[5]；微滑为虫毒蛕蝎[6]腹热。涩甚[7]为肠㿉[8]一作溃；微涩为内溃，多下脓血。

【注释】

［1］后沃沫：后，指大便。沃，灌注，在此可引伸为泄下。

［2］心慧然若无病：心中明了像无病一样。

［3］疝气：为脾之积。详见卷八第二。

［4］里：《灵枢经》同。《脉经》《备急千金要方》皆作"裹"。

［5］滑甚为㿉癃（lóng）：《类经·脏脉六变病刺不同》注："脾脉滑甚，太阴实热也。太阴合宗筋，故为㿗癃疝……㿉㿗同。"

［6］蛕（huí）蝎：蛕同"蛔"。蝎，乃桑树之蛀虫，在此指

肠寄生虫之如桑蠹者。

［7］涩甚：据《脉经》《备急千金要方》，此前应补“肠鸣腹热”一句。

［8］肠㿉：《太素·五脏脉诊》注：“冷气冲下，广肠脱出，名曰肠颓，亦妇人带下病也。”《备急千金要方·卷二十四》：“论曰：㿉有四种，有肠㿉、卵胀、气㿉、水㿉。”肠㿉，意即《诸病源候论》所云“肠下乘而成㿉”之病，似今之小肠疝气。

【原文】

肾脉急甚为骨痿癫疾；微急为奔豚沉厥[1]，足不收，不得前后。缓甚为折脊；微缓为洞泄，洞泄者，食不化，下嗌还出。大甚为阴痿；微大为石水，起脐下至小腹垂垂然，上至胃脘，死不治。小甚为洞泄；微小为消瘅。滑甚为癃㿉一作癃癀；微滑为骨痿，坐不能起，起则目无所见，视黑花[2]。涩甚为大痈；微涩为不月沉痔[3]。

【注释】

［1］沉厥：《太素·五脏脉诊》注：“微急者，肾冷发沉厥之病，足脚沉重，逆冷不收。”

［2］花：原作“丸”，据明抄本改，与《脉经》《备急千金要方》合。

［3］不月沉痔：不月，即闭经。沉痔，即久痔不愈。

【原文】

曰：病亦有甚变一作病之六变者，刺之奈何？曰：诸急者多寒[1]，缓者多热[2]，大者多气少血，小者血气皆少，滑者阳气盛而微有热[3]，涩者多血少气而微有寒[4]。是故刺急者，深内而久留之；刺缓者，浅内而疾发针，以去其热。刺大者，微泻其气，无出其血。刺滑者，疾发针而浅内之，以泻其阳气，去其热。刺涩者，必中其脉，随其逆顺而久留之，必先按而循之，已发针，疾按其痏，无令出血，以和其脉。诸小者，阴阳形气俱不足，勿取以针，而调之以甘药。

【注释】

[1] 诸急者多寒:《类经·脏脉六变病刺不同》注:“急者，弦紧之谓。仲景曰：脉浮而紧者，名曰弦也，紧则为寒。”

[2] 缓者多热:《类经·脏脉六变病刺不同》注:“缓者，纵缓之状，非后世迟缓之谓。仲景曰：缓则阳气长。又曰：缓者胃气有余。故凡纵缓之脉多中热，而气化从乎脾胃也。”

[3] 滑者阳气盛而微有热:《类经·脏脉六变病刺不同》注:“滑脉为阳，气血实也，故为阳气盛而微有热。仲景曰：滑者胃气实。”

[4] 涩者多血少气而微有寒:《类经·脏脉六变病刺不同》注:“涩为气滞，为血少，气血俱虚，则阳气不足，故微有寒也。仲景曰：涩者荣气不足。亦血少之谓，而此曰多血，似乎有误，观下文刺涩者，无令其血出，少可知矣。”

【原文】

曰：五脏六腑之气，荥俞所入为合，令何道从入，入安从道？曰：此阳明之别入于内，属于腑者也。

曰：荥俞与合，各有名乎？曰：荥俞治外脏经，合治内腑。

曰：治内腑奈何？曰：取之于合。

曰：合各有名乎？曰：胃合入于三里，大肠合入于巨虚上廉，小肠合入于巨虚下廉，三焦合入于委阳，膀胱合入于委中央，胆合入于阳陵泉。按：大肠合于曲池，小肠合于小海，三焦合于天井。今此不同者，古之别法也。又详巨虚上下[1]廉，乃足阳明与小肠相合之穴也，与胃合[2]三里，膀胱合委中，胆合阳陵泉，以脉之所入为合不同。三焦合委阳，委阳者乃三焦下辅腧也，亦未见有为合之说。

曰：取之奈何？曰：取之三里者，低跗取之。巨虚者，举足取之。委阳者，屈伸而取之。委中者，屈膝而取之。阳陵泉者，正立竖膝予之齐下，至委阳之阳[3]取之。诸外经者，揄伸[4]而取之。

曰：愿闻六腑之病。曰：面热者，足阳明病。鱼络血者，手阳明病。两跗之上脉坚若陷者，足阳明病，此胃脉也。

【注释】

［1］下：原无“下”字，按张灿玾先生之言，据上下文补之。

［2］合：原无，据上下文补。

［3］阳：有表和外之意。此处指外侧。

［4］揄（yú）伸：引伸之意，此处指伸缩活动。揄，引也。

三部九候第三

本篇主要说明三部九候的部位、诊察方法、脏腑分属；并通过观察三部九候脉搏的相应与否，机体、脉气的相得相失，而诊察脏腑的病变，决断疾病的死生，以及经病治经、络病治络等刺治方法。

【原文】

黄帝曰：何谓三部？岐伯对曰：上部、中部、下部。其部各有三候，三候者，有天、有地、有人。

上部天，两额之动脉[1]；上部地，两颊之动脉[2]；上部人，耳前之动脉[3]。

中部天，手太阴[4]；中部地，手阳明[5]；中部人，手少阴[6]。

下部天，足厥阴[7]；下部地，足少阴[8]；下部人，足太阴[9]。

下部之天以候肝；地以候肾；人以候脾胃之气。

中部之天以候肺，地以候胸中之气；人以候心。

上部之天以候头角之气；地以候口齿之气；人以候耳目之气。此三部者，三而成天，三而成地，三而成人，三而三之，合为九，九分为九野[10]，九野为[11]九脏。故神脏五[12]，形脏四[13]，合为九脏。五脏已败，其色必夭，夭必死矣。

【注释】

[1] 两额之动脉：《太素·卷十四》注："两额，足少阳、阳明二脉之动。"相当于颔厌、头维二穴处。

［2］两颊之动脉:《太素・卷十四》注:“两颊足阳明，在大迎中动。”

［3］耳前之动脉:《太素・卷十四》注:“耳前手太阳、手少阳、足少阳三脉在和窌中动。”

［4］手太阴:《素问・三部九候论》王注曰:“谓肺脉也，在掌后寸口中，是谓经渠，动应于手。”

［5］手阳明:《素问・三部九候论》王注曰:“谓大肠脉也，在手大指次指歧骨间，合谷之分，动应于手也。”

［6］手少阴:《素问・三部九候论》王注曰:“谓心脉也，在掌后锐骨之端，神门之分，动应于手。”

［7］足厥阴:《素问・三部九候论》王注曰:“谓肝脉也，在毛际外羊矢下一寸半陷中，五里之分，卧而取之，动应于手也，女子取太冲，在足大趾本节后二寸陷中是。”

［8］足少阴:《素问・三部九候论》王注曰:“谓肾脉也，在足内踝后跟骨上陷中，太溪之分，动应手。”

［9］足太阴:《素问・三部九候论》王注曰:“谓脾脉也，在鱼腹上趋筋间，直五里下，箕门之分……而动应于手也。候胃气者，当取足跗之上，冲阳之分，穴中脉动，乃应手也。”

［10］九野：此处指人体九个分野。野，即分野。

［11］为：此处依《素问经注节解》曰:“为，犹应也。九野为九脏，犹言九脏应九野也。”

［12］神脏五:《素问・三部九候论》王注曰:“所谓神脏者，肝藏魂，心藏神，脾藏意，肺藏魄，肾藏志也。以其皆神气居之，故云神脏五也。”

［13］形脏四:《素问・三部九候论》王注曰:“所谓形脏者，皆如器外张，虚而不屈，含藏于物，故云形脏也。所谓形脏四

者，一头角，二耳目，三口齿，四胸中也。”

【原文】

曰：以候奈何？曰：必先度其形之肥瘦，以调其气之虚实。实则泻之，虚则补之，必先去其血脉而后调之，无问其病，以平为期。

曰：决死生奈何？曰：形盛脉细，少气不足以息者死[1]。形瘦脉大，胸中多气者死[2]，形气相得者生，参伍不调者病[3]。三部九候皆相失者死。上下左右之脉相应如参舂者病甚；上下左右相失[4]不可数者死。中部之候虽独调，与众脏相失者死。中部之候相减者死。目内陷者死。

【注释】

[1] 死：原作“危”，据《素问·三部九候论》改。

[2] 胸中多气者死：邪气壅于肺而宣降失职，致胸满喘促等症，乃因脏气虚极，气不归元，多属死证。

[3] 参伍不调者病：《太素·卷十四》注：“谓其人形气，有时相得，有时不相得，参类品伍不得调者，其人有病。”《类经·决死生》注：“凡或大或小，或迟或疾，往来出入而无常度者，皆病脉也。”参伍不调，指参差不相协调之意。以上二说，一指形气不相得，一指脉象不规律，今多从后说。

[4] 上下左右相失：上下左右的脉极不一致，失于脉气规律。

【原文】

曰：何以知病之所在？曰：察九候独小者病，独大者病，独疾者病，独迟者病，独热者病，独寒者病，独陷下者病。以左手足上[1]去踝五寸而按之，以右手当踝而弹之，其应过五寸以[2]上蠕蠕然[3]者不病；其应疾，中手浑浑然[4]者病；中手徐徐然[5]者病；其应上不能至五寸，弹之不应者死。脱肉身不去者死。中部乍疏乍数者死。代脉而钩[6]者，病在络脉。九候之相应也，上下若一[7]，不得相失。一候后则病[8]，二候后则病甚，三候后则病危，所谓后者，应不俱[9]也。察其腑脏，以知死生之期。必先知经脉[10]，而后知病脉，真脏脉见者，邪胜，死也《素问》无死字。足太阳之气绝者，其足不可以屈伸，死必戴眼。

【注释】

［1］左手足上：原作“左手与左足上”，据《素问·三部九候论》及新校正引本经与全元起注本，删“于左”二字。

［2］以：原作“已”，据明抄本改。

［3］蠕（rú）蠕然：蠕虫爬行之貌。

［4］浑浑然：指脉搏动太过，为气盛太过。浑，同“混”，乱也。

［5］徐徐然：脉象缓慢之意，为气虚不及。

［6］代脉而钩：《素问·三部九候论》王注曰：“钩为夏脉，又夏气在络，故病在络脉也。络脉受邪，则经脉滞痞，故代止也。”

［7］上下若一：上下所候之脉，大小迟数一致。

［8］一候后则病：《太素·卷十四》注：“九候上下动脉，相应若一，不得相失，忽然八候相应俱动，一候在后，即有一失，故病。”

［9］应不俱：指三部九候之脉不一致，失其常度，来去无次。俱，此处指相同或一致。

［10］经脉：此处“经”字不指经络，当训为“常”，与下文

“病脉”对应。《类经·决死生》注：“经者常脉，病者变脉，不知其常，不足以知变也。”

【原文】

曰：冬阴夏阳奈何？曰：九候之脉皆沉细悬绝者为阴，主冬，故以夜半死[1]；盛躁喘数者为阳，主夏，故以日中死[2]；寒热病者，以平旦死；热中及热病者，以日中死；病风者，以日夕死[3]；病水者，以夜半死；其脉乍数乍疏，乍迟乍疾者，以日乘四季死；形肉已脱，九候虽调者，犹死。七诊[4]虽见，九候皆顺者，不死。所言不死者，风气之病，及经月之病[5]，似七诊之病而非也，故言不死。若有七诊之病，其脉候亦败者死矣，必发哕噫。必审问其所始病，与今之所方病，而后《素问》下有各字切循其脉，视其经络浮沉，以上下逆从循之，其脉[6]疾者，不病，其脉迟者病，不往不来者死《素问》作不往来者，皮肤著者死。

【注释】

[1] 以夜半死：水病在肾。夜半子时属寒水之气，肾阳不胜阴寒之制则死。

[2] 以日中死：日中为一日阳极之时，阴不胜其阳则死。

[3] 以日夕死：风病在肝。日夕酉时属金，肝木不胜金克则死。

[4] 七诊：《太素·卷十四》注：“虽有七诊死征，九候之脉顺四时者，谓之不死。”七诊，后世注家依照王冰之说，认为系指前文之“独大、独小、独疾、独迟”等而言。《太素》以本节之“沉细悬绝、盛躁喘数、寒热、热中、病风、病水、土绝于四季”为七诊死征。

［5］经月之病：一指月经病与妊娠，《素问·三部九候论》王注曰："月经之病。"一指经年累月之病，《素问经注节解》注："经，久也，谓病至逾月之久也。"

［6］脉：原作"病"，据嘉靖本、京师本改。

【原文】

曰：其可治者奈何？曰：经病者治其经，络病者治其络《素问》二络字上有孙字，身有痛者治其经络。其病者在奇邪，奇邪之脉则缪刺[1]之。留瘦不移，节而刺之[2]。上实下虚，切而顺之，索其结络脉，刺出其血，以通其气。瞳子高[3]者，太阳不足，戴眼者，太阳已绝，此决死生之要，不可不察也。

【注释】

［1］缪（miù）刺：刺络脉的治疗方法，左刺右，右刺左，称为缪刺。《素问识》简按："盖左病刺右，右病刺左，交错其处，故名缪刺。"

［2］留瘦不移，节而刺之：《类经·决死生》注："留，病留滞也。瘦，形瘦也。不移，不迁动也。凡病邪久留不移者，必于四肢八溪之间有所结聚，故当于节之会处，索而刺之，斯可平也。"

［3］瞳子高：目上视。瞳子高、戴眼，俱系目瞪而上视，但戴眼症状重，瞳子高症状轻，二者程度不同。

卷之五

针灸禁忌第一上

本篇论述了针灸的禁忌。

1. 说明春、夏、秋、冬四季取穴之不同及误刺所引起的变证。

2. 指出针刺的禁忌和误刺后所导致的不良后果。

3. 列举了不可深刺及禁灸的穴位。

【原文】

黄帝曰：四时之气，各不同形，百病之起，皆有所生，灸刺之道，何者为宝[1]？岐伯对曰：四时之气，各有所在，灸刺之道，气穴为宝[2]。

故春刺络脉诸荥[3]大经分肉之间，甚者深取之，间者浅取之。

《素问》曰：春刺散俞[4]及与分理[5]，血出而止。

【注释】

[1] 宝：此处为贵重之意。

[2] 气穴为宝：指针刺治病时，以能根据病情、季节准确取穴最为可贵。

[3] 春刺络脉诸荥：《类经·四时之刺》注："络脉者，十二经之大络，如手太阴列缺之类是也。诸荥者，十二经之荥穴，如

手太阴鱼际之类是也。络浅荥微，皆应春气。春以少阳之令，将升未升，其气在中，故刺之者，在络在荥。”

［4］散俞：络脉之腧穴也。

［5］分理：分肉之腠理也。

【原文】

又曰：春者木始治[1]，肝气始生，肝气急，其风疾，经脉常深，其气少不能深入，故取络脉分肉之间。

《九卷》云春刺荥者正同，于义为是。

又曰：春取络脉治皮肤。

又曰：春取经与脉分肉之间[2]，二者义亦略同。

又曰：春气在经脉。夏取诸俞孙络肌肉皮肤之上。

又曰夏刺俞，二者正同，于义为是。

长夏刺经。又曰：取盛经络，取分间绝皮肤。

又曰：夏取分腠治肌肉，义亦略同。

《素问》曰：夏刺络俞[3]，见血而止。

又曰：夏者火始治，心气始长，脉瘦气弱，阳气流一作留溢，血温于腠，内至于经，故取盛经分腠，绝肤而病去者，邪居浅也。所谓盛经者，阳脉也义亦略同。

又曰：夏气在孙络，长夏气在肌肉。秋刺诸合，余如春法。

【注释】

［1］治：此处指主时之意。

［2］春取经与脉分肉之间：《太素·杂刺》注：“春时人气在脉，谓在经络之脉，分肉之间，故春取经血脉分肉之间也。”

［3］夏刺络俞：《类经·刺分四时逆则为害》注：“络俞，谓

经浮络之穴，以夏气在孙络也。”

【原文】

秋取经俞，邪气在腑，取之于合。

《素问》曰：秋刺皮肤循理[1]，上下同法。

又曰：秋者金始治，肺将收杀，金将胜火，阳气在合，阴初胜，湿气及体，阴气未盛，未能深入，故取俞以泻阴邪，取合以虚阳邪，阳气始衰，故取于合。是谓始秋之治变也。又曰：秋气在肤，闭腠者是也。

《九卷》又曰：秋取气口治筋脉。于义不同。

【注释】

［1］循理：《素问·诊要经终论》王注曰："循理，谓循肌肉之分理也，上谓手脉，下谓足脉。"

【原文】

冬取井诸俞[1]之分，欲深而留之。

又曰：冬取井荥。

《素问》曰：冬取俞窍及于分理，甚者直下，间者散下俞窍与诸俞之分，义亦略同。

又曰：冬者水始治，肾方闭，阳气衰少，阴气坚盛，巨阳伏沉[2]，阳脉乃去，取井以下阴逆，取荥以通阳气一云以实阳气。

又曰：冬取井荥，春不鼽衄。是谓末冬之治变也。

又曰：冬气在骨髓。

又曰：冬刺井，病在脏取之井。二者正同，于义为是。

又曰：冬取经俞，治骨髓五脏。五脏则同，经俞有疑。

【注释】

［1］井诸俞：指十二经的“井穴”和“输穴”。

［2］巨阳伏沉：《太素·变输》注：“巨阳，足太阳。气沉伏在骨也。”

【原文】

春刺夏分，脉乱气微，入淫骨髓，病不得愈，令人不嗜食，又且少气。春刺秋分，筋挛逆气，环为咳嗽，病不愈，令人时惊，又且笑[1]一作哭。

春刺冬分，邪气着藏，令人腹胀，病不愈，又且欲言语。

【注释】

［1］又且笑：《素问·诊要经终论》王注曰：“木受气于秋，肝主筋，故刺秋分则筋挛也。若气逆环周，则为咳嗽。肝主惊，故时惊，肺主气，故气逆又且哭也。”

【原文】

夏刺春分，病不愈，令人解堕[1]。

夏刺秋分，病不愈，令人心中闷，无言，惕惕如人将捕之。

夏刺冬分，病不愈，令人少气，时欲怒。

【注释】

［1］解堕：即倦怠无力。解，同“懈”。

【原文】

秋刺春分，病不愈，令人惕然，欲有所为，起而忘之[1]。

秋刺夏分，病不愈，令人益嗜卧，又且善梦[2]谓立秋之后。秋刺冬分，病不愈，令人凄凄时寒。

【注释】

[1] 起而忘之:《类经·刺分四时逆则为害》注:“秋刺春分，伤肝气也。心失其母则神有不足，故令人惕然且善忘也。”

[2] 善梦:《素问·诊要经终论》王注曰:“心气少则脾气孤，故令嗜卧。心主梦，神为之，故令善梦。”

【原文】

冬刺春分，病不愈，令人欲卧不能眠，眠而有见谓十二月中旬以前。冬刺夏分，病不愈，令人气上，发为诸痹。冬刺秋分，病不愈，令人善渴。

足之阳者，阴[1]中之少阳也。

足之阴者，阴中之太阴也。

手之阳者，阳[1]中之太阳也。

手之阴者，阳中之少阴也。

正月、二月、三月，人气在左，无刺左足之阳；

四月、五月、六月，人气在右，无刺右足之阳；

七月、八月、九月，人气在右，无刺右足之阴；

十月、十一月、十二月，人气在左，无刺左足之阴。

【注释】

［1］阴、阳：此处指腰以下为阴，腰以上为阳。

【原文】

刺法曰：无刺熇熇[1]之热，无刺漉漉[2]之汗，无刺浑浑[3]音魂之脉，无刺病与脉相逆者。上工刺其未生者也，其次刺其未成者也，其次刺其已衰者也。下工刺其方袭者，与其形之盛者，与其病之与脉相逆者也。故曰：方其盛也，勿敢毁伤，刺其已衰，事必大昌。故曰：上工治未病，不治已病。

大寒无刺，大温无凝。月生无写，月满无补，月郭空无治。

【注释】

［1］熇熇（hè）：热盛之意。熇，《说文解字》谓："火热也。"

［2］漉漉：出汗多之意。

［3］浑浑：此处为杂乱之意。《类经·刺有大约须明逆顺》注："虚实未辨也。"

【原文】

新内[1]无刺，已刺勿内。大怒无刺，已刺勿怒。大劳无刺，已刺勿劳。大醉无刺，已刺勿醉。大饱无刺，已刺勿饱。大饥无刺，已刺勿饥。已渴无刺，已刺勿渴。乘车来者，卧而休之，如食顷乃刺之。步行来者，坐而休之，如行十里顷乃刺之。大惊大恐，必定其气乃刺之。

【注释】

［1］内：男女房事。

【原文】

凡禁者，脉乱气散，逆其荣卫，经气不次[1]。因而刺之，则阳病入于阴，阴病出为阳，则邪复生。粗工不察，是谓伐形[2]，身体淫泺[3]，反消骨髓，津液不化，脱其五味，是谓失气也。

曰：愿闻刺浅深之分。曰：刺骨者无伤筋，刺筋者无伤肉，刺肉者无伤脉，刺脉者无伤皮，刺皮者无伤肉，刺肉者无伤筋，刺筋者无伤骨。

【注释】

［1］不次：不按次序之意。

［2］伐形：戕伐形体之意。

［3］淫泺（luò）：酸痛无力之意。

【原文】

曰：余不知所谓，愿闻其详。曰：刺骨无伤筋者，针至筋而去，不及骨[1]也；刺筋无伤肉者，至肉而去，不及筋也；刺肉无伤脉者，至脉而去，不及肉也；刺脉无伤皮者，至皮而去，不及脉也；刺皮无伤肉者，病在皮中，针入皮无中肉也；刺肉无伤筋者，过肉中筋；刺筋无伤骨者，过筋中骨，此之谓反也。

【注释】

［1］不及骨：刺骨病应深刺至骨，如仅刺至筋部，而未达到

骨部，因病不在筋，则徒伤其筋。

【原文】

刺中心，一日死，其动为噫。

刺中肺，三日死，其动为咳。

刺中肝，五日死，其动为欠《素问》作语。

刺中脾，十五日死，其动为吞《素问》作十日，一作五日。

刺中肾，三日死，其动为嚏《素问》作六日，一作七日。

刺中胆，一日半死，其动为呕。

刺中膈，为伤中，其病虽愈，不过一岁必死。

刺跗上[1]，中大脉，血出不止死。

【注释】

[1] 跗上：此处指足背部冲阳穴处。

【原文】

刺阴股中大脉，血出不止死。

刺面中流脉[1]，不幸为盲。

刺客主人，内陷中脉，为漏[2]为聋。

刺头中脑户，入脑立死。

刺膝髌出液，为跛。

刺舌下中脉太过，出血不止为喑。

刺肾中太阴脉出血多，立死。

刺足下布络[3]中脉，血不出为肿。

刺足少阴脉，重虚出血，为舌难以言。刺郄中[4]大脉，令人仆脱色。

刺膺中陷脉《素问》作刺膺中陷中肺，为喘逆仰息。

刺气街中脉，血不出为肿鼠鼷[5]音卜。

刺肘中内陷，气归之，为不屈伸。

刺脊间中髓，为伛[6]。刺阴股下，阴三寸内陷，令人遗溺。

刺乳上中乳房，为肿根蚀[7]。刺腋下胁间内陷，令人咳。

刺缺盆中内陷，气泄，令人喘咳逆。

刺少腹中膀胱，溺出，令人少腹满。

刺手鱼腹内陷，为肿。

刺腨肠内陷，为肿。

刺匡上陷骨中脉，为漏为盲。

刺关节中液出，不得屈伸。

【注释】

[1] 流脉：马莳注："溜脉者，凡脉与目流通者是也。"

[2] 漏：此处指耳内流脓。

[3] 足下布络：《素问·刺禁论》王注曰："布络，谓当内踝前足下空处布散之络，正当然谷穴分也。"

[4] 郄中：即足太阳经委中穴。

[5] 肿鼠鼷（bǔ）：即鼠鼷部肿。《素问·刺禁论》王注曰："今刺之而血不出，则血脉气并聚于中，故内结为肿，如伏鼠之形也。" 鼷，小鼠也。

[6] 伛（yǔ）：屈背也。

[7] 为肿根蚀：《素问·刺禁论》王注曰："乳之上下，皆足阳明之脉也。乳房之中，乳液渗泄，胸中气血，皆外凑之。然刺中乳房，则气更交凑，故为大肿，中有脓根，内蚀肌肤，化为脓水，而久不愈。"

针灸禁忌第一下

【原文】

黄帝曰：愿闻刺要。岐伯曰：病有浮沉[1]，刺有浅深，各至其理，无过其道，过之则内伤，不及则生外壅，壅则邪从之，浅深不及，反为大贼[2]，内伤五脏，后生大病。故曰：病有在毫毛腠理者，有在皮肤者，有在肌肉者，有在脉者，有在筋者，有在骨者，有在髓者。是故刺毫毛腠理无伤皮，皮伤则内动[3]肺，肺动则秋病温疟，热厥，淅然[4]寒慄。刺皮无伤肉，肉伤则内动脾，脾动则七十二日四季之月[5]病腹胀烦满，不嗜食。刺肉无伤脉，脉伤则内动心，心动则夏病心痛。刺脉无伤筋，筋伤则内动肝，肝动则春病热而筋弛。刺筋无伤骨，骨伤则内动肾，肾动则冬病胀，腰痛。刺骨无伤髓，髓伤则消泺胻酸，体解㑊然不去[6]矣。

【注释】

[1] 浮沉：即表里之意。

[2] 大贼：即大害之意。

[3] 动：变动，损伤。

[4] 淅然：恶寒貌。

[5] 七十二日四季之月：《素问·刺要论》王注曰："谓三月、六月、九月、十二月各十二日后，土寄王十八日也。"

[6] 解㑊然不去：《类经·刺禁》注："解㑊者，懈怠困弱之名，阴之虚也。阴虚则气虚，气虚则不能举动，是谓不去也。"

【原文】

神庭禁不可刺。

上关禁不可深深则令人耳无所闻。

颅息刺不可多出血。

左角刺不可久留。

人迎刺过深杀人。

云门刺不可深深则使人逆息不能食。

脐中禁不可刺。

伏兔禁不可刺本穴云刺入五分。

三阳络禁不可刺。

复溜刺无多见血。

承筋禁不可刺。

然谷刺无多见血。

乳中禁不可刺。

鸠尾禁不可刺。

上[1]刺禁。

头维禁不可灸。

承光禁不可灸。

脑户禁不可灸。

风府禁不可灸。

喑门禁不可灸灸之令人喑。

下关，耳中有干擿抵[2]，禁不可灸。

耳门，耳中有脓，禁不可灸。

人迎禁不可灸。

丝竹空禁不可灸灸之不幸令人目小或昏。

承泣禁不可灸。

脊中禁不可灸灸之使人偻。

白环俞禁不可灸。

乳中禁不可灸。

石门女子禁不可灸。

气街禁不可灸灸之不幸不得息。

渊腋禁不可灸灸之不幸生肿蚀。

经渠禁不可灸伤人神。

鸠尾禁不可灸。

阴市禁不可灸。

阳关禁不可灸。

天府禁不可灸使人逆息。

伏兔禁不可灸。

地五会禁不可灸使人瘦。

瘈脉禁不可灸。

上[1]禁灸。

【注释】

[1] 上：原作“右”，由于古籍为竖排，故作“右”；今文为横排，故改作“上”。

[2] 擿（tī）抵：耵（dīng）聍（níng），即耳垢，外耳道的分泌物。

【原文】

凡刺之道，必中气穴，无中肉节[1]。中气穴则针游于巷[2]，中肉节则皮肤痛。补写反则病益笃，中筋则筋缓，邪气不出，与真相薄，乱而不去，反还内著。用针不审，以顺为逆也。

凡刺之理，补泻无过其度，病与脉逆者无刺。

形肉已夺，是一夺也。

大夺血之后，是二夺也。

大夺汗之后，是三夺也。

大泄之后，是四夺也。

新产及大下血，是五夺也，此皆不可泻也。

【注释】

［1］肉节：皮肤与肌肉交接处。

［2］中气穴则针游于巷：针刺中腧穴则针感沿经传导，如同人游于街巷一样通行无阻。《太素·腑病合输》注："巷，谓街巷，空穴之处也。"

【原文】

曰：针能杀生人，不能起死人乎？能杀生人，不起死人者，是人之所生，受气于谷，谷之所注者，胃也。

胃者，水谷气血之海也，海之所行云雨者，天下也，胃之所出气血者，经隧也，经隧者，五脏六腑之大络也，逆而夺之而已矣。迎之五里[1]，中道而止，五至而已，五往一作注而脏之气尽矣，故五五二十五而竭其俞矣，此所谓夺其天气。故曰：窥门[2]而刺之者，死于家，入门而刺之者，死于堂。帝曰：请传之后世，以为刺禁。

【注释】

［1］五里：此处指手阳明经的五里穴。

［2］窥门：门，指气穴之门。《类经·勿迎五里能杀生人》注："窥门而刺，言犹浅也，浅者害迟，故死于家中。入门而刺，言其深也，深则害速，故死于堂上。"

九针九变十二节五刺五邪第二

本篇的主要内容有：

1. 九针的来源意义、形状、适用部位和操作方法等。

2. 九变、十二节、五刺、五邪等刺法的理论根据，以及适应证和操作规则。

【原文】

黄帝曰：九针安生？岐伯曰：九针者，天地之数也。天地之数始于一，终于九，故一以法天，二以法地，三以法人，四以法四时，五以法五音，六以法六律，七以法七星，八以法八风，九以法九野[1]。

【注释】

[1] 九以法九野：《灵枢集注》张志聪注曰："九野者，在天为分野，在地为九州，在人为膺喉头首手足腰胁，故曰，其气九州九窍，皆通于天气。"

【原文】

曰：以针应九之数奈何？曰：一者天，天者阳也。五脏之应天者，肺也，肺者，五脏六腑之盖也。皮者，肺之合也，人之阳也，故为之治镵[1]针。镵针者，取法于布一作巾针[2]，去末半寸卒兑之[3]，长一寸六分，大其头而兑其末，令无得深入而阳气出，主热在头身。故曰：病在皮肤无常处者，取之镵针于病所，肤白勿取。

【注释】

[1] 鑱（chán）：古代犁头的形状。

[2] 布针：古针名，其义不详，以下絮针、綦（qí）针同。

[3] 去末半寸卒兑之：卒同“猝”，兑同“锐”。此言针身于去尖端半寸处突然尖锐。

【原文】

二者地，地者土也。人之所以应土者，肉也，故为之治员针。

员针者，取法于絮针，筩[1]其身而员[2]其末，其锋如卵，长一寸六分，以泻肉分之气，令不伤肌肉，则邪气得竭。故曰：病在分肉间，取以员针。

【注释】

[1] 筩（tǒng）：《说文解字》曰：“断竹也。”《灵枢注证发微》注曰：“筩以竹为之，其体直，故谓直为筩。”

[2] 员：此言针身直而针尖圆钝，用以揩摩分肉之间，使不伤肌肉。

【原文】

三者人也，人之所以成生者，血脉也，故为之治鍉[1]音兑针。

鍉针者，取法于黍粟，大其身而员其末，如黍粟之兑，长三寸五分，令可以按脉勿陷，以致其气，使邪独出。故曰：病在脉，少气，当补之以鍉针，针于井营分俞。

【注释】

［1］镝（dí）：通“镝”。

【原文】

四者时也，时者，四时八正之风，客于经络之中，为痼病者也，故为之治锋针[1]。

锋针者，取法于絮针，筩其身而锋其末，其刃三隅[2]，长一寸六分，令可以泻热出血，发泄痼病。故曰：病在五脏固居者，取以锋针，写于井荥分俞，取以四时也。

【注释】

［1］锋针：即今之三棱针。

［2］三隅（yú）：隅，角也。三隅，即三棱形。

【原文】

五者音也，音[1]者，冬夏之分，分于子午。阴与阳别，寒与热争，两气相薄，合为痈肿者，故为之治铍[2]针。

铍针者，取法于剑，令末如剑锋，广二分半，长四寸，可以取大脓出血。故曰：病为大脓血，取以铍针。

【注释】

［1］音：指五音，即宫、商、角、徵、羽。从一到九的数字中，五居中央。根据九宫数的位置，一为坎宫，位于北方，其时令为冬至，地支为子；九为离宫，位于南方，其时令为夏，地支为午。九宫的五数，位居中央，而分居于一九坎离二宫的中间，

此两宫的时令为冬夏，地支为子午。所以说音者，冬夏之分，分于子午。

[2] 铍（pī）：大针也。

【原文】

六者律[1]也，律者，调阴阳四时，合十二经脉，虚邪客于经络而为暴痹者也，故为之治员利针[2]。

员利针者，取法于氂针[3]，且员且兑，身中微大，长一寸六分，以取痈肿暴痹。一曰：尖如氂，微大其末，反小其身，令可深内[4]也，故曰：痹气暴发者，取以员利针。

【注释】

[1] 律：即六律。六支阳律，六支阴吕，合为十二律。每律有五音，高低有节，以协调阴阳四时，应于四时十二地支，并合于人身之十二经脉。

[2] 员利针：即圆利针，古代九针的一种。其状如马尾，针尖又圆又尖，多用于治疗痈肿、痹证和某些急性病。

[3] 氂（máo）针：古针名。因其针形如氂牛尾，故名。

[4] 内：通“纳”。

【原文】

七者星也，星者，人之七窍[1]。邪之所客于经，舍于络而为痛痹者也，故为之治毫针。

毫针者，取法于毫毛，长一寸六分，令尖如蚊虻喙[2]，静以徐往，微以久留，正气因之，真邪俱往，出针而养，主以治痛痹在络也，故曰：病痹气补而不去者，取之毫针。

【注释】

［1］星者，人之七窍：张介宾注："七以法星，而合于人之七窍。举七窍之大者言，则通身空窍皆所主也。"

［2］蚊虻（méng）喙：形容毫针纤细，像蚊虻的喙鞘一样。

【原文】

八者风也，风者，人之股肱八节[1]也。八正之虚风伤人，内舍[2]于骨解[3]腰脊节腠之间，为深痹者也，故为之治长针[4]。

长针者，取法于綦针，长七寸，其身薄而锋其末，令可以取深邪远痹。故曰：病在中者，取以长针。

【注释】

［1］股肱八节：人体手足股肱关节，左右共八，故称八节。此"八节"与前文之"七窍"均是举其大者，以概括其他，实际亦包括全身的空窍与关节在内。

［2］内舍：病邪深居于内部。

［3］骨解：即骨缝。

［4］长针：《灵枢·九针十二原》注曰："长针者，锋利身薄，可以取远痹。"本病乃三焦气闭，内陷足少阴、太阳，故以长针诱发经气开启。

【原文】

九者野也，野者，人之骨解，虚风伤人，内舍于骨解皮肤之间也，淫邪流溢于身，如风水之状，不能过于机关大节者也，故为之治大针。

大针者，取法于锋针一作鍉针，其锋微员，长四寸，以泻机关内外大气之不能过关节者也。故曰：病水肿不能过关节者，取以大针。

凡刺之要，官针[1]最妙。九针之宜，各有所为，长短大小，各有所施，不得其用，病不能移。疾浅针深，内伤良肉，皮肤为痈，疾深针浅，病气不泻，反为大脓。病小针大，气泻大甚，病后必为害；病大针小，大气不泻，亦为后败。夫针之宜，大者大泻，小者不移。以言其过，请言其所施。

【注释】

[1] 官针:《类经·九针之宜各有所为》注:“官，法也，公也。制有法而公于人，故曰官针。”官针是指按法定规格制成的针。

【原文】

凡刺有九，以应九变：一曰腧刺[1]，腧刺者，刺诸经荥俞脏俞[2]也。

二曰道刺，道刺者，病在上，取之下，刺腑俞也。

三曰经刺，经刺者，刺大经之结络经分也。

四曰络刺，络刺者，刺小络之血脉也。

五曰分刺，分刺者，刺分肉之间也。

六曰大泻刺一作太刺，大泻刺者，刺大脓以铍针也。

七曰毛刺，毛刺者，刺浮痹于皮肤也。

八曰巨刺[3]，巨刺者，左取右，右取左也。

九曰焠刺，焠刺者，燔针取痹气也。

【注释】

［1］腧刺：刺五输穴与背俞穴。

［2］诸经荥俞脏俞：《类经·九变十二节》注："诸经荥输，凡井荥经合之类皆俞也。脏腧，背间之脏腑俞也。"

［3］巨刺：巨刺与缪刺一样，也是左病取右，右病取左的刺法，所不同的是巨刺刺大经，缪刺刺其络。

【原文】

凡刺有十二节[1]，以应十二经。

一曰偶刺[2]，偶刺者，以手直心若背，直痛所，一刺前，一刺后，以刺心痹，刺此者，旁针[3]之也。

二曰报刺[4]，报刺者，刺痛无常处，上下行者，直内拨针，以左手随病所按之，乃出针复刺之也。

三曰恢刺，恢刺[5]者，直刺傍之，举之前后，恢筋急以治筋痹也。

四曰齐刺[6]，齐刺者，直入一，旁入二，以治寒热气小深者，或曰参刺，参刺者，治痹气小深者也。

五曰阳刺，阳刺者，正内一，旁纳四而浮之，以治寒热之博大者也。

六曰直针刺[7]，直针刺者，引皮乃刺之，以治寒气之浅者也。

【注释】

［1］节：法度。

［2］偶刺：刺法之一。刺时一刺胸前，一刺背后，背为阳，

胸为阴，故有阴阳相互配合之意。

［3］旁针：即将针身斜刺，防止中伤内脏。

［4］报刺：报，复之意。报刺，即重复再刺。

［5］恢刺：即使其宽廓通畅的刺法。《类经·九变十二节》注："筋急者，不刺筋而刺其旁，必数举其针，或前或后以恢其气，则筋痹可舒也。"

［6］齐刺：即三针齐入的刺法。

［7］直针刺：即用针沿皮直刺的刺法。

【原文】

七曰腧刺，腧刺者，直入直出，稀发针而深之，以治气盛而热者也。

八曰短刺[1]，短刺者，刺骨痹，稍摇而深之，致针骨所，以上下摩骨也。

九曰浮刺[2]，浮刺者，傍入而浮之，此治肌急而寒者也。

十曰阴刺[3]，阴刺者，左右卒刺之，此治寒厥中寒者，取踝后少阴也。

十一曰傍刺，傍刺者，直刺傍刺各一，此治留痹久居者也。

十二曰赞刺[4]，赞刺者，直入直出，数发针而浅之出血，此治痈肿者也。

【注释】

［1］短刺：渐渐进针的刺法。

［2］浮刺：斜刺入针，轻浮于表的刺法。

［3］阴刺：马莳注："名阴刺者，以其刺阴经也。"

［4］赞刺：赞，助也。赞刺，即在局部多刺浅刺，使之出

血，以助痈肿消散的刺法。

【原文】

脉之所居深不见者刺之，微内针而久留之，致其脉空，脉气之浅者勿刺，按绝其脉刺之，无令精出，独出其邪气耳。所谓三刺[1]之则谷气出[2]者，先浅刺绝皮以出阳邪；再刺则阴邪出者，少益深，绝皮致肌肉，未入分肉之间；后刺深之，已入分肉之间，则谷气出矣。故刺法曰：始刺浅之，以逐阳邪之气；后刺深之，以致阴邪之气；最后刺极深之，以下谷气，此之谓也。此文解乃后针道终始篇三刺及至谷邪之文也。

故用针者，不知年之所加，气之盛衰，虚实之所起，不可以为工矣。

【注释】

[1] 三刺：指刺皮、刺肉、刺分肉三种深浅不同的刺法。

[2] 谷气出：谷气，即正气。出，至也。

【原文】

凡刺有五，以应五脏。

一曰半刺[1]，半刺者，浅内而疾发针，无针伤肉，如拨发一作毛状，以取皮气，此肺之应也。

二曰豹文刺[2]，豹文刺者，左右前后针之，中脉为故，以取经络之血者，此心之应也。

三曰关刺，关刺[3]者，直刺左右尽筋上，以取筋痹，慎无出血，此肝之应也。

四曰合谷刺，或曰渊刺，又曰岂刺。合谷刺者，左右鸡足，针于分肉之间，以取肌痹，此脾之应也。

五曰腧刺，腧刺者，直入直出，深内之至骨，以取骨痹，此肾之应也。

【注释】

[1] 半刺:《太素·五刺》注曰:“凡刺不减一分，今言半刺，当是半分。”

[2] 豹文刺:《太素·五刺》注曰:“左右前后，针痏状若豹文，故曰豹文刺也。”

[3] 关刺：即刺四肢关节病的刺法。《类经·三刺浅深五刺五脏》注:“关，关节也；左右，四肢也；尽筋，即关节之处也。慎无出血，血以养筋也。”

【原文】

曰：刺有五邪，何谓五邪?曰：病有持痈[1]者，有大[2]者，有小[3]者，有热者，有寒者，是为五邪。

凡刺痈邪用铍针无迎陇[4]，易俗移性[5]不得脓，越道更行去其乡[6]，不安[7]处所乃散亡。诸阴阳遇痈所者，取之其俞泻也。

凡刺大邪用锋针曰以少，泄夺其有余乃益虚。摽[8]其道，针其邪于肌肉视之，无有乃自直道，刺诸阳分肉之间。

凡刺小邪用员针曰以大，补益其不足乃无害，视其所在迎之界[9]，远近尽至不得外，侵而行之乃自贵[10]一作费。刺分肉之间。

凡刺热邪用镵针越而沧[11]，出游不归乃无病，为开道乎辟门户，使邪得出病乃已。

凡刺寒邪用毫针曰以温，徐往疾去致其神，门户已闭气不分，虚实得调真气存。

【注释】

［1］持痈：邪气结聚而为痈肿之意。

［2］大：此处指邪气盛大，即实邪。

［3］小：此处指正气虚少，即虚邪。

［4］无迎陇：《太素·五邪刺》注："陇，大盛也。壅之大盛将有脓，不可迎而泻之也。"

［5］易俗移性：《灵枢注证发微》注："如易风俗，如移性情相似，须缓以待之"。此指应当从缓调和，不宜过急。

［6］乡：向也。

［7］安：留聚也。

［8］摽（biào）：击也。

［9］界：域也。《太素·五邪刺》注："畔际也。"

［10］贵：《灵枢经》《太素》均作"费"。《太素·五邪刺》注："损也。"

［11］越而沧：越，发越；沧，寒凉。此处指把热邪发越于外，使身体由发热而转为凉和。

缪刺第三

本篇的主要内容有：

1. 说明“缪刺”与“巨刺”的区别。

2. 分别论述了邪客于各经之络所发生的病症及刺治法。

3. 介绍邪客于五脏之间和邪客于手足少阴等五络的刺治法。

【原文】

黄帝曰：何谓缪刺？岐伯曰：夫邪之客于形也，必先舍于皮毛，留而不去入舍于络脉，留而不去人舍于经脉，内连五脏，散于肠胃，阴阳俱感，五脏乃伤，此乃邪之从皮毛而入，极于五脏之次也，如此则治其经[1]焉。

【注释】

[1] 治其经：《类经·缪刺巨刺》注：“邪气自浅入深，而极于五脏之次者，当治其经。治经者，十二经穴之正刺也，尚非缪刺之谓。”

【原文】

今邪客于皮毛，入舍于孙脉留而不去，闭塞不通，不得入经，溢于大络[1]而生奇病[2]焉。

夫邪客大络者，左注右，右注左，上下左右，与经相干[3]，而布于四末。其气无常处，不及于经俞，名曰缪刺。

【注释】

[1] 大络：即十五络脉。

[2] 奇病：病不在经而在络，且病气在左，症见于右；病气在右，症见于左，异于寻常，故称“奇病”。

[3] 干：《说文解字》谓：“干，犯也。”干预、干涉之意。

【原文】

曰：以左取右，以右取左，其与巨刺何以别之？曰：邪客于经也，左盛则右病，右盛则左病，亦有易且移者，左痛未已而右脉先病，如此者必巨刺之，必中其经，非络脉也，故络病者，其痛与经脉缪处[1]，故曰缪刺。巨刺者刺其经，缪刺者刺其络。

【注释】

[1] 缪处：《素问直解》注：“缪处，异处也。谓经脉之痛，深而在里；络脉之痛，支而横居。”

【原文】

曰：缪刺取之何如？曰：邪客于足少阴之络，令人卒心痛，暴胀[1]，胸胁反满，无积者，刺然骨之前[2]出血，如食顷[3]而已，左取右，右取左。病新发者，五日已。

【注释】

[1] 暴胀：突然腹胀。

[2] 然骨之前：《素问直解》注：“胀满有积，当刺其胸胁；若无积者，病少阴之络，上走心包，故当刺少阴然谷之前。”然

骨之前，即然谷穴。

［3］食顷：一顿饭的时间。

【原文】

邪客于手少阴一作阳之络，令人喉痹舌卷，口干心烦，臂外廉痛，手不及头，刺手中指当作小指次指爪甲上去端如韭叶各一痏音悔，壮者立已，老者有顷已，左取右，右取左。此新病，数日已。

邪客于足厥阴之络，令人卒疝暴痛[1]，刺足大指爪甲上与肉交者[2]各一痏，男子立已，女子有顷已[3]，左取右，右取左。

【注释】

［1］令人卒疝暴痛：《素问·缪刺论》王注曰："其支别者，循胫上睾结于茎，故令人卒疝暴痛。"此处指睾丸骤发肿痛。

［2］大指爪甲上与肉交者：即趾甲与肉交接处，此处指大敦穴。

［3］女子有顷已：《太素·量缪刺》注："疝痛者，阴之病也。女子阴气不胜于阳，故有顷已也。"

【原文】

邪客于足太阳之络，令人头项痛，肩痛[1]，刺足小指爪甲上与肉交者各一痏，立已。不已，刺外踝上三痏，左取右，右取左，如食顷已。

邪客于手阳明之络，令人气满胸中，喘急而支胠，胸中热，刺手大指次指爪甲上去端如韭叶各一痏，左取右，右取左，如食顷已。

【注释】

[1] 令人头项痛，肩痛:《素问·缪刺论》王注曰:“以其经之正者，从脑出别下项，支别者从髆内左右别下，又其络自足上行循背上头，故项头肩痛也。”

【原文】

邪客于臂掌之间，不得屈，刺其踝后[1]，先以指按之，痛乃刺之，以月死生为数[2]，月生一日一痏，二日二痏，十五日十五痏，十六日十四痏。

【注释】

[1] 踝后：马莳指为“通里”。张介宾指为“内关”。此处不可拘于穴位。下文云:“先以指按之，痛乃刺之。”即“以痛为腧”之刺法。

[2] 以月死生为数:《类经·缪刺巨刺》注:“月之死生，随日盈缩以为数也。故自初一至十五，月日以盈，为之生数，当一日一痏，一痏即一刺也。至十五日，渐增至十五痏矣。自十六至三十日，月日以缩，为之死数，当日减一刺。故十六日止十四痏，减至月终，惟一刺矣。盖每日一刺，以朔望为进止也。”

【原文】

邪客于足阳跷之脉，令人目痛从内眦始[1]，刺外踝之下半寸所[2]各二痏，左取右，右取左，如行十里顷而已。人有所堕坠，恶血留于内，腹中胀满，不得前后，先饮利药[3]，此上伤厥阴之脉，下伤少阴之络，刺足内踝之下，然骨之前血脉出血，刺跗上动脉[4]，不已，刺三毛上各一痏，见血立已，左取右，右取左。善惊善悲不乐[5]，刺如上方。

【注释】

［1］目痛从内眦始：《太素·量缪刺》注："阳跷从足上行至目内眦，故目痛。"

［2］外踝之下半寸所：《素问·缪刺论》王注曰："谓申脉穴，阳跷之所生也。"

［3］先饮利药：《太素·量缪刺》注曰："可饮破血之汤，利而出之。"

［4］跗上动脉：当指太冲穴。《类经·缪刺巨刺》注："足厥阴之俞，太冲穴也。"

［5］善惊善悲不乐：《素问吴注》曰："厥阴之病，连于肝则惊；少阴之病，逆于膻中则不乐。故刺法相侔也。"

【原文】

邪客于手阳明之络，令人耳聋，时不闻音，刺手大指次指爪甲上去端如韭叶各一痏，立闻。不已，刺中指爪甲上与肉交者[1]，立闻，其不时闻者，不可刺也。耳中生风[2]者，亦刺之如此数，右取左，左取右。凡痹行往来无常处者，在分肉间，痛而刺之[3]，以月生死为数。用针者，随气盛衰以为痏数，针过其日数则脱气，不及其日数则气不泻。左刺右，右刺左，病如故，复刺之如法，以月死生为数，月生一日一痏，二日二痏，渐多之，十五日十五痏，十六日十四痏，渐少之。

【注释】

［1］中指爪甲上与肉交者：指手厥阴经的中冲穴。

［2］耳中生风：耳中鸣响有如风声。

［3］痛而刺之：《类经·缪刺巨刺》注："谓随痛所在，求其络而缪刺之也。"

【原文】

邪客于足阳明之络《素问》作经，王冰云：以其脉左右交于面部，故举经脉之病，以明缪刺之类，令人鼽衄，上齿寒，刺足中指《素问》注云：刺大指次指爪甲上与肉交者[1]各一痏，左取右，右取左。

邪客于足少阳之络，令人胁痛不得息，咳而汗出[2]，刺足小指《素》有次指二字爪甲上与肉交者各一痏，不得息立已，汗出立止，咳者温衣饮食，一日已。左刺右，右刺左，病立已。不已，复刺如法。

【注释】

［1］足中指爪甲上与肉交者：指足阳明经的厉兑穴。

［2］咳而汗出：《太素·量缪刺》注："足少阳正别者，入季胁之间，循胸里属胆，散之上肝贯心，上挟咽，故胁痛也；贯心上肺，故咳也；贯心，故汗出也。"

【原文】

邪客于足少阴之络，令人咽痛，不可内食[1]，无故善怒，气上走贲[2]上，刺足下中央之络[3]各三痏，凡六刺，立已，左刺右，右刺左。

【注释】

［1］内食：进食。

［2］贲：此处指膈。

［3］足下中央之络：《素问·缪刺论》王注曰："谓涌泉穴，少阴井也。"

【原文】

邪客于足太阴之络，令人腰痛，引少腹控[1]䏚，不可以仰息，刺其腰尻之解，两胂[2]之上，是腰俞，以月死生为痏数，发针立已，左刺右，右刺左。

【注释】

［1］控：牵引。

［2］两胂（shèn）：胂，夹脊之肌肉。《素问·缪刺论》王注曰："腰尻骨间曰解，当中有腰俞……主与经同。《中诰孔穴经》云：左取右，右取左。穴当中，不应尔也。次腰下侠尻有骨空各四，皆主腰痛，下髎主与经同。是足太阴、厥阴、少阳所结。"

【原文】

邪客于足太阳之络，令人拘挛背急，引胁而痛，内引心而痛，刺之从项始数脊椎，夹脊疾按之，应手而痛，刺入旁三痏，立已。

邪客于足少阳之络，令人留于枢中[1]痛，髀不得气一作髀不可举，刺枢中以毫针，寒则留针，以月生死为痏数，立已。诸经刺之，所过者不病，则缪刺之。耳聋刺手阳明[2]；不已，刺其过脉出耳前者[3]。齿龋刺手阳明，立已；不已，刺其脉入齿中者，立已。

【注释】

[1] 枢中：即髀枢之中，当环跳穴处。

[2] 手阳明：此处指商阳穴。

[3] 刺其过脉出耳前者：杨上善、王冰以为指听会穴；马莳以为指听宫穴。今多从前者说。

【原文】

邪客于五脏之间，其病也，脉引而痛，时来时止，补其病脉，缪刺之于手足爪甲上[1]，视其脉，出其血，间日一刺，一刺不已，五刺已。缪传[2]引上齿，齿唇寒《素》多一痛字，视其手背脉血者去之，刺足阳明中指爪甲上一痏，手大指次指爪甲上各一痏，立已，左取右，右取左。

嗌中肿[3]，不能内唾，不能出唾者，缪刺然骨之前出血，立已，左取右，右取左。自"嗌中肿"至此二十九字，《素问》王冰注原在"邪客足少阴络"之下，今移在此。

【注释】

[1] 手足爪甲上：指十二经脉的井穴。

[2] 缪传：即病邪交错相传。《素问集注》张志聪注曰："缪传者，谓手阳明之邪，缪传于足阳明之脉也。足阳明之脉入上齿中……此邪客于手阳明之经别，而缪传于足阳明之脉，致引入上齿。"

[3] 嗌中肿：《太素·量缪刺》注曰："足少阴经出然骨而上

肺中，循喉咙，夹舌本，故嗌中肿。”

【原文】

邪客于手足少阴、太阴一作阳，足阳明之络，此五络者，皆会于耳中，上络左角[1]，五络俱竭，令人身脉皆动，而形无知也，其状若尸，或曰尸厥[2]，刺足大指内侧爪甲上去端如韭叶，后刺足心，后刺足中指爪甲上各一痏，后刺手大指内侧爪甲去端如韭叶，后刺手少阴兑骨之端各一痏，立已《素问》又云后刺手心主者，非也。不已，以竹筒吹其两耳中，鬄其左角之发方寸，燔治，饮以美酒一杯，不能饮者，灌之立已。

【注释】

[1] 上络左角:《太素·量缪刺》注:“手少阴通里，入心中，系舌本，孙络至耳中；足少阴经至舌本，皮部络入耳也；手太阴正别，从喉咙，亦孙络入耳中；足太阴经连舌本，下散舌下，亦皮部络入耳中；足阳明经上耳前，过客主人前，亦皮部络入耳中。此之五络，入于耳中，相会通已，上络于左角。左角，阳也。”

[2] 尸厥：指突然出现心中烦乱、不省人事、手足厥冷、牙关紧闭等症状的疾病。

【原文】

凡刺之数，先视其经脉，切而循之，审其虚实而调之，不调者[1]，经刺之，有痛而经不病者，缪刺之，因视其皮部有血络者尽取之，此缪刺之数也。

【注释】

［1］不调者:《太素·量缪刺》注:“不调者，偏有虚实也。偏有虚实者，可从经穴调其气也。”

针道第四

本篇论述了用针的道理，其主要内容有：

1. 指出“神”的重要意义和“守神”“养神”的方法。
2. 指出下针后如何观察气至的情况。
3. 论述虚实补泻的操作手法和注意事项。
4. 指出大寒大热的针刺方法。

【原文】

夫针之要，易陈[1]而难入。粗守形，工守神，神乎神，客在门[2]，未睹其病，恶[3]知其源？刺之微，在速迟，粗守关，上守机，机之不动，不离其空[4]，空中之机，清静以微，其来不可逢，其往不可追。知机道者，不可挂以发，不知机者，叩之不发，知其往来，要与之期[5]，粗之暗乎，妙哉上独有之也。往者为逆，来者为顺，明知逆顺，正行无问。迎而夺之，恶得无虚，追而济之[6]，恶得无实，迎而随之，以意和之，针道毕矣。

【注释】

［1］陈：述说之意。

［2］门：指正气与邪气往来出入之处。

［3］恶（wū）：作“何”字解，怎么之意。

［4］机之不动，不离其空：指气机之反应，均在腧穴之中。

［5］要与之期：要使针与气会之意。期，《说文解字》：“会也。”

［6］济之：《类经・用针虚实补泻》注：“随者因其气去，追

而济之也。”

【原文】

凡用针者，虚则实之，满则泄之，菀陈[1]则除之，邪胜则虚之。《大要》曰：徐而疾则实，疾而徐则虚[2]。言其实与虚，若有若无，察后与先，若存若亡，为虚为实，若得若失。虚实之妙。

九针最妙，补泻之时，以针为之。

泻曰迎之，迎之意，必持而内之，放而出之，排阳出针[3]，疾气得泄，按而引针，是谓内温，血不得散，气不得出。

补曰随之，随之意，若忘之，若行若按，如蚊虻止[4]，如留如环，去如绝弦，令左属右，其气故止，外门已闭，中气乃实，必无留血，急取诛之。

【注释】

[1] 菀（yù）陈：菀，同郁；陈，积也。指血郁滞不通。

[2] 徐而疾则实，疾而徐则虚：系指针刺补泻手法而言。《灵枢·小解针》曰：“徐而疾则实者，言徐内而疾出也；疾而徐则虚者，言疾内而徐出也。”《素问·针解》曰：“徐而疾则实者，徐出针而疾按之；疾而徐则虚者，疾出针而徐按之。”

[3] 排阳出针：指出针时摇大针孔。

[4] 如蚊虻止：《类经·用针虚实补泻》注：“言当轻巧无迹，而用得其精也。”

【原文】

持针之道，坚者为实《素问》作宝。正指直刺，无针左右，神在秋毫[1]，属意病者，审视血脉，刺之无殆[2]。方刺之时，必在悬阳[3]，及与两衡[4]一作冲，神属勿去，知病存亡。取血脉者，在俞[5]横居，视之独满，切之独坚。

【注释】

［1］秋毫：事物细微之意。《孟子·梁惠王》曰："明足以察秋毫之末。"注曰："毛至秋而末锐，小而难见也。"

［2］殆：危害之意。

［3］悬阳：《类经·用针虚实补泻》注："悬，犹言举也。阳，神气也。凡刺之时，必先举神气为主，故曰悬阳。"《灵枢·邪气脏腑病形》曰："其精阳气上走于目而为睛。"《汉书·东方朔传》载"目为悬珠"，即指目可称悬阳。

［4］两衡：衡，眉上也，在此指针刺时要注意患者的面部表情。

［5］俞：指腧穴。

【原文】

夫气之在脉也，邪气在上[1]，浊气在中[2]，清气在下[3]。故针陷脉[4]则邪气出，针中脉则浊气出[5]，针太深则邪反沉，病益甚。故曰：皮肉筋脉，各有所处，病各有所舍，针各有所宜，各不同形，各以任其所宜，无实实虚虚，损不足，益有余，是为重病，病益甚。取五脉[6]者死，取三脉[7]者恇[8]，夺阴者厥，夺阳者狂，针害毕也。

【注释】

［1］邪气在上：邪气，指八风邪气。伤于风者，上先受之，

故曰邪气在上。

［2］浊气在中：浊气，指水谷存积之气。寒温不适，饮食不节，病生于肠胃，故曰浊气在中。

［3］清气在下：清气，指冷湿地气。清冷湿气中人，必从足始，故曰清气在下。

［4］陷脉：指筋骨陷中的腧穴。

［5］针中脉则浊气出：《灵枢·小针解》曰："针中脉则浊气出者，取之阳明合也。"《类经·针分三气失宜为害》注："阳明合穴，刺之可以清肠胃，故能取浊气之在中者。"此处指足阳明合穴三里而言。

［6］五脉：指五脏五腧。

［7］三脉：指手足三阳，即六腑六腧。

［8］恇（kuāng）：虚怯之意。

【原文】

知其所苦。膈有上下[1]，知其气之所在。先得其道，布而涿之[2]《太素》作希而疏之，稍深而留之，故能徐入之。

大热在上者，推而下之。从下上者，引而去之。视前痛者，常先取之。

大寒在外，留而补之。入于中者，从合写之，针所不为，灸之所宜。上气不足，推而扬之；下气不足，积而从之。阴阳皆虚，火自当之[3]。厥而寒甚，骨廉陷下，寒过于膝，下陵三里[4]，阴络所过，得之留止。寒入于中，推而行之。经陷下者，即火当之。结络坚紧，火之所治。不知其苦，两跷之下，男阳女阴，良工所禁，针论毕矣。

【注释】

[1] 膈有上下:《太素·知官能》注:“谷入于胃，清气上肺，故在膈上；浊气留于胃中，故在膈下。”《类经·九针推论》注:“膈之上，膻中也，为上气海，心肺所居；膈之下，脾肝肾所居，丹田为下气海也。”

[2] 布而涿（zhuō）之：指针刺所取之腧穴宜少而精。

[3] 火自当之:《类经·九针推论》注:“宜于灸也。”

[4] 下陵三里：即膝下三寸之足三里穴。

【原文】

凡刺，虚者实之，满者泄之，此皆众工之所共知也。若夫法天则地，随应而动，和之若响，随之若影，道无鬼神，独来独往[1]。

凡刺之真，必先治神[2]，五脏已定，九候已明，后乃存针。众脉[3]所《素》作不见，众凶所《素》作弗闻，外内相得，无以形先，可玩[4]往来，乃施于人。虚实之要，五虚勿近，五实勿远，至其当发，间不容瞚[5]，手动若务[6]，针耀而匀[7]。静意视义[8]，观适[9]之变，是谓冥冥[10]，莫知其形，见其乌乌，见其稷稷，[11]从见其飞，不知其谁。伏如横弩，起若发机。刺虚者须其实，刺实者须其虚。经气已至，慎守勿失，深浅在志，远近若一，如临深渊，手如握虎，神无营于众物。

【注释】

[1] 独来独往：指运用自如、灵活而高妙的治疗技术。

[2] 必先治神:《素问·宝命全形论》王注曰:“专其精神，寂无动乱，刺其真要，其在斯焉。”

[3] 众脉：指多种脉象。

[4] 玩:《素问·宝命全形论》王注曰:“玩，谓玩弄，言精熟也。”

[5] 瞚（shùn）：同“瞬”，时间短暂之意。

[6] 手动若务:《太素·知针石》注：“手转针时，专心一务。”

[7] 针耀而匀:《素问·宝命全形论》王注曰：“谓形光净而上下匀平。”

[8] 义：合宜之意。《礼记·中庸》言：“义者，宜也。”

[9] 适：往也，至也，到达之意。

[10] 冥冥：专默精诚之意。《荀子·劝学》曰：“无冥冥之志者，无昭昭之明。”

[11] 其见乌乌，其见稷稷:《太素·知针石》注曰：“乌乌稷稷，凤凰雄雌声也。”《素问·宝命全形论》王注曰：“乌乌叹其气至，稷稷叹其已应。”

【原文】

黄帝曰：愿闻禁数[1]。岐伯曰：脏有要害[2]，不可不察，肝生于左，肺藏于右，心部于表，肾治于里，脾为之使[3]，胃为之市[4]，膈肓之上，中有父母，七节之旁，中有志心[5]《素》作小心，顺之有福，逆之有咎[6]。

【注释】

[1] 禁数:《素问集注》张志聪注曰：“数，几也。言所当禁刺之处有几也。”

[2] 要害：关系重要之处。

[3] 脾为之使:《太素·知针石》注：“脾者为土，王四季。

脾行谷气，以资四脏，故为之使也。”

［4］胃为之市：《太素·知针石》注：“胃为脾府也，胃贮五谷，授气于脾，以资四脏，故为市也。”

［5］七节之旁，中有志心：《太素·知针石》注：“脊有三七二十一节，肾在下七节之旁，肾神曰志……故志心者肾之神也。”

［6］咎（jiù）：灾祸之意。

【原文】

泻必用方《太素》作员，切而转之，其气乃行，疾入徐出，邪气乃出，伸而迎之，摇大其穴，气出乃疾。补必用员《太素》作方。[1]外引其皮，令当其门，左引其枢，右推其肤，微旋而徐推之，必端以正，安以静，坚心无解[2]，欲微以留，气下而疾出之，推其皮，盖其外门，真气乃存。用针之要，无忘养神。

【注释】

［1］泻必用方……补必用员：“方”“员”二字，《太素·知官能》注：“员谓之规，法天而动泻气者也。方谓之矩，法地而静补气者也。”《素问·八正神明论》王注曰：“所谓方员者，非谓针形，正谓移行之义也。”《灵枢·官能》云：“泻必用员，补必用方。”其说法不一，今存疑待考。

［2］解：通“懈”。

【原文】

泻者，以气方盛，以月方满，以日方温，以身方定，以息方吸而内针，乃复候其方吸而转针，乃复候其方呼而徐引针。补者，行也，行者，移也。刺必中其荣[1]，复以吸排针也。必知形之肥瘦，荣卫血气之衰盛。血气者，人之神，不可不谨养。形乎形，目瞑瞑，扪其所痛《素》作问其所痛，索之于经，慧然[2]在前，按之弗得，不知其情，故曰形。神乎神[3]，耳不闻，目明心开而志光，慧然独觉，口弗能言，俱视独见，象若昏，昭然独明，若风吹云，故曰神。三部九候为之原，九针之论不必存。

【注释】

[1] 中其荣：《素问·八正神明论》王注曰："针入至血，谓之中荣。"

[2] 慧然：慧，明敏也。慧然，明白之意。

[3] 神乎神：原作"乎神神"，据《素问·八正神明论》《太素·本神论》改。

【原文】

凡刺之而气不至，无问其数[1]；刺之而气至，乃去之，勿复针。针各有所宜，各不同形，各任其所为。刺之要，气至而效，效之信，若风吹云，昭然于天，凡刺之道毕矣。

【注释】

[1] 数：指呼吸的次数。古时留针时间的长短，以呼吸次数定之。

【原文】

节之交，凡三百六十五会，知其要者[1]，一言而终，不知其要者，流散无穷，所言节者，神气之所游行出入也，非皮肉筋骨也。睹其色，察其目，知其散复[2]。一其形，听其动静，知其邪正[3]。右主推之，左持而御之，气至而去之[4]。凡将用针，必先视脉气之剧易，乃可以治病。五脏之气已绝于内，而用针者反实其外，是谓重竭，重竭必死，其死也静[5]，治之者，辄反其气，取腋与膺；五脏之气已绝于外，而用针者，反实其内，是谓逆厥，逆厥则必死，其死也躁，治之者，反取四末[6]。刺之害，中而不去则精泄；害中而去则致气。精泄则病甚而恇，致气则生为痈疡。

【注释】

[1] 要者：此指井、荥、输、经、合五输穴而言。《类经·经络类》注："人身气节之交，虽有三百六十五穴会，而其要则在乎五腧而已。"

[2] 知其散复：《灵枢·四时气病》云："视其目色，以知病之存亡也。"

[3] 知其邪正：《灵枢·小针解》云："知论虚邪与正邪之风也。"

[4] 气至而去之：《灵枢·小针解》云："言补泻气调而去之也。"

[5] 重竭必死，其死也静：《类经·用针先诊反治为害》注："脏气已绝于内，阴虚也，反实其外，误益阳也。益阳则愈损其阴，是重竭也。阴竭必死，死则静也。"

[6] 四末：《类经·用针先诊反治为害》注："四末为诸阳之本，气绝于外而取其本，则阴气至而阳愈陷矣。"

【原文】

刺针必肃[1]，刺肿摇针[2]，经刺勿摇[3]，此刺之道也。

【注释】

［1］肃：敬也，严肃之意。

［2］刺肿摇针:《素问·诊要经终论》王注曰:“以出大脓血故。”

［3］经刺勿摇:《素问·诊要经终论》王注曰:“经气不欲泄故。”

【原文】

刺诸热者，如手探汤；刺寒清者，如人不欲行。刺虚者，刺其去；刺实者，刺其来。刺上关者，故[1]不能欠；刺下关者，欠不能故；刺犊鼻者，屈不能伸；刺内关者，伸不能屈。病高而内者，取之阴陵泉；病高而外者，取之阳陵泉。阴有阳疾者，取之下陵三里，正往无殆，下气乃止，不下复始矣。

【注释】

［1］故（qū）：同“呿”，张口也。

针道终始第五

本篇论述了阴阳、经脉、脏腑三者的关系、病理变化、辨证方法、针刺法则等。

1. 列举了三阴三阳经脉及脉口人迎脉的盛衰情况、病在何经及阴阳的虚实，从而决定补阳泻阴或补阴泻阳等刺法。

2. 阐述了远近不同的取穴法，以及针刺深浅、补虚泻实、守筋守骨、先本后标、痛宜深刺、痒宜浅刺等不同刺法；并结合阴阳、时令、体质、发病部位等说明应因时、因人、因病制宜。

【原文】

凡刺之道，毕于终始，明知终始，五脏为纪，阴阳定矣。阴者主脏，阳者主腑，阳受气于四末，阴受气于五脏。故泻者迎之，补者随之，知迎知随，气可令和。和气之方，必通阴阳，五脏为阴，六腑为阳，谨奉天道，请言终始。

终始者，经脉为纪，持其脉口人迎，以知阴阳有余不足，平与不平，天道毕矣。所谓平人者，不病也，不病者，脉口人迎应四时也，上下相应[1]而俱往来也。

六经之脉不结动[2]也，本末相遇，寒温相守司，形肉血气必相称也，是谓平人。若少气者，脉口人迎俱少而不称尺寸[3]。如是者，则阴阳俱不足，补阳则阴竭，泻阴则阳脱。如是者，可将以甘药，不可饮以至剂。如此者弗灸，不已者，因而泻之，则五脏气坏矣。

【注释】

［1］上下相应:《太素·人迎脉口诊》注:“人迎在结喉两旁，故为上也；寸口在两手关上，故为下也。上下虽别，皆因呼吸而动，故俱往来也。”

［2］六经之脉不结动：指六经的脉象既没有结涩不足，也没有动疾有余的现象。

［3］不称尺寸：指脉象短小无力，与平时尺寸不相称。

【原文】

人迎一盛[1]，病在足少阳，一盛而躁[2]，在手少阳。

人迎二盛，病在足太阳，二盛而躁，在手太阳。

人迎三盛，病在足阳明，三盛而躁，在手阳明。

人迎四盛，且大且数，名曰溢阳，溢阳为外格[3]。

脉口一盛，病在足厥阴，一盛而躁，在手心主。

脉口二盛，病在足少阴，二盛而躁，在手少阴。

脉口三盛，病在足太阴，三盛而躁，在手太阴。

脉口四盛，且大且数，名曰溢阴，溢阴为内关[4]，不通者死不治。

人迎与太阴脉口俱盛四倍以上，名曰关格，关格者，与之短期[5]。

【注释】

［1］人迎一盛：指人迎的脉象比脉口（寸口）的脉象大一倍。下文二盛、三盛同此。

［2］躁：指脉象躁动不安。《类经·四盛关格之刺》注：“人

迎，是阳明脉也……阳明主表而行气于三阳，故人迎一盛，病在足经之少阳；若大一倍而加以躁动，则为阳中之阳，而上在手经之少阳矣。凡二盛、三盛，病皆在足，而躁则皆在手也。下放此。”

［3］溢阳为外格：《太素·人迎脉口诊》注：“人迎盛至四倍，大而动数，阳气盈溢在外，格拒阴气不得出外，故曰外格也。”

［4］溢阴为内关：《太素·人迎脉口诊》注：“阴气四盛于阳，脉口大而且数，阴气盈溢在内，关闭阳气不得复入，名曰内关。”

［5］关格者，与之短期：《类经·四盛关格之刺》注：“人迎主阳，脉口主阴，若俱盛至四倍以上，则各盛其盛，阴阳不交，故曰关格，可与言死期也。”

【原文】

人迎一盛，泻足少阳而补足厥阴，二泻一补，日一取之，必切而验之，疏取之上，气和乃止。

人迎二盛，泻足太阳而补足少阴，二泻一补，二日一取之，必切而验之，疏取之上，气和乃止。

人迎三盛，泻足阳明而补足太阴，二泻一补，日一取之，必切而验之，疏取之上，气和乃止。

脉口一盛，泻足厥阴而补足少阳，二补一泻[1]，日一取之，必切而验之，气和乃止，疏取之。

脉口二盛，泻足少阴而补足太阳，二泻一补，二日一取之，必切而验之，气和乃止，疏取之。

脉口三盛，泻足太阴而补足阳明，二补一泻，日二取之，必切而验之，气和乃止，疏取之。所以日二取之者，太阴主胃，大富于谷，故可日二取之也。

人迎脉口俱盛四倍以上《灵枢》作三倍，名曰阴阳俱溢，如是者，不开则血脉闭塞，气无所行，流淫于中，五脏内伤。如此者，因而灸之，则变易为他病矣。

【注释】

［1］二补一泻：《类经·四盛关格之刺》注："按上文人迎之治，治三阳也，皆曰二泻一补。气口之治，治三阴也，皆曰二补一泻。盖以三阳主表，病在表者，宜泻倍于补也。三阴在里，病在里者，宜补倍于泻也。皆以脏气为重，惟恐其或伤耳。"

【原文】

凡刺之道，气和乃止，补阴泻阳，音声益彰，耳目聪明，反此者，血气不行。

所谓气至而有效者，泻则脉虚，虚者，脉大如其故而不坚也，大如故而益坚者，适虽言快，病未去也。补则益实，实者，脉大如其故而益坚也，大如故而不坚者，适虽言快，病未去也。故补则实，泻则虚，病虽不随针减，病必衰去矣。必先通十二经之所生病，而后可传于终始。故阴阳不相移[1]，虚实不相倾[2]，取之其经。

【注释】

［1］移：易也。

［2］倾：伤也。

【原文】

凡刺之属，三刺至谷气[1]，邪澼妄合[2]，阴阳移居，逆顺相反，浮沉异处，四时不相得，稽留淫泆[3]，须针而去，故一刺阳邪出，再刺阴邪出，三刺则谷气至而止。所谓谷气至者，已补而实，已泻而虚，故知谷气至也。

邪气独去者，阴与阳未能调而病知愈也。故曰补则实，泻则虚，病虽不随针减，病必衰去矣。此文似解前第三篇中。

【注释】

[1] 三刺至谷气：三刺，即刺皮、肉、分肉三种深浅不同的刺法。谷气，即元气、胃气。

[2] 邪澼（pì）妄合：《太素·三刺》注："阴阳二邪，妄与正气相合。"澼，邪也。

[3] 稽留淫泆（yì）：邪气稽留体内而浸淫弥漫之意。

【原文】

阳盛而阴虚[1]，先补其阴，后泻其阳而和之；阴盛而阳虚[2]，先补其阳，后泻其阴而和之。

三脉动于足大指之间[3]，必审其虚实，虚而泻之，是谓重虚，重虚病益甚。

凡刺此者，以指按之，脉动而实且疾者，则泻之；虚而徐者，则补之，反此者病益甚。

【注释】

[1] 阳盛而阴虚：阴、阳是指脉口、人迎而言。人迎脉盛，即指阳经盛而阴经虚。

[2] 阴盛而阳虚：脉口脉盛，即指阴经盛而阳经虚。

[3] 三脉动于足大指之间：《类经·阴阳虚实补泻先后》注：

"三脉动者，阳明起于大指次指之间，自厉兑以至冲阳皆是也；厥阴起于大指之间，自大敦以至太冲皆是也；少阴起于足心，自涌泉以上太溪皆是也；三者皆在大指之后，故曰动于足大指之间也。"

【原文】

三脉动一作重于足大指者，谓阳明在上，厥阴在中，少阴在下。膺腧[1]中膺，背腧[2]中背，肩髀虚者取之上[3]。重舌[4]，刺舌柱[5]以铍针也。手屈而不伸者，其病在筋；伸而不可屈者，其病在骨。在骨守骨，在筋守筋。

【注释】

[1] 膺腧：指胸部诸穴。

[2] 背腧：指背部诸穴。

[3] 虚者取之上：《类经·刺四肢病》注："病在手经，故取之上。上者手也，如手太阴之中府、云门，手厥阴之天池，皆膺腧也；手少阳之肩髎、天髎，手太阳之天宗、曲垣、肩外俞，皆背腧也。咸主肩膊虚痛等病。"

[4] 重舌：指在舌下生一小舌。

[5] 舌柱：《类经·刺头颈七窍病》注："舌柱，即舌下之筋如柱者也。"

【原文】

补须一方[1]实，深取之，稀按其痏，以极出其邪气。

一方虚，浅刺之，以养其脉，疾按其痏，无使邪气得入。

邪气之来也紧而疾，谷气之来也徐而和。脉实者，深刺之以泄其气；脉虚者，浅刺之，使精气无得出，以养其脉，独出其邪气。

【注释】

[1] 方:《灵枢注证发微》注:“方，犹俗云方才也。”

【原文】

刺诸痛者，深刺之。诸痛者，其脉皆实。从腰以上者[1]，手太阴、阳明主之；从腰以下者，足太阴、阳明主之。病在下者，高取之；病在上者，下取之。病在头者，取之足；病在腰者，取之腘[2]。病生于头者头重，生于手者臂重，生于足者足重。治病者，先刺其病所从生者也。

【注释】

[1] 腰以上者:《太素·三刺》注:“腰以上为天，肺主天气，故手太阴、手阳明主之也；腰以下为地，脾主地土，故足太阴、足阳明主之也。”

[2] 取之腘:《太素·三刺》注:“足之三阴三阳之脉，从头至足，故病在头，取之足也。足太阳脉循腰入腘，故病在腰以取腘也。”

【原文】

春气在毫毛，夏气在皮肤，秋气在分肉，冬气在筋骨，刺此病者，各以其时为齐[1]。刺肥人者，以秋冬为之齐；刺瘦人者，以春夏为之齐。刺之痛者阴也，痛而以手按之不得者，亦阴也，深刺之。痒者，阳也，浅刺之。病在上者，阳也；在下者，阴也。病先起于阴者，先治其阴而后治其阳；病先起于阳者，先治其阳而后治其阴。久病者，邪气入深。刺此病者，深内而久留之，间日复刺之，必先调其左右，去其血脉，刺道毕矣。

【注释】

［1］各以其时为齐：《类经·四时之刺》注："齐，剂同。药曰药剂，针曰砭剂也。春夏阳气在上，故取毫毛皮肤，则浅其针；秋冬阳气在下，故取分肉筋骨，则深其针。是以时为齐也。"

【原文】

凡刺之法，必察其形气。形肉未脱，少气而脉又躁，躁厥一作疾字者，必为缪刺之，散气可收，聚气可布。深居静处，占神往来，闭户塞牖，魂魄不散，专意一神，精气之分，无闻人声，以收其精，必一其神，令志在针，浅而留之，微而浮之，以移其神，气至乃休。男女内外[1]，坚拒勿出，谨守勿内，是谓得气。

【注释】

［1］男女内外：古人对此解释不一。张介宾云："既刺之后，尤当戒慎，男子忌内，女子忌外。忌外者坚拒勿出，忌内者谨守勿内，则邪气必去，正气必复，是谓得气。"滑寿云："若停针候气，久而不至，乃于男子则浅其针而候之卫气之分，女子则深其针而候之营气之分。"滑氏似指针刺深浅的提插手法而言，与本经"凡刺之法""是为得气"较为相合，姑从此说。

针道自然逆顺第六前系《逆顺肥瘦》文，后系《根结》文

本篇的主要内容有：

1. 说明了人体有黑白、肥瘦、少长、强弱的差异，气有滑涩，血有清浊的不同，经脉气血的运行也有逆有顺，因此在针刺治疗时，必须根据不同情况顺其自然趋向，因势利导。

2. 分别叙述了肥人、瘦人、平人、壮士、婴儿等在皮、肉、骨、气、血等方面的特点，以及在治疗上“深而留之”和“浅而疾之”的不同刺法；并根据“病气”与“形气”的对比，分析病的属虚属实，再分别采用“有余者泻之”“不足者补之”的相应治疗措施，以调整其阴阳。

【原文】

黄帝问曰：愿闻针道自然。岐伯对曰：用自然者，临深决水，不用功力而水可竭也；循掘决冲[1]，不顾坚密而经可通也。此言气之滑涩，血之清浊，行之逆顺也。

【注释】

[1] 循掘（kū）决冲：循着孔穴决开冲要之意。掘，通“窟”。

【原文】

曰：人之黑白肥瘦少长，各有数乎？曰：年质壮大，血气充盛，皮肤坚固，因加以邪，刺此者，深而留之此肥人也。广肩腋项，肉薄厚皮而黑色，唇临临然[1]者，其血黑以浊，其气涩以

迟，其人贪于取予，刺此者，深而留之，多益其数。

【注释】

［1］唇临临然：形容唇厚下垂的样子。《类经·肥瘦婴壮逆顺之刺》注："临临，下垂貌，唇厚质浊之谓。"

【原文】

曰：刺瘦人奈何？曰：瘦人者，皮薄色少[1]，肉廉廉然[2]，薄唇轻言，其血清，其气滑，易脱于气，易损于血，刺此者，浅而疾之。

曰：刺常人[3]奈何？曰：视其黑白，各为调之，端正纯厚者，其血气和调，刺此者，无失其常数[4]。

【注释】

［1］皮薄色少：皮薄而肤少血色之意。

［2］肉廉廉然：形容肌肉瘦薄。

［3］常人：指不肥不瘦之人。

［4］常数：指针刺浅深和留针时间均适中的一般刺法。

【原文】

曰：刺壮士真骨[1]者，奈何？曰：刺壮士真骨，坚肉缓节验验一作监监然[2]，此人重则气涩血浊，刺此者，深而留之，多益其数。劲则气滑血清，刺此者，浅而疾之也。

曰：刺婴儿奈何？曰：婴儿者，其肉脆，血少气弱，刺此者，以毫针，浅刺而疾发针，日再可也。

曰：临深决水奈何？曰：血清气滑，疾泻之，则气竭矣。

曰：循掘决冲奈何？曰：血浊气涩，疾泻之，则气可通也。

【注释】

［1］刺壮士真骨：《类经·肥瘦婴壮逆顺之刺》注："壮士之骨多坚刚，故曰真骨。"

［2］验验然：此处形容体格坚实。《类经·肥瘦婴壮逆顺之刺》注："验验，坚固貌。"

【原文】

曰：逆顺五体[1]，经络之数，此皆布衣匹夫之士也。食血者[2]《九墟》作血食之君，身体柔脆，肤肉软弱，血气慓悍滑利，刺之岂可同乎？曰：夫膏粱菽藿[3]之味，何可同也？气滑则出疾，气涩则出迟，气悍则针小而入浅，气涩则针大而入深。深则欲留，浅则欲疾，故刺布衣者，深以留，刺王公大人[4]者，微以徐，此皆因其气之慓悍滑利者也。

【注释】

［1］逆顺五体：逆顺，异于正常曰逆，合于正常曰顺。五体，《类经·贵贱逆顺》注："五体者，五形之人也。"

［2］食血者：指饮食珍美的贵族阶层。

［3］膏粱菽（shū）藿：膏，肥肉；粱，美谷；菽，众豆之名；藿，豆叶。膏粱，指当时统治阶级所食的珍美之味；菽藿，指当时劳动人民所食之粗食。

［4］大人：指王公贵族，大家豪右。

【原文】

曰：形气之逆顺奈何？曰：形气不足，病气有余，是邪胜也，急泻之。形气有余，病气不足，急补之。形气不足，病气不足，此阴阳俱不足，不可复刺之，刺之则重不足，重不足则阴阳俱竭，血气皆尽，五脏空虚，筋骨髓枯，老者绝灭，壮者不复矣。形气有余，病气有余者，此谓阴阳俱有余也，急泻其虚，调其虚实。故曰：有余者泻之，不足者补之，此之谓也。故曰：刺不知逆顺，真邪相薄，实而补之，则阴阳血气皆溢，肠胃充郭，肺肝内胀，阴阳相错。虚而泻之，则经脉空虚，血气枯竭，肠胃慑辟[1]，皮肤薄着，毛腠夭焦，予之死期。故曰：用针之要，在于知调，调阴与阳，精气乃充，合形与气，使神内藏。故曰：上工平气，中工乱经，下工绝气危生，不可不慎也。必察其五脏之变化，五脉之相应，经脉之虚实，皮肤之柔粗，而后取之也。

【注释】

［1］慑（shè）辟：慑，畏怯也；辟，辟叠也。此指因正气亏虚而致胃肠皱襞萎缩皱叠。

针道外揣纵舍第七

本篇论述了外揣、纵舍的意义及其在针道上的重要作用。

1. 说明外揣是由体表变化揣度内脏病变，或由内脏变化揣度体表病变的一种诊断方法。

2. 说明纵舍有两种含义：一是根据病的虚实等特点，决定是否当用针刺；二是持针操作上的进、止、退、留。

【原文】

黄帝问曰：夫九针少则无内，大则无外，恍惚无穷，流溢无极，余知其合于天道人事四时之变也，余愿浑求为一可乎？岐伯对曰：夫唯道焉，非道何可？大、小、浅、深，离合为一乎哉。故远者，司[1]外揣[2]内，近者，司内揣外，是谓阴阳之极，天地之盖。

【注释】

[1] 司：主管之意。

[2] 揣：度，推测之意。

【原文】

曰：持针纵舍[1]奈何？曰：先明知十二经之本末[2]，皮肤之寒热[3]，脉之盛衰滑涩[4]。其脉滑而盛者，病日进；虚而细者，久以持；大以涩者，为痛痹；阴阳如一[5]者，病难治。察其本末[6]上下，有热者病常在；其热已衰者，其病亦去矣。因持其尺，察其肉之坚脆、大小、滑涩、寒热、燥湿。因视目之五色，以知五脏而决死生；视其血脉，察其五色[7]，以知寒热痹痛。

【注释】

［1］纵舍:《类经·持针纵舍屈折少阴无俞》注:“纵言纵缓，舍言弗用也。”

［2］本末:《太素·刺法》注:“起处为本，出处为末。”

［3］皮肤之寒热:《太素·刺法》注:“皮肤热即血气通，寒即血气壅也。”

［4］脉之盛衰滑涩:《太素·刺法》注:“阳气盛而微热谓之滑也，多血少气微寒谓之涩。”

［5］阴阳如一：表里阴阳皆病之意。《类经·持针纵舍屈折少阴无俞》注曰:“表里俱伤、血气皆败者，是为阴阳如一，刺之必反甚，当舍而勿针也。”

［6］本末：本，即胸腹；末，即四肢。

［7］察其五色：如《素问·皮部论》云:“其色多青则痛，多黑则痹，黄色则热，多白则寒，五色皆见，则寒热也。”

【原文】

曰：持针纵舍，余未得其意也。曰：持针之道，欲端以正，安以静，先知虚实，而行疾徐，左手执骨，右手循之，无与肉裹[1]。泻欲端正[2]，补必闭肤，转针导气，邪气不得淫泆，真气以居。

曰：扞皮[3]开腠理奈何？曰：因其分肉，左别其肤，微内而徐端之[4]，适神不散，邪气得去也。

【注释】

［1］无与肉裹：指刺针时，不可用力过猛，以防因肌肉突然痉挛而将针缠裹。

［2］端正：《太素·刺法》注："直入直出，故曰端正。"

［3］扞（hàn）皮：扞，同"捍"，御也；又通"干"，触犯也。扞皮，指将针刺在皮肤之上。

［4］微内而徐端之：《灵枢注证发微》注："右手微纳其针，而徐徐端正其针以入之。"

卷之六

八正八虚八风大论第一

本篇主要论述了八正、八虚、八方之风所致疾病的情况。

1. 遇岁露的原因和虚风致病的病情。

2. 八风的性质及其对脏腑的危害情况。

3. "三虚""三实"对人体的影响。

【原文】

黄帝问曰：岁之所以皆同病者，何气使然？少师对曰：此八症[1]之候也，候此者，常以冬至之日。风从南方来者，名曰虚风[2]，贼伤人者也。其以夜半至者，万民皆卧而不犯，故其岁民少病；其以昼至者，万民懈惰而皆中于邪风，故民多病。虚邪入客于骨而不发于外，至其立春，阳气大发，腠理开，有因立春之日，风从西方来，万民皆中虚风，此两邪相搏，经气结代[3]，故诸逢其风而遇其雨者，名曰遇岁露[4]焉。因岁之和，而少贼风者，民少病而少死；岁多贼风邪气，寒温不和，则民多病而死矣。

【注释】

[1] 八症：《灵枢·岁寒论》《太素·八正风候》作"八正"。《灵枢集注》张志聪注曰："八正者，冬至夏至、春分秋分、立春

立夏、立秋立冬，定八方之正位，以候八方之风雨也。”

［2］虚风：本节下文云：“风从其冲后来者，名曰虚风。”即从节气所居方位对方刮来的风。如冬至在阴历十一月，在十二地支中为子，位属北方。风从南方来者，以南方属午，与子对冲，故谓之虚风。此是当时对病因认识的一种术语。

［3］结代：此指不正常的气候形成病邪，侵入人体留而不去。《类经·贼风邪气乘虚伤人》注：“立春之日，月建在东，而风从西方来，亦虚风也，冬至中之，立春又中之，此两邪也，邪留而不去，故曰结，当其令而非其气故曰代。”

［4］岁露：指一年当中感受的风雨之邪。《灵枢集注》张志聪注：“风者，天之气；雨者，天之露。故诸逢其风而遇其雨者，命曰遇岁露焉。”《太素·八正风候》注：“露有其二，一曰春露，主生万物者也；二曰秋露，主衰万物者也。今岁有贼风暴雨以衰于物，比秋风露，故曰岁露焉。”

【原文】

曰：虚邪之风，其所伤贵贱[1]何如？候之奈何？曰：正月朔日[2]，风从西方来而大，名曰白骨，将国有殃，人多死亡。

正月朔日，平旦西北风行，民病多，十有三也。

正月朔日，日中北风，夏，民多死者一作多病。

正月朔日，平旦北风，春，民多死者。

正月朔日，夕时北风，秋，民多死者。

正月朔日，天时和温不风，民无病；大寒疾风，民多病。

二月丑[3]不风，民多心腹病。

三月戌不温，民多寒热病。

四月巳不暑，民多瘅病。

十月申不寒，民多暴死。

诸所谓风者，发屋拔树，扬沙石，起毫毛，发腠理者也。

【注释】

［1］贵贱：此指轻重而言。

［2］朔日：即每月初一。

［3］丑：古人以天干地支配合，用以记年、月、日，“丑”即丑日。下同。

【原文】

风从其冲后来者，名曰虚风，贼伤人者也，主杀害，必谨候虚风而谨避之。避邪之道，如避矢石[1]，然后邪弗能害也。

风从南方来，名曰大弱风，其伤人也，内舍于心，外在于脉，其气主为热。

风从西南方来，名曰谋风，其伤人也，内舍于脾，外在于肌肉，其气主为弱。

风从西方来，名曰刚风，其伤人也，内舍于肺，外在于皮肤，其气主为燥。

风从西北方来，名曰折风，其伤人也，内舍于小肠，外在于手太阳之脉，脉绝则泄，脉闭则结不通，善暴死。

【注释】

［1］矢石：箭和垒石。

【原文】

风从北方来，名曰大刚风，其伤人也，内舍于肾，外在于骨与肩背之膂筋[1]，其气主为寒。

风从东北方来，名曰凶风，其伤人也，内舍于大肠，外在于两胁腋骨下及肢节。

风从东方来，名曰婴儿风，其伤人也，内舍于肝，外在于筋纽[2]，其气主为湿。

风从东南方来，名曰弱风，其伤人也，内舍于胃，外在于肌，其气主为体重。

【注释】

［1］膂（lǚ）筋：脊膂之筋，即脊背部两侧的肌腱。《灵枢·百病始生》曰："或着于伏冲之脉，或着于膂筋。"《灵枢·九宫八风》曰："风从北方来，名曰大刚风，其伤人也，内舍于肾，外在于骨与肩脊之膂筋。"

［2］筋纽：筋与骨之衔接枢纽处。

【原文】

凡此八风者，皆从其虚之乡来，乃能病人，三虚相薄，则为暴病卒死；两虚一实，则为淋露[1]寒热；犯其雨湿之地，则为痿。故圣人避邪，如避矢石。其三虚偏中于邪风，则为击仆偏枯[2]矣。

【注释】

［1］淋露：指淋雨和露体受风而言。

［2］击仆偏枯：《灵枢注证发微》注："击仆者，如击之而仆晕也；偏枯者，或左或右偏枯也。"形容突然发病，出现半身不遂的症状。

【原文】

曰：四时八风之中人也，因有寒暑，寒则皮肤急，腠理闭，暑则皮肤缓，腠理开。贼风邪气，因得以入乎？将[1]必须八正风邪，乃能伤人乎？曰：贼风邪气之中人也，不得以时，然必因其开也，其入深，其内亟一作极也疾，其病人也卒暴；因其闭也，其入浅以留，其病人也徐以迟。

曰：其有寒温和适，腠理不开，然有卒病者，其故何也？曰：人虽平居，其腠理开闭缓急，固常有时也。夫人与天地相参，与日月相应，故月满则海水西盛，人血气积，肌肉充，皮肤致，毛发坚，腠理郄[2]，烟垢[3]著，当是之时，虽遇贼风，其入浅，亦不深。到其月郭空，则海水东盛，人血气虚，其卫气去，形独居，肌肉减，皮肤缓，腠理开，毛发薄，腘垢泽，当是之时，遇贼风，其入深，其病人卒暴。

【注释】

[1] 将：抑或、还是，表选择疑问的连词。

[2] 郄（xì）：《类经·贼风邪气乘虚伤人》注："郄，闭也。"

[3] 烟垢：指皮肤上所积之污垢。《类经·贼风邪气乘虚伤人》注："烟垢，腻垢如烟也。"

【原文】

曰：人有卒然暴死者，何邪使然？曰：得三虚者，其死疾；得三实者，邪不能伤也。乘年之衰，逢月之空，失时之和[1]，人气乏少，因为贼风邪气所伤，是谓三虚。故论不知三虚，工反为粗。若逢年之盛，遇月之满，得时之和，虽有贼风邪气，不能伤也。

【注释】

［1］失时之和：即主客之气失和。

逆顺病本末方宜形志大论第二

本篇论述了临证时必须根据病情的逆顺、标本，以及地理环境和形志苦乐等具体情况进行分析，才能做到恰当的治疗。

1. 对患者的治疗和护理必须适应病情，并应根据病情的缓急轻重，分清标本，决定治疗的先后次序。

2. 根据地理、生活、发病等方面的特点，分别运用砭石、毒药、灸焫、微针、导引、按跷等治疗方法，即因地制宜、因人制宜。

3. 因形、志、苦、乐不同可以产生不同的疾病，其治疗方法亦应有所区别。

【原文】

黄帝问曰：治民治身，可得闻乎？岐伯对曰：治民与自治，治彼与治此，治小与治大，治国与治家，未有逆而能治者，夫惟顺而已矣。故入国问其俗，临病人问所便[1]。曰：便病奈何？曰：中热消瘅则便寒，寒中之属则便热。胃中热则消谷，令人悬心[2]善饥，脐已上皮热；肠中热，则出黄如糜[3]色，脐已下皮寒。胃中寒则填胀；肠中寒则肠鸣飧泄。胃中寒，肠中热，则胀且泄；胃中热，肠中寒，则疾饥，少腹痛胀。

【注释】

[1] 便：适宜，指使患者更安适。

[2] 悬心：《类经·为治之道顺而已矣》注："悬心者，胃火

上炎，心血被烁而悬悬不宁也。”

[3] 糜：小米粥。《释名》曰：“煮米使糜烂也。”

【原文】

曰：胃欲寒饮，肠欲热饮，两者相逆，治之奈何？曰：春夏先治其标，后治其本；秋冬先治其本[1]，后治其标[2]。

曰：便其相逆者奈何？曰：便此者，食饮衣服，欲适寒温，寒无悽怆[3]，暑无出汗。食饮者，热无灼灼[4]，寒无沧沧[5]，寒温中适，故气将持[6]，乃不致邪僻。

【注释】

[1] 本：谓根本也。

[2] 标：谓标末也。

[3] 悽怆（chuàng）：寒冷之意。

[4] 灼灼：烧灼之意。

[5] 沧沧：寒凉之意。

[6] 将持：予以支持。“将”原作“搏”，据《灵枢经·师传》《太素·顺养》改。

【原文】

先病而后逆[1]者，治其本；先逆而后病者，治其本。先寒而后生病者，治其本；先病而后生寒者，治其本。先热而后生病者，治其本；先病而后生热者，治其本。先热而后生中满者，治其标。先病而后泄者，治其本；先泄而后生他病者，治其本，必先调之，乃治其他病。先病而后中满者，治其标；先中满而后烦心者，治其本。人有客气同气[2]同，一作固，小大不利治其标；小大便利治其本。病发而有余，本而标之，先治其本，后治其标；病发而不足，标而本之，先治其标，后治其本。谨察间甚而调之，间者[3]并行，甚者独行。小大不利而后生他病者，治其本。

【注释】

［1］逆：后世注释说法不一，马莳认为是病势之逆；张介宾认为是气血之逆；吴崑以为呕逆；张志聪以为厥逆。今多从张介宾说。

［2］客气同气：客气，指外感邪气。同气，指体内固有病气。

［3］间者：《类经·标本逆从治有先后》注："间者，言病之浅。"

【原文】

东方滨海傍水，其民食鱼嗜咸。鱼者使人热中，咸者胜血，其民皆黑色疏理，其病多壅肿，其治宜砭石[1]。

西方水土刚强，其民华食[2]而脂肥，故邪不能伤其形体，其病生于内[3]，其治宜毒药[4]。

北方风寒冰冽，其民乐野处而乳食，脏寒生病，其治宜灸焫[5]。

【注释】

［1］砭石：古代用的石针，多用以刺治痈肿病。

［2］华食：《素问·异法方宜论》王注曰："华，谓鲜美，酥酪骨肉之类也。"

［3］其病生于内：指饮食、七情之病，内生于脏腑。

［4］毒药：《类经·五方治病不同》注："毒药者，总括药饵而言，凡能除病者，皆可称为毒药。如五常政大论曰：大毒治

病，十去其六，常毒治病，十去其七，小毒治病，十去其九，之类是也。”

［5］灸焫（ruò，又读 rè）：《素问·异法方宜论》王注曰：“火艾烧灼，谓之灸焫。”焫，烧之意。

【原文】

南方其地下，水土弱，雾露之所聚也，其民嗜酸而食胕[1]，故致理而赤色，其病挛痹，其治宜微针[2]。

中央其地平以湿，天地所生物者众，其民食杂[3]而不劳，故其病多痿厥寒热，其治宜导引按蹻[4]。故圣人杂合以治，各得其宜。

【注释】

［1］胕：同“腐”，此处指酵化食物，如豉、鲜、曲、酱之属。

［2］微针：王冰指为小针，马莳认为泛指九针。马氏之说较妥，乃对砭石而言，如《灵枢·九针十二原》曰：“无用砭石，欲以微针通其经脉。”

［3］食杂：食物种类繁多之意。

［4］导引按蹻（qiāo）：导引，即气功；按蹻，即按摩。

【原文】

形[1]乐志[2]苦，病生于脉，治之以灸刺；形苦志乐，病生于筋，治之以熨引；形乐志乐，病生于肉，治之以针石；形苦志苦，病生于困咽喝一作困竭，治之以甘药；形数惊恐，经络不通，病生于不仁，治之以按摩醪醴[3]，是谓五形。故志曰：刺阳明出血气，刺太阳出血恶[4]气，刺少阳出气恶血，刺太阴出气恶血，刺少阴出气恶血，刺厥阴出血恶气。

【注释】

［1］形：形体。

［2］志：心志。

［3］醪（láo）醴（lǐ）：药酒。醪，浊酒；醴，清酒。

［4］恶：此处有不宜之意。

五脏六腑虚实大论第三

本篇重点论述了五脏六腑与神、气、血、形、志、经络、病因等的关系及虚实变化。

1. 五脏与神、气、血、形、志的关系，其有余、不足的临床表现及治疗方法。

2. “血气相并”“阴阳相倾”导致虚实变化的病机。

3. 风雨寒湿、饮食起居、阴阳、喜怒等，引起脏腑经络虚实寒热变化的病机。

4. 补虚泻实的针刺手法。

【原文】

黄帝问曰：刺法言“有余泻之，不足补之”，何谓也？岐伯对曰：神有有余，有不足；气有有余，有不足；血有有余，有不足；形有有余，有不足；志有有余，有不足。心藏神，肺藏气，肝藏血，脾藏肉，肾藏志，志意通达，内连骨髓，而成形。五脏之道，皆出于经渠，以行血气，血气不和，百病乃变化而生，故守经渠焉。

神有余则笑不休，不足则忧[1]《素问》作悲，王冰曰：作忧者误，血气未并[2]，五脏安定，邪客于形，凄厥《素问》作洒淅起于毫毛，未入于经络，故命曰神之微[3]。神有余则泻其小络之血，出血勿之深斥[4]，无中其大经，神气乃平。神不足者，视其虚络[5]，切而致之[6]，刺而和之，无出其血，无泄其气，以通其经，神气乃平。曰：刺微奈何？曰：按摩勿释，著针勿斥，移气于足《素问》作不足，神气乃得复。

【注释】

［1］不足则忧：忧为肺之志，心藏神，神不足则心虚，肺反侮之，故忧。本经卷一精神五脏论解曰："心虚则悲，悲则忧。"

［2］血气未并:《类经·有余有五不足有五》注:"并，偏聚也，邪之中人，久而不散，则或并于气，或并于血，病乃甚矣，今血气未并，邪犹不深。"

［3］神之微:《素问·调经论》王注曰:"始起于毫毛，尚在于小络，神之微病，故命曰神之微也。"

［4］出血勿之深斥:《素问·调经论》王注曰:"邪入小络，故可泻其小络之脉出其血，勿深推针，针深则伤肉也。"

［5］虚络:《素问注证发微》注曰:"神不足，其络必虚，当治其心经之络，为虚者治之。"

［6］切而致之：切按其处致气来也。

【原文】

气有余则喘咳上气，不足则息利少气，血气未并，五脏安定，皮肤微病，命曰白气微泄[1]。有余则泻其经渠，无伤其经，无出其血，无泄其气；不足则补其经渠，无出其气。曰：刺微奈何？曰：按摩勿释，出针视之，曰：故将深之。适人必革[2]，精气自伏，邪气乱散，无所休息，气泄腠理，真气乃相得。

【注释】

［1］白气微泄：肺主气，外合皮毛，其色白，故白气即肺气。今言皮肤微病，则肺气微泄也。

[2] 革：改变。

【原文】

血有余则怒，不足则悲《素问》作恐。血气未并，五脏安定，孙络外溢，则络有留血。有余则刺其盛经，出其血；不足则视其虚，内针其脉中，久留之，血至《素问》作而视脉大，疾出其针，无令血泄。曰：刺留血奈何？曰：视其血络，刺出其血，无令恶血得入于经，以成其病。

形有余则腹胀，泾溲不利；不足则四肢不用。血气未并，五脏安定，肌肉蠕一作溢动，名曰微风[1]。有余则泻其阳经[2]，不足则补其阳络[3]。曰：刺微奈何？曰：取分肉间，无中其经，无伤其络，卫气得复，邪气乃索[4]。

【注释】

[1] 微风：风邪客于肌肉，肌肉蠕动如虫行，然而风气尚微，故曰微风。

[2] 阳经：《素问集注》张志聪注曰："阳谓阳明也，阳明与太阴为表里。盖皮肤气分为阳，脾所主在肌肉，故当从阳以补泻。"

[3] 阳络：同上。

[4] 索：此处指散。

【原文】

志有余则腹胀飧泄，不足则厥。血气未并，五脏安定，骨节有伤。有余则泻然筋血者，出其血；不足则补其复溜。曰：刺未并奈何？曰：即取之，无中其经，以去其邪，乃能立虚。

曰：虚实之形，不知其何以生？曰：血气已并，阴阳相倾，气乱于卫，血逆于经，血气离居，一实一虚。血并于阴，气并于阳，故为惊狂；血并于阳，气并于阴，乃为炅中。血并于上，气并于下，心烦闷，善怒；血并于下，气并于上，乱而喜忘《素》作善忘。

曰：血并于阴，气并于阳，如是血气离居，何者为实，何者为虚？曰：血气者，喜温而恶寒，寒则泣不流，温则消而去之[1]，是故气之所并为血虚，血之所并为气虚。

【注释】

[1] 消而去之：血气得温则消散而流行。消，散之意；去，行之意。

【原文】

曰：人之所有者，血与气耳。乃言血并为虚，气并为虚，是无实乎？曰：有者为实，无者为虚，故气并则无血，血并则无气，今血与气相失，故为虚焉。络之与孙脉俱注一作输于经，血与气并，则为实焉。血之与气并走于上，则为大厥[1]，厥则暴死，气复反则生，不反则死。

曰：实者何道从来？虚者何道从去？曰：夫阴与阳，皆有输会，阳注于阴，阴满之外，阴阳紃音巡平[2]《素》作均平，以充其形，九候若一，名曰平人。夫邪之所生，或生于阳，或生于阴。其生于阳者，得之风雨寒暑；其生于阴者，得之饮食起居，阴阳喜怒。

【注释】

［1］大厥：突然昏倒。《景岳全书·厥逆》注曰："气血并走于上，则阴虚于下，而神气无根，是即阴阳相离之候，故致厥脱而暴死。复反者轻，不反者甚。此正时人所谓卒倒暴仆之中风，亦即痰火上壅之中风。"

［2］紃（xún）平：紃通"循"。均平之意。

【原文】

曰：风雨之伤人奈何？曰：风雨之伤人，先客于皮肤，传入于孙脉，孙脉满则传入于络脉，络脉满乃注于大经脉，血气与邪气并客于分腠之间，其脉坚大，故曰实。实者外坚充满不可按，按之则痛。

曰：寒湿之伤人奈何？曰：寒湿之中人也，皮肤收[1]《素问》作不收，肌肉坚紧，营血涩，卫气去，故曰虚。虚者摄辟[2]，气不足，血涩，按之则气足温之，故快然而不痛。

【注释】

［1］皮肤收：《太素·虚实所生》注："皮肤收者，言皮肤急而聚也。"

［2］摄辟：指皮肤皱襞而不舒展的样子。

【原文】

曰：阴之生实奈何？曰：喜怒不节[1]，则阴气上逆，上逆则下虚，下虚则阳气走乏，故曰实。

曰：阴之生虚奈何？曰：喜则气下[2]，悲则气消，消则脉空虚，因寒饮食，寒气动脏一作重满，则血泣[3]气去，故曰虚。

【注释】

[1] 喜怒不节：喜怒泛指七情而言，此处所重在怒，因怒则气上，故致阴气上逆而为实证。

[2] 喜则气下：《素问·举痛论》载“喜则气缓”“恐则气下”。此言“喜则气下”者，乃统而言之，故应灵活理解。

[3] 血泣：血脉凝滞不通。泣，通“冱（hù）”，闭塞之意。

【原文】

曰：阳虚则外寒，阴虚则内热，阳盛则外热，阴盛则内寒，不知所由然？曰：阳受气于上焦，以温皮肤分肉之间，今寒气在外，则上焦不通，不通则寒独留于外，故寒栗。有所劳倦，形气衰少，谷气不盛，上焦不行，下焦《素问》作下脘不通，胃气热熏胸中，故内热。上焦不通利，皮肤致密，腠理闭塞《素问》下有玄府二字不通，卫气不得泄越，故外热。厥气[1]上逆，寒气积于胸中而不泻，不泻则温气[2]去，寒独留，则血凝泣，凝则腠理不通，其脉盛大以涩[3]，故中寒。

【注释】

[1] 厥气：此处指寒厥之气。此系内伤证，或因寒气伤脏，或因饮食寒冷，致使阳气被伤，故为胸中寒。

[2] 温气：此处指阳气。

[3] 盛大以涩：厥气上逆，故脉盛大；血凝涩不通，故脉涩。

【原文】

曰：阴与阳并，血气已并，病形已成，刺之奈何？曰：刺此者，取之经渠，取血于营，取气于卫，用形哉，因四时多少高下。曰：血气已并，病形已成，阴阳相倾，补泻奈何？曰：泻实者，气盛乃内针，针与气俱内，以开其门，如利其户，针与气俱出，精气不伤，邪气乃下，外门不闭，以出其疾，摇大其道，如利其路，是谓大泻。必切而出，大气乃屈[1]。

曰：补虚奈何？曰：持针勿置[2]，以定其意，候呼内针，气出针入，针空四塞，精无从去，方实而疾出针，气入针出，热不得还，闭塞其门，邪气布散，精气乃得存，动无后时《素问》作动气后时，近气不失，远气乃来，[3]是谓追之[4]。

【注释】

［1］大气乃屈：谓邪气屈伏消失之意。

［2］持针勿置：持针勿立即刺入，先安定神志，然后下针。

［3］近气不失，远气乃来：《素问·调经论》王注曰："近气，谓已至之气。远气，谓未至之气。"

［4］追之：《素问·调经论》王注曰："追言补也，《针经》曰：追而济之，安得无实，则此谓也。"

【原文】

曰：虚实有十，生于五脏五脉耳。夫十二经脉者，皆生百《素》作其病，今独言五脏。夫十二经脉者，皆络三百六十五节，节有病，必被[1]经脉，经脉之病者，皆有虚实。何以合之乎？曰：五脏与六腑为表里，经络肢节各生虚实，视其病所居，随而调之。病在脉，调之血；病在血，调之络；病在气，调诸卫；病在肉，调之分肉；病在筋，调之筋；病在骨，调之骨。燔针劫刺其下及与急者[2]。病在骨，焠针药熨。病不知所痛[3]，两跷为上[4]。身形有痛，九候莫病，则缪刺之；病在于左而右脉病者，则巨刺之。必谨察其九候，针道毕也。

【注释】

[1] 被：此处指及。

[2] 急者：指筋脉挛急之处。

[3] 病不知所痛：即病无定处。

[4] 两跷为上：阳跷应取申脉，阴跷应取照海，俱取之为好，故曰为上。

阴阳清浊顺治逆乱大论第四

本篇论述了人体的阴阳清浊之气互相协调则功能正常，若互相违逆则功能紊乱。

1. 人体经络脏腑营卫之气必须协调一致，并和自然界的气候变化相适应，即所谓“相顺而治”。

2. 阴阳清浊之气相逆，即为“乱气”，并指出“乱气”在胸中、心、肺、肠、胃、头、臂、足等不同部位的症状和针刺穴位。

3. 指出“乱气”致病与其他有余不足证在治疗上的不同点。

【原文】

黄帝问曰：经脉十二者，别为五行，分为四时，何失而乱？何得[1]而治[2]？岐伯对曰：五行有序[3]，四时有分，相顺而治，相逆而乱。

曰：何谓相顺而治？曰：经脉十二以应十二月，十二月者，分为四时，四时者，春夏秋冬，其气各异。营卫相随[4]，阴阳以和，清浊不相干，如是则顺而治矣。

曰：何谓相逆而乱？曰：清气在阴，浊气在阳，营气顺脉，卫气逆行，清浊相干[5]，乱于胸中，是谓大悗。故气乱于心，则烦心密默[6]，俯首静伏；乱于肺，则俯仰喘喝，按手以呼；乱于肠胃，则为霍乱；乱于臂胫，则为四厥；乱于头，则为厥逆，头痛一作头重眩仆。

【注释】

［1］得：即相得，亦即彼此协调。

［2］治：有条不紊。

［3］序：次序。

［4］营卫相随:《太素・营卫气行》注:“营在脉中，卫在脉外，内外相顺，故曰相随。”

［5］清浊相干：营卫阴阳相互干扰之意。营气虽顺脉，卫气却逆行，故可致清浊相干，营卫逆乱。

［6］密默：密，宁静；默，不言语。

【原文】

气在心者，取之手少阴心主之俞。

气在于肺者，取之手太阴荥，足少阴俞[1]。

气在于肠胃者，取之手足太阴、阳明，不下者取之三里。

气在于头者，取之天柱、大杼，不知，取足《灵枢》作手太阳之荥俞。

气在臂足者，先去血脉，后取其阳明、少阳之荥俞。

徐入徐出，是谓之导气，补泻无形，是谓之同精。是非有余不足也，乱气之相逆也。

【注释】

［1］足少阴俞:《太素・营卫气行》注:“足少阴俞，乃是肾脉，以其肾脉上入于肺，上下气通，故上取太阴荥，下取足少阴俞。”

四时贼风邪气大论第五

本篇着重论述了四时贼风邪气对人体的危害。

1. 贼风邪气之能伤人，主要决定于人的体质。

2. 有的患者虽然没有感受贼风邪气也会猝然发病者，多有宿因，加之轻微的诱因，为新旧邪气相加而发病。

3. 指出疾病的产生，不是由于鬼神，但是祝由却可以治好病的道理。

【原文】

黄帝问曰：有人于此，并行并立，其年之长少等也，衣之厚薄均也，卒然遇烈风疾雨，或病或不病，或皆死，其故何也？岐伯对曰：春温风，夏阳风[1]，秋凉风，冬寒风。凡此四时之风者，其所病各不同形。黄色薄皮弱肉[2]者，不胜春之虚风；白色薄皮弱肉者，不胜夏之虚风；青色薄皮弱肉者，不胜秋之虚风；赤色薄皮弱肉者，不胜冬之虚风。

曰：黑色不病乎？曰：黑色而皮厚肉坚，固不能伤于四时之风。其皮薄而肉不坚，色不一者，长夏至而有虚风者，病矣；其皮厚而肌肉坚者，长夏至而有虚风者，不病矣；其皮厚而肌肉坚者，必重感于寒，内外皆然，乃病也。

【注释】

［1］夏阳风：热为阳。夏阳风，指夏季的热风。

［2］薄皮弱肉：《灵枢集注》朱永年曰："盖皮肤肌腠之间，

五脏元真之所通会。是以薄皮弱肉，则脏真之气虚矣。五脏之气虚，则不能胜四时之虚风矣。”

【原文】

曰：贼风邪气之伤人也，令人病焉，今有不离屏蔽，不出室穴之中，卒然而病者，其故何也？曰：此皆尝有所伤于湿气，藏于血脉之中，分肉之间，久留而不去，若有所坠堕[1]，恶血在内而不去，卒然喜怒不节，饮食不适，寒温不时，腠理闭不通《素》下有其开二字，而适遇风寒，则血气凝结，与故邪相袭，则为寒痹。其有热则汗出，汗出则受风，虽不遇贼风邪气，必有因加而发矣。

曰：夫子之所言，皆病人所自知也，其无遇邪风，又无怵惕之志，卒然而病，其故何也？唯有因鬼神之事乎？曰：此亦有故邪留而未发也，因而志有所恶，及有所慕，血气内乱，两气相薄，其所从来者微，视之不见，听之不闻，故似鬼神。

曰：其有祝由[2]而已者，其故何也？曰：先巫者，因知百病之胜，先知百病之所从者，可祝由而已也。

【注释】

[1] 坠堕：从高处跌落之意。

[2] 祝由：指古代巫人用符咒祈祷以治病的方法，虽有精神安慰，但多属迷信行为。

内外形诊老壮肥瘦病旦慧夜甚大论第六

本篇的主要内容有：

1. 脏腑体表的阴阳属性、病理特点和治疗原则。

2. 皮肉气血筋骨病的诊断要点和治疗原则。

3. 老壮少小在年龄上的区别。

4. 人体肥瘦及脂、膏、肉三种体型的生理病理特点。

5. 病人在一日内旦慧、昼安、夕加、夜甚的不同变化，与一日四时阴阳盛衰消长和五行生克规律的密切关系。

【原文】

黄帝问曰：人之生也，有刚有柔，有弱有强，有短有长，有阴有阳，愿闻其方。岐伯对曰：阴中有阳，阳中有阴，审知阴阳，刺之有方。得病所始，刺之有理，谨度病端[1]，与时相应，内合于五脏六腑，外合于筋骨皮肤，是故内有阴阳，外有阴阳。在内者，五脏为阴，六腑为阳；有外者，筋骨为阴，皮肤为阳。故曰：病在阴之阴者，刺阴之荥俞；病在阳之阳者，刺阳之合；病在阳之阴者，刺阴之经；病在阴之阳者，刺阳之络。病在阳者名曰风，病在阴者名曰痹，阴阳俱病名曰风痹。病有形而不痛者，阳之类；无形而痛者，阴之类。无形而痛者，其阳完[2]《九墟》完作缓，下同而阴伤，急治其阳，无攻其阴《九墟》作急治其阴，无攻其阳；有形而不痛者，其阴完而阳伤，急治其阴，无攻其阳《九墟》作急治其阳，无攻其阴；阴阳俱动，乍有乍无，加以烦心，名曰阴胜其阳，此谓不表不里，其形不久也。

【注释】

［1］谨度（duó）病端：度，揣度之意。《类经·阴阳形气外内易难》注："谨度病端者，谓察其风因木化，热因火化，湿因土化，燥因金化，寒因水化，故与时相应也。"

［2］完：完备、完整。此处指未病。

【原文】

曰：形气病之先后，内外之应奈何？曰：风寒伤形，忧恐忿怒伤气。气伤脏，乃病脏；寒伤形，乃应形；风伤筋脉，筋脉乃应。此形气内外之相应也。

曰：刺之奈何？曰：病九日者，三刺而已；病一月者，十刺而已。多少远近，以此衰之。久痹不去身者[1]，视其血络，尽去其血。

曰：外内之病，难易之治奈何？曰：形先病而未入脏者，刺之半其日；脏先病而形乃应者，刺之倍其日，此外内难易之应也。

【注释】

［1］久痹不去身者：即痹病日久不愈。

【原文】

曰：何以知其皮肉血气筋骨之病也？曰：色起两眉间薄泽者，病在皮；唇色青黄赤白黑者，病在肌肉；营气濡然[1]者，病在血气《千金方》作脉；目色青黄赤白黑者，病在筋；耳焦枯受尘垢者，病在骨。

曰：形病何如？取之奈何？曰：皮有部，肉有柱，气血有俞

《千金翼》下有筋有结，骨有属[2]。皮之部，俞在于四末[3]；肉之柱，在臂胻诸阳肉分间与足少阴分间；气血之俞，在于诸络脉，气血留居则盛而起；筋部无阴无阳，无左无右，候病所在；骨之属者，骨空之所以受液而溢脑髓者也。

曰：取之奈何？曰：夫病之变化，浮沉浅深，不可胜穷，各在其处，病间者浅之，甚者深之，间者少之，甚者众之，随变而调气，故曰上工也。

【注释】

［1］濡然：汗出湿润的样子。濡，湿润也。《灵枢注证发微》注曰："欲知血气有病，当观之营气，但营气无形，而濡然多汗，则知病在血气也。"

［2］骨有属：属，指两骨相交之关节处。

［3］皮之部，俞在于四末：《类经·卫气失常皮肉气血筋骨之刺》注："病在皮者，在阳分也，阳受气于四末，以其皮浅气浮也，故皮之部俞于四末。"

【原文】

曰：人之肥瘦小大寒温，有老壮少小之别奈何？曰：人年五十以上为老，三十以上为壮，十八以上为少，六岁以上为小。

曰：何以度其肥瘦？曰：人有脂，有膏，有肉。曰：别此奈何？曰：䐃肉坚，皮满者，脂。䐃肉不坚，皮缓者，膏。皮肉不相离者，肉。

曰：身之寒温何如？曰：膏者，其肉淖而粗理者身寒，细理者身热。脂者，其肉坚，细理者和《灵》作热，粗理者寒。少肉者寒温之症未详。

【原文】

曰：其肥瘦大小奈何？膏者，多气而皮纵缓，故能纵腹垂腴[1]；肉者，身体容大；脂者，其身收小。

曰：三者之气血多少何如？曰：膏者多气，多气者热，热者耐寒也；肉者多血，多血者则形充，形充者则平也；脂者，其血清，气滑少，故不能大。此别于众人也。

曰：众人如何？曰：众人之皮肉脂膏不能相加也，血与气不能相多也，故其形不小不大，各自称其身，名曰众人。

曰：治之奈何？必先别其五形，血之多少，气之清浊，而后调之，治无失常经。是故膏人者，纵腹垂腴；肉人者，上下容大；脂人者，虽脂不能大。

【注释】

[1] 纵腹垂腴（yú）：即腹肌纵缓不收，膏脂下垂。腴，腹下脂肪。

【原文】

曰：病者多以旦慧昼安，夕加夜甚者，何也？曰：春生夏长，秋收冬藏，是气之常[1]也，人亦应之。以一日一夜分为四时之气，朝为春，日中为夏，日入为秋，夜为冬。朝则人气始生，病气衰，故旦慧；日中则人气长，长则胜邪，故安；夕则人气始衰，邪气始生，故加；夜半人气入藏，邪气独居于身，故甚。

【注释】

[1] 气之常：《类经·病气一日分四时》注：“春之生，阳气

升也，夏之长，阳气盛也，秋之收，阳气降也，冬之藏，阳气伏也。是气之常，皆以阳气为言也。”

【原文】

曰：其时有反者，何也？曰：是不应四时之气，脏独主其病者，是必以脏气之所不胜时者甚，以其所胜时者起也。

曰：治之奈何？曰：顺天之时[1]，而病可与期，顺者为工，逆者为粗也。

【注释】

[1] 顺天之时：《灵枢注证发微》注：“治之者，能顺其时，如脾病不能胜旦之木，则补脾而泻肝；肺病不能胜昼之火，则补肺而泻心；肝病不能胜夕之金，则补肝而泻肺；心病不能胜夜之水，则补心而泻肾，斯病可与期也。”

阴阳大论第七

本篇论述了阴阳相互依存和相互制约的关系及阴阳失调的病理变化、诊断方法、治疗原则、预后判断等。

1. 从自然界和人体的各个方面论述阴阳。

2. 具体说明外感邪气和情志变化所致阴阳失调的病证，并提出诊察方法。

3. 指出各种病变的治疗原则。

4. 根据阴阳消长的道理推测疾病的预后。

【原文】

阴静阳躁，阳生阴长，阳杀阴藏[1]，阳化气，阴成形。寒极生热，热极生寒，寒气生浊，热气生清，清气在下则生飧泄，浊气在上则生䐜胀[2]，此阴阳反作，病之逆顺也。故清阳为天，浊阴为地，地气上为云，天气下为雨，雨出地气，云出天气，故清阳出上窍[3]，浊阴出下窍[4]，清阳发腠理，浊阴走五脏，清阳实四肢，浊阴归六腑。水为阴，火为阳，阳为气，阴为味，味归形。形归气，气归精，精归化。精食[5]气，形食味。化生精，气生形。味伤形，气伤精。精化为气，气伤于味。阴味出下窍，阳气出上窍。味厚者为阴，薄为阴之阳，气厚者为阳，薄为阳之阴。味厚则泄，薄则通，气薄则发泄，厚则发热。壮火之气衰，少火之气壮，壮火食气，气食少火，壮火散气，少火生气。气味辛甘发散为阳，酸苦涌泄为阴。阴胜则阳病，阳胜则阴病，阴病则热，阳病则寒《素问》作阳胜则热，阴胜则寒。重寒则热，重热则寒。寒伤形，热伤气，气伤痛，形伤肿，故先痛而后肿者，气伤形也；先肿而后痛者，形伤气也。风胜则动，热胜则肿[6]，燥胜则干，寒胜则浮[7]，湿胜则濡泄。天有四时五行，以生长收藏，以生寒暑燥湿风；人有五脏化为五气，以生喜怒悲忧恐。故喜怒伤气，寒暑伤形，暴怒伤阴，暴喜伤阳，厥[8]气上行，满脉去形。故曰：喜怒不节，寒暑过度，生乃不固。重阴必阳，重阳必阴，此阴阳之变也。

【注释】

[1] 阳杀阴藏：《内经知要·阴阳》注曰："阳之和者为发育，阴之和者为成实，故曰阳生阴长，此阴阳之治也。阳之亢者为焦枯，阴之凝者为封闭，故曰阳杀阴藏，此阴阳之乱也。"

[2] 腫（chēn）胀：胸腹部饱满膨胀。《广韵》曰："腫，肉胀起也。"

[3] 上窍：指耳、目、口、鼻。

[4] 下窍：指前后二阴。

[5] 食（sì）：饲养之意。

[6] 热胜则肿：《素问·阴阳应象大论》王注曰："热胜则阳气内郁，故洪肿暴作，甚则荣气逆于肉理，聚为痈脓之肿。"

[7] 寒胜则浮：浮，虚浮、浮肿。《素问吴注》曰："寒胜则阳气不运，故坚痞腹满，而为虚浮。"

[8] 厥：《素问·阴阳应象大论》王注曰："厥，气逆也。逆气上行，满于经络，则神气浮越，去离形骸矣。"

【原文】

夫阴在内，阳之守也；阳在外，阴之使也。阳胜则身热，腠理闭，喘息粗，为之后闷《素问》作俯仰，汗不出而热，齿干以烦闷，腹胀死，耐冬不耐夏；阴胜则身寒，汗出身常清，数栗而寒，寒则厥，厥则腹满死，耐夏不耐冬。此阴阳更胜之变，病之形能[1]也。

曰：调此二者奈何？曰：能知七损八益[2]则二者可调也，不知用此则早衰矣。

【注释】

[1] 形能：即形态。“能”与“态”同。

[2] 七损八益：《太素·阴阳》注：“阳胜八益为实，阴胜七损为虚。”《素问·阴阳应象大论》王注曰：“《上古天真论》曰：女子二七，天癸至，月事以时下。丈夫二八，天癸至，精气溢泄。然阴七可损，则海满而血自下；阳八宜益，交会而泄精。由此则七损八益，理可知矣。”《类经·法阴阳》注：“七为少阳之数，八为少阴之数。七损者，言阳消之渐；八益者，言阴长之由也。”丹波元简认为，女子自五七至七七为三损；丈夫自五八至八八为四损，合为七损。女子自七岁至四七为四益；丈夫自八岁至四八为四益，合为八益。对于“七损八益”，各家说法不一，今并存以待考。

【原文】

清阳上天，浊阴归地。天气通于肺，地气[1]通于咽，风气通于肝，雷气通于心，谷气通于脾，雨气通于肾。六经为川，肠胃为海，九窍为水注之气[2]。暴风象雷，逆气象阳。故治不法天之纪，不用地之理，则灾害至矣。

【注释】

［1］天气通于肺，地气:《类经·天精地形气通于人》注:“天气，清气也，谓呼吸之气。地气，浊气也，谓饮食之气。清气通于五脏，由喉而先入肺，浊气通气于六腑，由嗌而先入胃。”

［2］水注之气:《类经·天精地形气通于人》注:“水注之气，言水气之注也。如目之泪，鼻之涕，口之津，二阴之尿秽皆是也。虽耳若无水，而耳中津气湿而成垢，是即水气所致。气至水必至，水至气必至，故言水注之气。”

【原文】

邪风之至，疾[1]如风雨，故善治者治皮毛，其次治肌肤，其次治筋脉，其次治六腑，其次治五脏。治五脏者，半生半死矣。

【注释】

［1］疾：迅速。

【原文】

故天之邪气，感则害五脏；水谷之寒热，感则害六腑；地之湿气，感则害皮肉筋脉。故善用针者，从阴引阳，从阳引阴，以右治左，以左治右，以我知彼，以表知里，以观过与不及之理，见微得过，用之不殆。善诊者，察色按脉，先别阴阳。审清浊[1]而知部分；视喘息，听声音而知病所苦；观权衡，视规矩，而知病所生；按尺寸，观浮沉滑涩[2]而知病所生。以治则无过，以诊则无失矣。故曰：病之始起，可刺而已；其盛也，可待衰而已。故因其轻而扬之，因其重而减之，因其衰而彰之。形不足者，温之以气；精不足者，补之以味；其高者，因而越之；其下者，引而竭之；中满者，泻之于内；其有形者，渍形以为汗；其在皮者，汗而发之；其慓悍者，按而收之；其实者，散而泻之。审其阴阳，以别柔刚，阳病治阴，阴病治阳，定其血气，各守其乡，血实宜决之，气实宜掣引[3]之。

阳从右，阴从左[4]《素问》作阳从左，阴从右，老从上，少从下[5]。是以春夏归阳为生，归秋冬为死，反之，则归秋冬为生。是以气之多少，逆顺皆为厥。有余者厥也，一上不下，寒厥到膝，少者秋冬死，老者秋冬生。气上不下，头痛癫疾，求阳不得，求之于阴《素问》作求阴不审，五部隔无征，若居旷野，若伏空室，绵绵乎属不满目。

【注释】

[1] 审清浊:《素问吴注》曰:“色清而明，病在阳分；色浊而暗，病在阴分。”

[2] 观浮沉滑涩:《素问识》曰:“谓按尺肤而观滑涩，按寸口而观浮沉也。非寸关尺之尺，古义为然。”

[3] 掣引：即导引。

[4] 阳从右，阴从左：王冰注曰:“阳气之多少皆从左，阴气之多少皆从右。从者为顺，反者为逆。”《素问·阴阳应象大论》曰:“左右者，阴阳之道路也。”《素问》此前原有“气之多少，何者为逆，何者为从”之问。而答云“阳从左，阴从右”者，义则为从。本经作“阳从左，阴从右”者，义当为逆。义亦两通，今并存之。

[5] 老从上，少从下：王冰注曰:“老者谷衰，故从上为顺。

少者欲甚，故从下为顺。”

【原文】

春三月之病，在理已尽，草与柳叶皆杀，春阴阳皆绝，期在孟春。

冬三月之病，病合阳者，至春正月脉有死征，皆归于春《素问》作始春。

春三月之病，曰阳杀，阴阳皆绝，期在草干[1]。

夏三月之病，至阴不过十日[2]。阴阳交[3]，期在濂水[4]。

秋三月之病，三阳俱起[5]，不治自已。阴阳交合者，立不能坐，坐不能起，三阳独至，期在石水，二阴独至，期在盛水。

【注释】

［1］草干:《素问·阴阳类论》王注曰:“霜降草干之时也。”《素问注证发微》曰:“期在旧草尚干之时即应死矣，无望其草生柳叶之日也。”草干究竟指何时，似难肯定，姑存二家之说，以供参考。

［2］至阴不过十日:《类经·四时病死期》注:“脾肾皆为至阴，夏三月以阳盛之时，而脾肾伤极，则真阴败绝，天干易气不能堪矣，故不过十日也。”

［3］阴阳交：本经卷七第一中曰:“温病汗出，辄复热而脉躁疾者，不为汗衰，狂言不能食，病名曰何？曰：名曰阴阳交，交者死。”《太素·热病说》注:“汗者，阴液也；热者，阳盛气也。阳盛则无汗，汗出则热衰，今出而热不衰者，是阳邪盛而复阴起，两者相交，故名阴阳交也。”

［4］濂（lián）水:《素问·阴阳类论》王注曰:“立秋之候

也。”七月建申，水生于申，故为七月水生之时。溓，水静貌。

［5］三阳俱起:《素问直解》曰:“三阳，谓太阳、阳明、少阳，故曰俱。后三阳，谓太阳，二阴谓少阴，故曰独也。”

正邪袭内生梦大论第八

本篇论述了邪气侵袭人体所产生的各种梦幻，并以虚实为纲，说明产生各种不同梦幻与脏腑属性、功能、邪客部位等的密切关系，并指出针刺治疗的原则。

【原文】

黄帝曰：淫邪泮衍[1]奈何？岐伯曰：正邪[2]从外袭内，未有定舍，反淫于脏，不得定处，与营卫俱行，而与魂魄飞扬，使人卧不得安而喜梦。凡气淫于腑，则梦有余于外，不足于内；气淫于脏，则梦有余于内，不足于外。

【注释】

［1］泮（pàn）衍：蔓衍之意。《类经·梦寐》注："淫邪泮衍，言奇邪为梦，变幻无穷也。"

［2］正邪：《类经·梦寐》注："正邪者，非正风之谓，凡阴阳劳逸之感于外，声色嗜欲之动于内，但有干于身心者，皆谓之正邪。"正邪，经文中所言甚多，所指不一，此处是就生梦原因而言。

【原文】

曰：有余不足有形乎？曰：阴盛则梦涉大水而恐惧，阳盛则梦蹈大火而燔焫[1]，阴阳俱盛则梦相杀毁伤。上盛则梦飞，下盛则梦堕；甚饱则梦予，甚饥则梦取。肝气盛则梦怒，肺气盛则梦哭泣恐惧飞扬，心气盛则梦喜笑及恐怖，脾气盛则梦歌乐，体重，手足不举，肾气盛则梦腰脊两解而不属。凡此十二盛者，至而泻之立已。

【注释】

[1] 燔焫：燃烧。

【原文】

厥气[1]客于心，则梦见丘山烟火。
客于肺，则梦飞扬，见金铁之器及奇物。
客于肝，则梦见山林树木。
客于脾，则梦见丘陵大泽，坏屋风雨。
客于肾，则梦临渊，没居水中。
客于膀胱，则梦游行。
客于胃，则梦饮食。
客于大肠，则梦见田野。
客于小肠，则梦见聚邑行街一作冲衢。
客于胆，则梦见斗讼自刳[2]。
客于阴器，则梦接内。
客于项，则梦斩首。
客于则胻梦行走不能前，及居深地窌苑中[3]。
客于股肱，则梦礼节拜跪。
客于胞脜[4]，则梦溲便利。
凡此十五不足者，至而补之立已。

【注释】

［1］厥气：此处指邪气。

［2］刳（kū）：剖开之意。

［3］窌（jiào）苑中：窌，通“窖”，地窖。苑，指畜养禽兽并种植林木的地方。

［4］胞脜（zhí）：胞，指膀胱；脜，指大肠。

五味所宜五脏生病大论第九

本篇主要论述了五味对五脏在营养、治疗等方面的作用与宜忌，以及五脏发病的症状与治疗。

1. 五味对五脏的作用。

2. 五味偏嗜对筋、肉、血、皮、骨的不良影响。

3. 五谷、五果、五畜、五菜的气味及五脏发病时的宜忌。

4. 五脏发病的症状及治疗方法。

【原文】

黄帝问曰：谷气有五味，其入五脏，分别奈何？岐伯对曰：胃者，五脏六腑之海，水谷皆入于胃，五脏六腑皆禀于胃，五味各走其所喜。故谷味酸，先走肝。《九卷》又曰：酸入胃，其气涩一作澀以收，不能出入，不出则留于胃中，胃中和温则下注于膀胱，膀胱之胞[1]薄以软，得酸则缩绻，约而不通，水道不行，故癃。阴者，积筋之所以终聚也，故酸入胃而走于筋。《素问》曰：酸走筋，筋病无多食酸。其义相顺。又曰：肝欲辛，多食酸，则肉胝䐢而唇揭[2]。谓木胜土也。木辛与《九卷》义错，《素问》肝欲辛作欲酸。

【注释】

[1] 膀胱之胞：对于本句的释译，主要有两种：一是膀胱和胞是两个脏器，“之”字做动词解；二是以膀胱和胞是一物，将“胞”字训作“脬”。以后说为是。

［2］肉胝（zhī）胎（zhòu）而唇揭：即肌肉坚厚皱缩，嘴唇起皮。胝，皮坚厚；胎，即皱；揭，举、掀起。

【原文】

苦先走心。《九卷》又曰：苦入胃，五谷之气皆不能胜苦，苦入下脘，下脘者，三焦之路，皆闭而不通，故气变呕也。齿者，骨之所络也，故苦入胃而走骨，入而复出，必黧疏[1]，是知其走骨也。水火既济，骨气通于心。《素问》曰：苦走骨，骨病无多食苦。其义相顺。又曰：心欲酸，食苦，则皮槁而毛拔。谓火胜金也。火酸与《九卷》义错。

【注释】

［1］黧（lí）疏：黧黑而疏松。

【原文】

甘先走脾。《九卷》又曰：甘入脾，其气弱少，不能上至上焦，而与谷俱留于胃中。甘者，令人柔润也，胃柔则缓[1]，缓则虫动，虫动则令人心闷。其气通于皮，故曰甘走皮。皮者，肉之余，盖皮虽属肺，与肉连体，故甘润肌肉并皮也。《素问》曰：甘走肉，肉病无多食甘。其义相顺。又曰：多食甘，则骨痛而发落。谓土胜水也与《九卷》不错。

【注释】

［1］缓：气迟缓。

【原文】

辛先走肺。《九卷》又曰：辛入胃，其气走于上焦，上焦者，受诸气而营诸阳者也。姜韭之气熏至营卫，营卫不时受之，久留于心下，故洞一作煴心[1]。辛者，与气俱行，故辛入胃，则与汗俱出矣《千金》云：辛入胃而走气，与气俱出，故气盛。《素问》曰：辛走气，气病无多食辛。其义相顺。又曰：肺欲苦，多食辛，则筋急而爪枯，谓金胜木也肺欲苦与《九卷》义错。

【注释】

［1］洞心：《类经·五味之走各有所病》注："洞心，透心若空也……过于辛则开窍而散，故为洞心。"

【原文】

咸先走肾。《九卷》又曰：咸入胃，其气上走中焦，注于诸脉，脉者，血之所走也，血与咸相得则血涘一作凝，下同，血涘[1]则胃中汁注之，注之则胃中竭，竭则咽路焦，故舌干而善渴。血脉者，中焦之道，故咸入而走血矣。肾合三焦，血脉虽属肝心，而为中焦之道，故咸入而走血矣。《素问》曰：咸走血，血病无多食咸。其义相顺。又曰：多食咸，则脉涘泣而变色。谓水胜火也。虽俱言血脉，其义不同。

谷气营卫俱行，津液已行，营卫大通，乃化糟粕以次传下。

【注释】

［1］涘（sì）：凝涩。

【原文】

曰：营卫俱行奈何？曰：谷始入于胃，其精微者，先出于胃之两焦，以溉五脏，别出两焦，行于营卫之道，其大气之搏而不行者，积于胸中，名曰气海，出于肺，循于喉咙，故呼则出，吸则入。天地之精气，其大数常出三而入一[1]，故谷不入，半日则气衰，一日则气少矣。

【注释】

[1] 出三而入一:《灵枢注证发微》注曰:“其大数，谷化之精气出之者三分，则天地之精气入之者一分。惟其出多入少，故人半日不再用谷，则谷化之气衰，至一日则气少也。”《灵枢集注》任谷庵云:“五谷入于胃也，其糟粕、津液、宗气分为三隧，故其大数常出三入一。盖所入者谷，而所出者，乃化糟粕以次传下，其津液溉五脏而生营卫，其宗气积于胸中，以司呼吸，其所出有三者之隧道，故谷不入半日则气衰，一日则气少矣。”关于“出三入一”说法不一，很难肯定，存疑待考。

【原文】

曰：谷之五味可得闻乎？曰：五谷：粳米甘，麻《素问》作小豆酸，大豆咸，小麦苦，黄黍辛。五果：枣甘，李酸，栗咸，杏苦，桃辛。五畜：牛肉甘，犬肉酸，豕肉咸，羊肉苦，鸡肉辛。五菜：葵[1]甘，韭酸，藿[2]咸，薤[3]苦，葱辛。五色：黄宜甘，青宜酸，黑宜咸，赤宜苦，白宜辛。

【注释】

［1］葵：《中国医学大辞典》曰："隰草类，本经上品，有秋葵、冬葵、蜀葵、兔葵、龙葵、黄蜀葵等种，本丰耐旱，古以为常食品，有紫茎、白茎两种，以白茎者为胜。"

［2］藿：《本草纲目》指为赤小豆叶，并云："去烦热，止小便数。"《名医别录》谓："煮食明目。"《备急千金要方》云："藿味咸，寒涩无毒，宜肾，主大小便数，去烦热。"

［3］薤（xiè）：《中国医学大辞典》曰："菜类，《别录》中品，多年生草，高尺许，地下有白色鳞茎，叶细长，梢为三角形，有平行脉，深绿色，茎叶均有臭气，夏开紫白小花，列为伞状花序，其鳞茎之色白者，谓之薤白。"

【原文】

脾病者，宜食粳米、牛肉、枣、葵。甘者入脾用之。

心病者，宜食麦、羊肉、杏、薤。苦者入心用之。

肾病者，宜食大豆、豕肉、栗、藿。咸者入肾用之。

肺病者，宜食黍、鸡肉、桃、葱。辛者入肺用之。

肝病者，宜食麻、犬肉、李、韭。酸者入肝用之。

肝病禁辛[1]。

心病禁咸。

脾病禁酸。

肺病禁苦。

肾病禁甘。

【注释】

［1］肝病禁辛：辛入肺，肺属金，金克木，所以肝病禁辛。下同。

【原文】

肝，足厥阴少阳主治，肝苦急[1]，食甘以缓之。

心，手少阴太阳主治，心苦缓[2]，食酸以收之。

脾，足太阴阳明主治，脾苦湿[3]，急食苦以燥之。

肺，手太阴阳明主治，肺苦气上逆[4]，急食苦以泄之。

肾，足少阴太阳主治，肾苦燥，急食辛以润之。开腠理，致津液，通气坠也。

【注释】

［1］肝苦急:《类经·五脏病气法时》注:“肝为将军之官，其志怒，其气急，急则自伤，反为所苦。”

［2］心苦缓:《素问经注节解》注:“盖心生血而为一身主宰，善动多虑，其血易亏，病则缓弱，是其常也。”

［3］脾苦湿:《素问经注节解》注:“脾者土也，土虚则不能制水而湿胜，湿胜则濡泻，濡泻则脾愈虚，故脾病常苦于湿也。”

［4］肺苦气上逆:《素问·脏气法时论》新校正引全元起注云:“肺气上逆，是其气有余。”

【原文】

毒药攻邪，五谷为养[1]，五果为助，五畜为益，五菜为充，气味合而服之，以补精益气。此五味者，各有所利，辛散，酸收，甘缓，苦坚，咸软。

【注释】

［1］养：指主食。

【原文】

肝病者，两胁下痛引少腹，令人善怒。虚则目䀮䀮无所见，耳无所闻，善恐，如人将捕之，取其经厥阴与少阳血者。气逆则头痛，耳聋不聪，颊肿，取血者。

又曰：徇蒙招尤[1]，目瞑耳聋，下实上虚[2]，过[3]在足少阳、厥阴，甚则入肝。

【注释】

［1］徇（xùn）蒙招尤：即头晕目眩。《读素问钞》滑注曰："徇蒙招尤，当作眴蒙招摇。眴蒙谓目瞬动而蒙昧，下文目瞑是也。招摇，谓头振掉而不定也。"眴，即目眩。

［2］下实上虚：《素问经注集解》注曰："目瞑耳聋，上虚病也。虽似乎虚而非虚也，下实故也。肝胆二经，相火寄焉，冲逆而上，故令瞑聋……瞑聋之病，若非是火，则为精血亏损之候，是上下俱虚矣。今经言下实者，盖闻瞑聋之病，不尽是虚，宜于肝胆求之，不可一于补肾也。"

［3］过：《素问注证发微》注曰："过者，病也。凡《内经》以人之有病，如人之有过误，故称之曰过。《脉要精微论》云：'故乃可诊有过之脉。'此非过与不及之过，亦非经过之过，乃指病而言也。"

【原文】

心病者，胸中痛，胁支满，两胠下痛，膺背肩胛间痛，两臂内痛。虚则胸腹大，胁下与腰相引而痛，取其经少阴、太阳血者《素问》云舌下血者。其变病，刺郄中血者[1]。

又曰：胸中痛，支满，腰脊相引而痛，过在手少阴、太阳《素问》云：心烦头痛，病在膈中，过在手巨阳、少阴。

【注释】

[1] 刺郄中血者：《素问·脏气法时论》王注曰："其或呕变，则刺少阴之郄血满者也。"《素问注证发微》注曰："及有变病，则又不止前证而已，又当取少阴之郄曰阴郄穴者，以出其血也。"《素问吴注》曰："变病如笑不休之类，凡心经实邪发病，皆是郄中阴郄穴也。"《素问直解》注曰："其变病者，言始病心包之经脉，今变病太阳之孙络当刺郄中而取其血者，郄中，足太阳之委中。"本句各家说法不一，存疑待考。

【原文】

脾病者，身重善饥，肌肉萎，足不收行，善瘛疭，脚下痛，虚则腹胀，肠鸣飧泄，食不化，取其经太阴、阳明、少阴血者[1]。

又曰：腹满䐜胀，支满胠胁，下厥上胃，过在足太阴、阳明。

【注释】

[1] 少阴血者：《素问·脏气法时论》王注曰："少阴肾脉也。以前病行善瘛，脚下痛，故取之而出血，血满者，出之。"

【原文】

肺[1]病者，喘咳逆气，肩背痛，汗出，尻阴股膝挛，髀腨胻足皆痛。虚则少气不能报息[2]，耳聋[3]，喉咙干，取其经手太阴足太阳外，厥阴内少阴血者。

又曰：咳嗽上气，病《素问》作厥在胸中，过在手阳明、太阴。

【注释】

［1］肺：原作“肝”，据《素问·脏气法时论》改。

［2］不能报息：即呼吸不能恢复接续。报，复、恢复。

［3］耳聋：《类经·五脏虚实病刺》注：“手太阴之络会于耳中，故气虚则聋。”

【原文】

肾病者，腹大胫肿痛，咳喘身重，寝汗出，憎风。虚则胸中痛，大肠小肠《素问》作大腹小腹痛，清厥，意不乐，取其经少阴、太阳血者。

又曰：头痛癫疾，下虚上实[1]，过在足少阴、太阳，甚则入肾。

【注释】

［1］下虚上实：肾气虚于下，邪气实于上。

五脏传病大论第十

本篇根据五行的生克关系，说明五脏病变相互传变的具体情况及预后。

1. 据一年四时、一旬十日、一日十二辰和五脏的关系，说明五脏病变的愈、甚（加）、持（静）、起的时间。

2. 寒邪和热邪在五脏之间相互移传所导致的病变情况。

3. 五脏病变中，邪气的受、传、舍、死情况及其机理。

4. 大气入脏的具体情况及预后。

【原文】

病在肝，愈于夏，夏不愈，甚于秋，秋不死，持[1]于冬，起于春。

病在肝，愈于丙丁，丙丁不愈，加于庚辛，庚辛不加《素问》作不死，下同，持于壬癸，起于甲乙。禁当风。

病在肝，平旦慧，下晡[2]甚，夜半静。

【注释】

[1] 持：维持，此处指病情既没有加重，也没有减轻，能维持一段时间不起变化。根据五行理论，这种情况多出现在发病之脏的母脏当令时期，即“至于所生”的时期。下同。

[2] 下晡（bū）：指下午三时至五时。晡，申时。

【原文】

病在心，愈于长夏，长夏不愈，甚于冬，冬不死，持于春，起于夏。

病在心，愈于戊己，戊己不愈，加于壬癸，壬癸不加，持于甲乙，起于丙丁。禁衣温食热[1]。

病在心，日中[2]慧，夜半甚，平旦静。

【注释】

[1] 禁衣温食热：心属火，多病热，衣温食热则加病，故禁之。

[2] 日中：指午时，即中午十一时至十三时。

【原文】

病在脾，愈于秋，秋不愈，甚于春，春不死，持于夏，起于长夏。

病在脾，愈于庚辛，庚辛不愈，加于甲乙，甲乙不加，持于丙丁，起于戊己。禁温衣湿地《素问》云：禁温衣饱食，湿地濡衣。

病在脾，日昳[1]慧，平旦《素问》作日出甚，下晡静。

【注释】

[1] 日昳（dié）：指未时，即下午一时至三时。

【原文】

病在肺，愈于冬，冬不愈，甚于夏，夏不死，持于长夏，起于秋。

病在肺，愈于壬癸，壬癸不愈，加于丙丁，丙丁不加，持于戊己，起于庚辛。禁寒衣冷饮食[1]。

病在肺，下晡慧，日中甚，夜半静。

【注释】

[1] 禁寒衣冷饮食:《素问·脏气法时论》王注曰:“肺恶寒气，故衣食禁之,《灵枢》曰:‘形寒寒饮则伤肺。’饮尚伤肺，其食甚焉。”

【原文】

病在肾，愈于春，春不愈，甚于长夏，长夏不死，持于秋，起于冬。

病在肾，愈于甲乙，甲乙不愈，加于戊己，戊己不死，持于庚辛，起于壬癸。禁犯焠烪[1]，无食热，无温衣《素问》作犯焠烪，热食温炙衣。

病在肾，夜半慧，日乘四季甚，下晡静。

【注释】

[1] 焠（cuì）烪（āi）：热之意。焠，烧也；烪，热也。《类经·五脏病气法时》注:“焠烪，烧爆之物也。”

【原文】

邪气之客于身也，以胜相加[1]，至其所生而愈[2]，至其所不胜而甚[3]，至其所生而持[4]，自得其位而起[5]。

【注释】

[1] 以胜相加:《类经·五脏病气法时》注:“凡内伤外感之加于人者，皆曰邪气。外感六气，胜衰有时。内伤五情，间甚随脏，必因胜以侮不胜，故曰以胜相加也。”

[2] 至其所生而愈：到我所生之时病愈。如肝属木，木能生火，肝病至属火之时而愈。

[3] 至其所不胜而甚：到克我之时病加重。如金克木，肝病至属金之时而甚。

[4] 至其所生而持：到生我之时病情维持。如水生木，肝病至属水之时而持。

[5] 自得其位而起：到自旺之时病情好转。如肝病至属木之时而起。

【原文】

肾移寒于脾，痈肿少气[1]。

脾移寒于肝，痈肿筋挛。

肝移寒于心，狂，膈中。

心移寒于肺，为肺消[2]。肺消者饮一溲二，死不治。

肺移寒于肾，为涌水[3]。涌水者，按其腹不坚，水气客于大肠，疾行肠鸣濯濯[4]，如囊裹浆，治主肺者《素问》作水之病也。

脾移热于肝，则为惊衄。

肝移热于心则死。

心移热于肺，传为膈消[5]。

肺移热于肾，传为柔痓[6]。

肾移热于脾，传为虚，肠澼死，不可治。

胞移热于膀胱，则癃，溺血。

膀胱移热于小肠，膈肠不便，上为口糜。

小肠移热于大肠，为虙瘕[7]，为沉。

大肠移热于胃，善食而瘦，名曰食㑊[8]。又胃移热于胆，亦名食㑊。

胆移热于脑，则辛頞[9]鼻渊。鼻渊者，浊涕下不止也，传为衄衊[10]瞑目，故得之厥也。

【注释】

[1] 痈肿少气：《类经·移热移寒》注曰："凡痈毒之病，寒热皆能为之。热者为阳毒，寒者为阴毒。盖脾主肌肉，得寒则气聚而坚，坚而不散，则为肿为痈也。一曰痈者壅也。肾以寒水之气反传所胜，侵侮脾土，故壅为浮肿，其义尤通。少气者，寒盛则阳虚于下，阳虚则无以化气也。"

[2] 肺消：《类经·移热移寒》注曰："心火不足，则不能温养肺金，肺气不温，则不能行化津液，故饮虽一而溲则倍之。夫肺者，水之母也，水去多，则肺气从而索矣，故曰肺消。门户失守，本元日竭，故死不能治。"

[3] 涌水：《类经·移热移寒》注曰："涌水者，水自下而上，如泉之涌也。水者阴气也，其本在肾，其末在肺，肺移寒于肾，则阳气不化于下，阳气不化，则水泛为邪，而客于大肠，以大肠为肺之合也。"

[4] 濯濯（zhuó）：指肠鸣之声。

[5] 膈消：《类经·移热移寒》注曰："肺属金，其化本燥，心腹以热移之，则燥愈甚而传为膈消。膈消者，膈上焦烦，饮水多而善消也。"

［6］柔痉:《素问经注节解》曰:“痉者，筋脉抽掣，木之病也。木养于水，今肾受肺热，水枯不能养筋，故令搐搦不已，但比刚痉少缓，故曰柔也。”

［7］虙（fú）瘕:《类经·移热移寒》注曰:“小肠之热下行，则移于大肠，热结不散则或气或血，留聚于曲折之处，是为虙瘕。”“虙”与“伏”通，深沉隐伏之意。瘕，腹内包块，时聚时散。

［8］食㑊（yì）：病名，其症善食而瘦，饮食不为肌肤。多为胃热所致。㑊，困倦、怠惰之意。

［9］辛頞：即鼻梁处有辛辣的感觉。

［10］衄（nǜ）衊（miè）：鼻流污血。衊，污血。

【原文】

五脏受气于其所生[1]，传之于其所胜[2]，气舍于其所生[3]，死于其所不胜[4]，病之且死，必先传其所行至不胜乃死。此言气之逆行也，故死。

肝受气于心，传之于脾，气舍于肾，至肺而死。

心受气于脾，传之于肺，气舍于肝，至肾而死。

脾受气于肺，传之于肾，气舍于心，至肝而死。

肺受气于肾，传之于肝，气舍于脾，至心而死。

肾受气于肝，传之于心，气舍于肺，至脾而死。此皆逆死也，一日一夜五分之[5]，此所以占死者之早暮也。

【注释】

［1］受气于其所生：即病气受之于我所生之脏。如肝病受之于心。

［2］传之于其所胜：即病气传于我克之脏。如肝病传脾。

［3］气舍于其所生：即病气留居于生我之脏。如肝病舍于肾。

［4］死于其所不胜：即死于克我之脏。如肝病死于肺。

［5］一日一夜五分之：《素问·玉机真脏论》王注曰："朝主甲乙，昼主丙丁，四季土主戊己，晡主庚辛，夜主壬癸。"

【原文】

黄帝问曰：余受九针于夫子，而私览于诸方，或有导引行气，按摩灸熨，刺爇[1]饮药，一者可独守耶，将尽行之乎？岐伯对曰：诸人者，众人之方也，非一人之所尽行也。

【注释】

［1］爇（ruò，又读rè）：烧之意。

【原文】

曰：此乃所谓守一勿失，万物毕者也。余已闻阴阳之要，虚实之理，倾移之过[1]，可治之属。愿闻病之变化，淫传绝败，而不可治者，可得闻乎？

曰：要乎哉问，道昭乎其如旦醒，窘乎其如夜瞑，能被[2]而服[3]之，神与俱成，毕将服之，神自得之，生神之理，可著于竹帛[4]，不可传之于子孙也。

曰：何谓旦醒？曰：明于阴阳，如惑之解，如醉之醒。

曰：何谓夜瞑？曰：喑乎其无声，漠乎其无形，折毛发理，正气横倾，淫邪泮衍，血脉传留，大气入脏，腹痛下淫，可以致死，不可以致生。

【注释】

［1］倾移之过：即人体阴阳气血偏倾变移所致的病变。倾，偏倾；移，转移。

［2］被：犹受也。

［3］服：犹行也。

［4］竹帛：古时文字多写于竹简，秦时改书于帛，故曰竹帛。

【原文】

曰：大气入脏奈何？曰：病先发于心，心痛，一日之[1]肺而咳，三日之肝，胁支满，五日之脾，闭塞不通，身体重，三日不已，死。冬夜半，夏日中。

病先发于肺，喘咳，三日之肝，胁支满，一日之脾而身体痛，五日之胃而胀，十日不已，死。冬日入，夏日出。

病先发于肝，头痛目眩，胁多满，一日之脾而身体痛，五日之胃而腹胀，三日之肾，腰脊少腹痛，胻酸，三日不已，死。冬日中《素问》作日入，夏早食。

【注释】

［1］之：至之意。

【原文】

病先发于脾，身痛体重，一日之胃而胀，二日之肾，少腹腰脊痛，胻酸，三日之膀胱，背膂筋痛，小便闭，十日不已，死。冬人定[1]，夏晏食[2]。

病先发于胃，胀满，五日之肾，少腹腰脊痛，胻酸，三日之膀胱，背膂筋痛，小便闭，五日而上之脾，身痛，六日不已，死。冬夜半，夏日昳。

【注释】

［1］人定：即深夜。俗语“夜深人定”，即指此时。冬之人定在亥时。

［2］晏食：王冰注云：“在寅后二十五刻。”《淮南子·天文训》载：“至于曲阿，是谓旦明；至于曾泉，是谓蚤食；至于桑野，是谓晏食。”据此，晏食当指早饭后的一段时间。

【原文】

病先发于肾，少腹腰脊痛，胻酸，三日之膀胱，背膂筋痛，小便闭，三日而上之心，心胀，三日之小肠，两胁支痛，三日不已，死。冬大晨[1]，夏晏晡[2]。按《灵枢》《素问》云：三日而上之小肠，此云三日而上之心。乃皇甫士安合二书为此篇文也。

病先发于膀胱，小便闭，五日之肾，少腹胀腰脊痛，胻酸，一日之小肠而肠胀，二日之脾而身体痛，二日不已，死。冬鸡鸣[3]，夏下晡[4]。

诸病以次相传，如是者，皆有死期，不可刺也。

【注释】

［1］冬大晨：《素问吴注》曰：“冬大晨，辰也。”

［2］夏晏晡：《素问吴注》曰：“夏晏晡，戌也。土主四季，水之畏也，故肾病患之。”

[3] 冬鸡鸣:《素问吴注》曰:“冬鸡鸣，丑也。”

[4] 夏下晡:《素问吴注》曰:“夏下晡，未也。太阴主丑未，乃土气也，膀胱壬水，畏其克制，故死也。”

寿夭形诊病候耐痛不耐痛大论第十一

本篇阐述了人的体质，如形气骨肉等，与寿命长短的关系，以及对于疼痛的耐受力。论述了形体变化和脏腑病候在诊断方面的意义。

【原文】

黄帝问曰：形有缓急，气有盛衰，骨有大小，肉有坚脆，皮有厚薄，以其立寿夭[1]奈何？伯高对曰：形与气相任[2]则寿，不相任则夭。皮与肉相裹[3]则寿，不相裹则夭。血气经络胜形[4]则寿，不胜形则夭。

曰：何谓形缓急？曰：形充而皮肤缓者则寿，形充而皮肤急者则夭。形充而脉坚大者顺也，形充而脉小以弱者气衰也，衰则危矣。形充而颧不起者肾小也，小则夭矣。形充而大肉[5]䐃坚而有分者[6]，肉坚，坚则寿矣。形充而大皮肉无分理不坚者，肉脆，脆则夭矣。此天之生命所以立形定气而视寿夭者也。必明于此，以立形定气，而后可以临病人，决死生也。

曰：形气之相胜，以立寿夭奈何？曰：平人而气胜形者寿；病而形肉脱，气胜形者死，形胜气者危也。

【注释】

［1］夭：夭折，早逝，少壮而死曰夭。

［2］相任：相当，相应。

［3］相裹：紧密联结。

[4] 胜形：指充实于形体。

[5] 大肉：指臀部、腿部等处肥厚肌肉而言。

[6] 有分者：即肌肉分理明显。分，指肌肉的分理。

【原文】

凡五脏者，中之府，中盛脏满，气胜伤恐[1]者，声如从室中言，是中气之湿也。言而微，终日乃复言者，此夺气也。衣被不敛，言语善恶不避亲疏者，此神明之乱也。仓禀不藏者，是门户不要[2]也。水泉不止者，是膀胱不藏也。得守者生，失守者死。夫五脏者，身之强也。

【注释】

[1] 气胜伤恐：气胜，指邪气胜。伤恐，即伤肾也。

[2] 不要：失其禁要也。

【原文】

头者，精明之府，头倾视深[1]，神将夺矣。

背者，胸中之府，背曲肩随，府将坏矣。

腰者，肾之府，转摇不能，肾将惫矣。

膝者，筋之府，屈伸不能，行则偻附，筋将惫矣。

骨者，髓之府，不能久立，行则掉栗，骨将惫矣。得强则生，失强则死。

岐伯曰：反四时者，有余者为精，不足为消。应太过，不足为精；应不足，有余为消。阴阳不相应，病名曰关格。

人之骨强，筋劲，肉缓，皮肤厚者耐痛，其于针石之痛，火爇亦然。加以黑色而善一本作美骨者，耐火爇。坚肉薄皮者，不耐针石之痛，于火焫亦然。同时而伤其身，多热者易已，多寒者难已。胃厚色黑大骨肉肥者，皆胜毒，其瘦而薄胃者，皆不胜毒也。

【注释】

［1］视深：目陷而无光。

形气盛衰大论第十二

本篇主要从人体形和气两方面的盛衰情况，论述人体生、长、壮、老、死过程中，各个不同阶段在生理和形态方面的特点；并说明男女各个阶段的发育情况。

【原文】

黄帝问曰：气之盛衰可得闻乎？岐伯对曰：人年十岁一作十六，五脏始定，血气已通，其气在下，故好走[1]。

二十岁，血气始盛，肌肉方长，故好趋。

三十岁，五脏大定，肌肉坚固，血脉盛满，故好步。

四十岁，五脏六腑十二经脉，皆大盛平定，腠理始开，荣华剥落，鬓发颁白，平盛不摇，故好坐。

五十岁，肝气始衰[2]，肝叶始薄，胆汁始减，目始不明。

六十岁，心气始衰，乃善忧悲，血气懈堕，故好卧。

七十岁，脾气虚，皮肤始枯，故四肢不举。

八十岁，肺气衰，魂魄离散，故言善误。

九十岁，肾气焦，脏乃萎枯，经脉空虚。至百岁，五脏皆虚，神气皆去，形骸独居而终尽矣。

【注释】

[1] 走：《说文解字》曰："释名云：徐行曰步，疾行曰趋，疾趋曰走。"

[2] 肝气始衰：《太素·寿限》注："肝为木，心为火，脾为

土，肺为金，肾为水，此为五行相生次第，故先肝衰，次第至肾也。”

【原文】

女子七岁，肾气盛，齿更发长[1]。二七天水[2]至《素问》作天癸至，任脉通，太冲脉盛，月事以时下，故有子。三七肾气平均[3]，故真牙[4]生而长极。四七筋骨坚，发长极，身体盛壮。五七阳明脉衰，面始焦，发始堕。六七三阳脉衰于上，面皆焦，发始白。七七任脉虚，太冲一作伏冲脉衰少，天水竭，地道不通[5]，故形坏而无子[6]耳。

【注释】

[1] 齿更发长：肾主骨，其华在发，齿为骨之余，故肾气盛则齿更发长。

[2] 天水：亦称天癸，是由肾气所生的一种具有生殖功能的物质。所以天癸至则女子月事以时下，男子精气溢泄，男女合而有子；天癸竭则女子月事停，男子精少，男女虽合而无子。

[3] 平均：平衡而充满。

[4] 真牙：智齿。

[5] 地道不通：《素问·上古天真论》王注曰：“经水绝止，是为地道不通。”

[6] 无子：指不孕。

【原文】

丈夫八岁，肾气实，发长齿更。二八肾气盛，天水至而精气溢泻，阴阳和故能有子。三八肾气平均，筋骨劲强，故真牙生而长极。四八筋骨隆盛，肌肉满壮。五八肾气衰，发堕齿槁。六八阳气衰于上，面焦，鬓发颁白。七八肝气衰，筋不能动[1]，天水竭，精少，肾气衰，形体皆极。八八则齿发去。肾者主水，受五脏六腑之精而藏之，故五脏盛乃能泻，今五脏皆衰，筋骨懈堕，天水尽矣，故发鬓白，体重，行步不正而无子耳。

【注释】

［1］筋不能动：筋骨活动不灵活。

卷之七

六经受病发伤寒热病第一上

本篇分上、中、下三部分，论述了邪客六经而致伤寒热病的病因、证候、治法、禁忌及预后。

1. 六经热病的症状、治则及发展和病愈的情况。

2. 五脏热病的症状、色诊和预后。

3. 阳受风气、阴受湿气的道理。

4. 虚实的机理及重虚、重实的诊断和预后。

5. 治热病的五十九刺和胃络、涌泉等十四穴，以及其他治热病的腧穴主治。

【原文】

黄帝问曰：夫热病者，皆伤寒之类也，或愈或死，其死皆以六七日之间，其愈皆以十日已上者，何也？岐伯对曰：太阳者，诸阳之属[1]也，其脉连于风府，故为诸阳主气[2]。人之伤于寒也，则为病热，热虽甚不死。其两感[3]于寒而病者，必不免于死矣。

【注释】

[1] 诸阳之属：《类经·伤寒》注："太阳为六经之长，统摄阳分，故诸阳皆其所属。"

［2］为诸阳主气：《太素·热病决》注："诸阳者，督脉阳维脉也。督脉阳脉之海，阳维维诸阳脉，总会风府，属太阳脉，故足太阳脉为诸阳主气。"《类经·伤寒》注："太阳经脉，覆于颠背之表，故主诸阳之气分。"

［3］两感：指相表里的阴阳两经同时受病，如太阳、少阴同病，阳明、太阴同病，少阳、厥阴同病。

【原文】

伤寒一日，太阳受之，故头项痛腰脊背强《素问》无背字。

二日阳明受之，阳明主肉，其脉侠鼻，络于目，故身热[1]目疼而鼻干，不得卧。

三日少阳受之，少阳主骨[2]《素问》作胆，其脉循胁，络于耳，故胸胁痛而耳聋。三阳《素》下有经络二字皆受病而未入于腑《素问》作脏者，故可汗而已。

四日太阴受之，太阴脉布胃中，络于嗌，故腹满而嗌干。

五日少阴受之，少阴脉贯肾，络肺，系舌本，故口燥舌干而渴。

六日厥阴受之，厥阴脉循阴器而络于肝，故烦满[3]而囊缩。三阴三阳五脏六腑皆受病，营卫不行，五脏不通，则死矣。其不两感于寒者，七日太阳病衰，头痛少愈。

【注释】

［1］身热：此指阳明病之壮热。

［2］少阳主骨：《素问·热论》新校正云引元起注云："少阳者肝之表，肝候筋，筋会于骨，是少阳之气所荣，故言主于骨。"

［3］满：同"懑"，闷之意。

【原文】

八日阳明病衰，身热少愈。

九日少阳病衰，耳聋微闻。

十日太阴病衰，腹减如故，则思饮食。

十一日少阴病衰，渴止《素问》下有不满二字，舌干乃已。

十二日厥阴病衰，囊纵少腹微下，大气[1]皆下，其病日已矣。治之各通其脏脉[2]，病日衰已矣。其未满三日者，可汗而已，其满三日者，可泄而已。

【注释】

[1] 大气：此处指大邪之气。

[2] 治之各通其脏脉：《太素·热病决》注："量其热病在何脏之脉，知其所在，即于脉以行补泻之法。"

【原文】

曰：热病已愈，时有所遗[1]者，何也？曰：诸遗者，热甚而强食，故有所遗。若此者，皆病已衰，而热有所藏，因其谷气相薄，两热相合[2]，故有所遗。治遗者，视其虚实，调其逆顺，可使立已。病热少愈，食肉则复[3]，多食则遗，此其禁也。

【注释】

[1] 遗：《太素·热病决》注："遗，余也。大气虽去，犹有残热在脏腑之内外，因多食，以谷气热与故热相薄，重发热病，名曰余热病也。"

[2] 两热相合：指病之余热与新食谷气之热相合。

［3］食肉则复:《素问·热论》王注曰:“热虽少愈，犹未尽除，脾胃气虚，故未能消化，肉坚食驻，故热复生。复，谓复旧病也。”

【原文】

其两感于寒者，一日太阳与少阴俱病，则头痛口干，烦满。

二日阳明与太阴俱病，则腹满身热，不欲食，谵语。

三日少阳与厥阴俱病，则耳聋，囊缩而厥[1]，水浆不入，不知人者，故六日而死矣。

【注释】

［1］囊缩而厥：阴囊收缩，四肢发冷。

【原文】

曰：五脏已伤，六腑不通，营卫不行，如是后三日乃死，何也？阳明者，十二经脉之长[1]，其血气盛，故不知人，三日其气乃尽，故死。

【注释】

［1］十二经脉之长:《类经·两感》注:“阳明为水谷气血之海，胃气之所出也，故为十二经脉之长。”

【原文】

肝热病者，小便先黄，腹痛多卧，身热。热争[1]则狂言及惊，胸中《素问》无胸中二字胁满痛，手足躁，不得安卧，庚辛甚，甲乙大汗，气逆则庚辛死。刺足厥阴、少阳。气逆[2]则头疼员员[3]，脉引冲头痛也。

【注释】

［1］热争：《类经·五脏热病刺法》张注曰："热入于脏，则邪正相胜，故曰争。"

［2］气逆：此处指因病甚而正气逆乱。

［3］员员（yún）：原作"贡贡"，原校"《素问》作员字"。《素问·刺热》《太素·五脏热病》与原校同，据改，并删原校。

【原文】

心热病者，先不乐[1]，数日乃热。热争则心烦闷《素》又有卒心痛三字，善呕，头痛面赤无汗。壬癸甚，丙丁大汗，气逆则壬癸死。刺手少阴、太阳。

【注释】

［1］先不乐：心主喜乐，热病将发，故不乐。

【原文】

脾热病者，先头重颊痛[1]，烦心《素问》下有颜青二字，欲呕，身热。热争则腰痛不可用俯仰[2]，腹满，泄，两颔一本作额痛。甲乙甚，戊己大汗，气逆则甲乙死。刺足太阴、阳明。

【注释】

［1］先头重颊痛：《太素·五脏热病》注："脾腑之阳明脉，循发际至额颅，故头重颜痛。"

［2］腰痛不可用俯仰：《类经·五脏热病刺法》注："腰者肾

之府，热争于脾，则土邪乘肾，必注于腰，故为腰痛不可俯仰。”

【原文】

肺热病者，先凄凄然厥[1]，起皮毛，恶风寒，舌上黄，身热。热争则喘咳，痛走胸膺背，不得大息[2]，头痛不甚《素问》作堪[3]，汗出而寒。丙丁甚，庚辛大汗，气逆则丙丁死。刺手太阴、阳明，出血如大豆立已。

【注释】

[1] 凄凄然厥：感到体表寒凉。

[2] 大息：深呼吸。

[3] 头痛不甚：《太素·五脏热病》注：“肺热冲头，以肺脉不至，故头痛不甚也。”

【原文】

肾热病者，先腰痛胻酸，苦渴数饮，身热。热争则项痛而强，胻寒且酸，足下热，不欲言，其逆则项痛员员《素问》下有澹澹二字然。戊己甚，壬癸大汗，气逆则戊己死。刺足少阴、太阳。诸当汗者，至其所胜日[1]汗甚。

【注释】

[1] 所胜日：指本脏气旺之日，如肝旺于甲乙日、心旺于丙丁日等。

【原文】

肝热病者，左颊先赤。

心热病者，颜颔先赤。

脾热病者，鼻先赤。

肺热病者，右颊先赤。

肾热病者，颐先赤。病虽未发者，见赤色者刺之，名曰治未病。热病从部所[1]起者，至期而已[2]，其刺之反者[3]，三周[4]而已，重逆[5]则死。

【注释】

［1］部所：指五脏病色反映于面部的部位，如文中所谓心（颜颔）、脾（鼻）、肾（颐）等。

［2］至期而已：指至所胜之日而病愈，如肝病至甲乙日、心病至丙丁日等。期，所胜之日。

［3］刺之反者：指错误的泻虚补实而言。

［4］三周：《素问·刺热》王注曰："调三周于三阴三阳之脉状也。"《类经·五脏热病刺法》注："谓三遇所胜之日而后已。"《素问直解》注曰："三日也。"诸说不一，未知孰是。今并录出，以供参考。

［5］重逆：指一误再误。

【原文】

诸治热病，先饮之寒水，乃刺之。必寒衣之，居止寒处，身寒而止，病甚者，为五十九刺[1]。

热病，先胸胁痛满，手足躁，刺足少阳，补足太阴，病甚者，为五十九刺。

热病，先身重骨痛，耳聋好瞑，刺足少阴，病甚者，为五十九刺。

【注释】

［1］五十九刺：指刺热病的五十九个腧穴。

【原文】

热病，先眩冒而热，胸胁满，刺足少阴。太阳之脉，色荣颧，骨热病也，荣未夭[1]《素问》作未交，下同，曰今且得汗，待时[2]自已。与厥阴脉争见[3]者死，其死不过三日。

热病气内连肾。少阳之脉，色荣颊，筋热病也，荣未夭，曰今且得汗，待时自已。与手少阴脉争见[4]者死。其死不过三日。

【注释】

［1］荣未夭：指色泽尚未变为枯晦的时候。夭，色泽枯晦而不润泽。

［2］待时：指当旺之时，即上文所谓“所胜日”，如肝病待甲乙、心病待丙丁等。

［3］厥阴脉争见：《太素·五脏热病》注：“足太阳水也，足厥阴木也，水以生木，木盛水衰，故太阳水色见时，有木争见者，水死，以其热病内连于肾，肾为热伤，其数至三日故死也。”见，音义同“现”。

［4］手少阴脉争见：《太素·五脏热病》注：“少阳为木，少阴为水，少阳脉见之时，少阴争见者，是母胜子，故肝木死也。”

【原文】

其热病气穴，三椎下间主胸中热，四椎下间主胃中热，五椎下间主肝热，六椎下间主脾热，七椎下间主肾热。荣在骶也，项上三椎骨陷者中也。颊下逆颧[1]为大瘕[2]，下牙车为腹满，颧后为胁痛，颊上者膈上也。

【注释】

[1] 颊下逆颧:《素问经注节解》注曰:“逆，自下而上也。颊在颧下，逆颧，谓由颊上至于颧。”

[2] 大瘕（jiǎ）：泄泻的一种，从《难经·五十七难》“里急后重，数至圊而不能便，茎中痛”来看，又指湿热痢之类。

【原文】

冬伤于寒，春必温病，夏伤于暑，秋必病疟。

凡病伤寒而成温者，先夏至日者为病温，后夏至日者为病暑，暑当与汗皆出勿止。所谓玄府者，汗孔也。

曰:《刺节》[1]言彻衣[2]者，尽刺诸阳之奇俞，未有常处，愿卒闻之。曰：是阳气有余而阴气不足，阴气不足则内热，阳气有余则外热，两热相薄，热于怀炭，衣热不可近身，身热不可近席。腠理闭塞而不汗，舌焦唇槁腊[3]《黄帝古针经》作槁腊，嗌干欲饮，取天府、大杼三痏[4]，刺中膂以去其热，补手足太阴以去其汗。热去汗晞[5]，疾于彻衣。

【注释】

[1]《刺节》：古经篇名。

[2] 彻衣：形容疗效之快，有如彻衣之速。

[3] 腊（zhé）：干肉。

[4] 痏（wěi）：瘢痕。此处指针刺的次数。

[5] 晞（xī）：干燥。

【原文】

《八十一难》曰：阳虚阴盛，汗出而愈，下之即死；阳盛阴虚[1]，汗出而死，下之即愈。与经乖错，于义反倒，不可用也。

【注释】

[1] 阳虚阴盛……阳盛阴虚：《难经本义》注曰："受病为虚，不受病者为盛。惟其虚也，是以邪凑之。惟其盛也，是以邪不入。即《外台》所谓表病里和、里病表和之谓，指伤寒传变者而言之也。表病里和，汗之可也，而反下之，表邪不除，里气复夺矣；里病表和，下之可也，而反汗之，里邪不退，表气复夺矣，故云死。所以然者，汗能亡阳，下能损阴也。此阴阳二字，指表里言之。经曰：诛伐无过，命曰大惑。此之谓欤？"

【原文】

曰：人有四肢热，逢风寒如炙如火者，何也？曰：是人阴气虚，阳气盛，四肢热者，阳也，两阳相得，而阴气虚少，少水不能灭盛火，而阳气独治，独治者，不能生长[1]也，独盛而止耳。故逢风如炙如火者，是人当肉烁也。

曰：人身非常温也，非常热也，而烦满者，何也？曰：阴气少，阳气胜，故热而烦满。

【注释】

[1] 不能生长：此处指独阴不生，独阳不长。

【原文】

曰：足太阴、阳明为表里，脾胃脉也，生病异者，何也？曰：阴阳异位，更实更虚[1]，更逆更顺[2]，或从内，或从外，所从不同，故病异名。阳者，天气也，主外；阴者，地气也，主内。阳道实[3]，阴道虚[4]，故犯贼风虚邪者，阳受之，则入腑。食饮不节，起居不时者，阴受之，则入脏。入六腑则身热不得眠，上为喘呼；入五脏则䐜满闭塞，下为飧泄，久为肠澼。故喉主天气，咽主地气。故阳受风气，阴受湿气。故阴气从足上行至头，而下行循臂至指端；阳气从手上行至头，而下行至足。故曰：阳病者上行极而下，阴病者下行极而上。故伤于风者上先受之，伤于湿者下先受之也。

【注释】

［1］更实更虚：指脾胃所处的部位不同，虚实交替出现。《类经·太阴阳明之异》注："脾为脏，阴也；胃为腑，阳也。阳主外，阴主内；阳主上，阴主下，是阴阳异位也。阳虚则阴实，阴虚则阳实，是更虚更实也。"

［2］更逆更顺：指上下逆顺更相反复也。《类经·太阴阳明之异》注："病者为逆，不病者为从，是更逆更从也。"故下节"阴气从足上行至头，而下行循臂至指端，阳明从手上行至头，而下行至足"即为顺从；"阳病者，上行极而下；阴病者，下行极而上"即为逆也。

［3］阳道实：《类经·太阴阳明之异》注："阳刚阴柔也，又外邪多有余，故阳道实。"

［4］阴道虚：《类经·太阴阳明之异》注："内伤多不足，故阴道虚。"

六经受病发伤寒热病第一中

【原文】

黄帝问曰：病热有所痛者，何也？岐伯对曰：病热者，阳脉也，以三阳之盛也，人迎一盛在少阳，二盛在太阳，三盛在阳明。夫阳入于阴，故病在头与腹，乃䐜胀而头痛也。

曰：病身热汗出而烦满不解者，何也？曰：汗出而身热者风也，汗出而烦满不解者厥[1]也，病名曰风厥[2]。太阳为诸阳主气《素问》作巨阳主气，故先受邪。少阴其表里也，得热则上从[3]，上从则厥，治之表里刺之[4]，饮之服汤。

【注释】

［1］厥：此处指下气上逆。

［2］风厥：即感受风邪而引起的厥证。《素问·阴阳别论》云："二阳一阴发病，主惊骇背痛，善噫善欠，名曰风厥。"《素问·评热病论》曰："有病身热汗出，烦满不为汗解，此为何病？岐伯曰：汗出而身热者，风也，汗出而烦满不解者，厥也。病名曰风厥。"

［3］得热则上从：《类经·风厥劳风》注："巨阳主气，气言表也，表病则里应。故少阴得热，则阴分之气，亦从阳而上逆，逆则厥矣。"

［4］表里刺之：《素问·评热病论》王注曰："谓泻太阳，补少阴也。"《类经·风厥劳风》注："阳邪盛者阴必虚，故当泻太阳

之热，补少阴之气，合表里而刺之也。”

【原文】

曰：温病汗出辄复热，而脉躁疾者不为汗衰，狂言不能食，病名曰何？曰：名曰阴阳交，交者死。人所以汗出者，皆生于谷，谷生于精。今邪气交争于骨肉，而得汗者，是邪退精胜，精胜则当能食，而不复热。复热者，邪气也，汗者，精气也，今汗出而辄复热者，是邪胜也，不能食者，精无裨也[1]，而热留者，寿可立而倾[2]也。夫汗出而脉躁盛者死，今脉不与汗相应，此不胜其病，其死明矣。狂言者，是失志[3]，失志者死。此有三死[4]，不见一生，虽愈必死。

【注释】

［1］精无裨（bì）也：指精气不能继续补益。裨，益也，引申为补益。

［2］倾：倒也，此处指败坏、死亡。

［3］失志：《类经·阴阳交》注：“此总五志为言也，志舍于精，精不胜邪，则五脏之志皆失，故致狂言者多死。”

［4］三死：《素问注证发微》注曰：“身热而不能食者，一死也；脉躁盛者，二死也；狂言者，三死也。”

【原文】

病风且寒且热，炅汗出，一日数欠，先刺诸分理络脉。汗出且寒且热，三日一刺，百日而已。

曰：何谓虚实？曰：邪气盛则实，精气夺则虚。重实者，内《素问》作言大热病[1]，气热，脉满，是谓重实。

曰：经络俱实何如？曰：经络皆实，是寸脉急而尺缓[2]也，皆当俱治。故曰：滑则顺[3]，涩则逆[4]。夫虚实者，皆从其物类治《素问》作始，故五脏骨肉滑利，可以久长。寒气暴上，脉满而实，实而滑顺则生，实而逆则死。尽满者，脉急大坚，尺满一作涩而不应也。如是者，顺则生，逆则死。所谓顺者，手足温，所谓逆者，手足寒也。

【注释】

[1] 大热病：《素问经注节解》注曰："大热病者，伤寒之三阳实热，杂病之痰火食积是也。内有实邪真火，故热气见于外而脉来盛满，是内外俱实，故曰重实也。"

[2] 寸脉急而尺缓：寸，寸口；尺，尺肤。《素问识》曰："此节以脉口诊经，以尺肤诊络。盖经为阴为里，乃脉道也，故以脉口诊之；络为阳为浮而浅，故以尺肤诊之……下文脉口热而尺寒，尺热满，脉口寒涩，并同。"

[3] 滑则顺：《类经·邪盛则实精夺则虚》注："滑，阳脉也。"

[4] 涩则逆：《类经·邪盛则实精夺则虚》注："涩，阴脉也。实而兼滑，阳气胜也，故为从。若见涩，则阴邪胜而阳气去也，故为逆。"

【原文】

曰：何谓重虚？曰：脉虚、气虚、尺虚，是谓重虚也。所谓气虚者，言无常也；尺虚者，行步恇然也；脉虚者，不象阴也。如此者滑则生，涩则死。气虚者，肺虚也；气逆者，足寒也。非其时则生，当其时则死，余脏皆如此也。

脉实满，手足寒，头热一作痛者，春秋则生，冬夏则死。脉浮而涩[1]，涩而身有热者死。络气不足，经气有余者脉口热[2]而尺寒，秋冬为逆，春夏为顺，治主病者。经虚络满者，尺热满，脉口寒涩，春夏死，秋冬生。络满经虚，灸阴刺阳；经满络虚，刺阴灸阳。

【注释】

［1］脉浮而涩:《素问吴注》曰:“涩为无血，浮而身热为邪盛，为孤阳，此不必问四时而皆死也。”

［2］脉口热:《素问识》曰:“脉口热，依下文寒涩而推之，谓脉滑也。”

【原文】

曰：秋冬无极阴[1]，春夏无极阳者，何谓也？曰：无极阳者，春夏无数虚阳明，阳明虚则狂；无极阴者，秋冬无数虚太阴，太阴虚则死。

春亟治[2]经络，夏亟治经俞，秋亟治六腑，冬则闭塞，治用药而少针石。所谓少针石者，非痈疽之谓也。

【注释】

［1］无极阴：指不要使阴气竭尽。极，穷尽之意。

［2］亟（qì）治：亟，频数。亟治，即多取治。

【原文】

热病始手臂者，先取手阳明、太阴[1]而汗出。始头首者，先取项太阳而汗出。始足胫者，先取足阳明而汗出，臂太阴《灵枢》作阳可出汗，足阳明可出汗。取阴而汗出甚者止之阳，取阳而汗出甚者止之阴。振寒悽悽，鼓颔[2]不得汗出，腹胀烦闷，取手太阴。

【注释】

[1] 手阳明、太阴:《太素·寒热杂说》注:“可取手阳明井商阳……以手阳明谷气盛也，及手太阴郄孔最。”

[2] 鼓颔：上下牙不自主碰击，颐颊颤动。

【原文】

热病三日，气口静[1]，人迎躁者，取之诸阳，五十九刺，以泻其热，而出其汗，实其阴，以补其不足。

身热甚，阴阳皆静者，勿刺之。其可刺者，急取之，不汗则泄。所谓勿刺，皆有死征也。

【注释】

[1] 气口静：寸口脉静。

【原文】

热病七日八日，脉口动，喘而眩者，急刺之，汗且自出，浅刺手大指间。

热病七日八日，脉微小，病者溲血，口中干，一日半而死，脉代者，一日死。

热病已得汗而脉尚躁一本作盛，喘且复热，勿庸一本作肤刺[1]，喘盛者必死。

热病七日八日，脉不躁，不散数，后三日中有汗，三日不汗，四日死，未汗勿庸刺。

【注释】

［1］勿庸刺：即不须针刺。

【原文】

热病先肤痛，窒鼻充面[1]，取之皮，以第一针五十九刺，苛鼻干《灵枢》作诊鼻干，索皮于肺；不得，索之于火。火者，心也。

热病先身涩烦而热，烦闷唇嗌干，取之皮，以第一针五十九刺。热病肤胀，口干，寒汗出，索脉于心；不得，索之于水。水者，肾也。

热病嗌干，多饮善惊，卧不能安，取之肤肉，以第六针五十九刺。目眦赤《灵枢》作青，索肉于脾；不得，索之于木。木者，肝也。

【注释】

［1］窒鼻充面：《太素·热病说》注："窒鼻，鼻塞也；充面，面皮起也。肤痛鼻塞面皮起，皆是肺合皮毛，热病者也。"

【原文】

热病而胸胁痛《灵枢》作面青脑痛，手足躁，取之筋间，以第四针针于四逆。筋躄[1]目浸[2]，索筋于肝；不得，索之于金。金者，肺也。

热病数惊，瘛疭而狂，取之脉，以第四针急泻有余者。癫疾毛发去[3]，索血于心；不得，索之于肾。肾者，水也。

热病身重骨痛，耳聋好瞑，取之骨，以第四针五十九刺。骨病不食，啮[4]齿耳青赤，索骨于肾；不得，索之于土。土者，脾也。

【注释】

[1] 筋躄：筋脉萎软无力，不能行走。

[2] 目浸：泪液过多，充盈眼眶。

[3] 癫疾毛发去：《类经·诸热病死生刺法》注："若阳极阴虚而病癫疾，发为血余，故毛发亦去。"

[4] 啮：咬。

【原文】

热病不知所病，耳聋，不能自收，口干，阳热甚，阴颇有寒者，热在髓也，死不治。

热病头痛，颞颥目脉紧一本作瘛，善衄，厥热病也，取之以第三针，视有余不足。

寒热痔一作痛，热病体重，肠中热，取之以第四针于其俞及下诸指间，索气于胃络[1]得气也。

热病侠脐急痛，胸胁满，取之涌泉与阴陵泉，以第四针针嗌里[2]。

热病而汗且出，及脉顺可汗者，取鱼际、太渊、大都、太白，泻之则热去，补之则汗出。汗出太甚，取内踝上横脉[3]以止之。

【注释】

[1] 索气于胃络：《类经·诸热病死生刺法》注："阳明之络曰丰隆，别走太阴，故取此可以得脾气。"

[2] 嗌里：《类经·诸热病死生刺法》注："针嗌里者，以少

阴、太阴之脉俱上络咽嗌，即下文所谓廉泉也。”

[3] 内踝上横脉：指脾经之三阴交穴。

【原文】

热病已得汗而脉尚躁盛者，此阴脉之极也，死；其得汗而脉静者[1]生。

热病脉常躁盛而不得汗者，此阳脉之极也，死；其脉躁盛得汗而脉静者生。

【注释】

[1] 得汗而脉静者：汗后脉静是邪去正复的表现。

【原文】

厥，侠脊而痛，至头项几几[1]，目䀮䀮然，腰脊强，取足太阳腘中血络。嗌干，口热如胶，取足少阴。此条出《素问》刺腰痛篇，宜在后刺腰痛内。

【注释】

[1] 几几（shū）：头项拘急不舒的样子。

【原文】

热病死候有九：一曰汗不出，大颧发赤者死。《太素》云：汗不出，大颧发赤者，必不反而死。

二曰泄而腹满甚者死。

三曰目不明，热不已者死。

四曰老人婴儿热而腹满者死。

五曰汗不出，呕血《灵枢》作呕，下血者死。

六曰舌本烂，热不已者死。

七曰咳而衄，汗出，出不至足者死。

八曰髓热者死。

九曰热而痉[1]者死。热而痉者，腰反折，瘛疭，齿噤龂[2]也。凡此九者不可刺也。

【注释】

[1] 痉：即风病颈项强直，角弓反张。

[2] 噤龂（xiè）：牙关不开曰噤，切齿曰龂。

【原文】

所谓五十九刺者，两手内外侧各三，凡十二痏；五指间各一[1]，凡八痏；足亦如是。头入发际一寸，旁三分[2]《灵枢》无分字各三，凡六痏；更入发际三寸边五，凡十痏；耳前后口下《灵枢》作已下者各一，项中一，凡六痏；巅上一。囟会一，发际一，廉泉一，风池二，天柱二《甲乙经》原缺此穴，今按《灵枢》经文补。

《素问》曰：五十九者，头上五行，行五者，以越诸阳之热逆也；大杼、膺俞[3]、缺盆、背椎[4]，此八者以泻胸中之热一作阳；气冲、三里、巨虚上下廉，此八者以泻胃中之热；云门、髃骨、委中、髓空[5]，此八者以泻四肢之热；五脏俞旁五[6]，此十者以泻五脏之热。凡此五十九者，皆热之左右也按二经虽不同，皆泻热之要穴也。

【注释】

[1] 五指间各一：《类经·诸热病死生刺法》注："五指间者，

总言手五指也。各一者，本节之后各一穴也。”

［2］旁三分：《类经・诸热病死生刺法》注：“其旁穴分而为三。”也就是说旁穴有三个。

［3］膺俞：即中府穴。

［4］背椎：即风门穴。

［5］髓空：一云腰俞穴。本经卷三云：“腰俞，一名髓空。”腰俞属督脉，在脊中行，只一穴，与经文“此八者，以泻四肢之热”之八穴数不符。张志聪云：“髓空，即横骨穴。所谓股际骨空，在毛中动下（文见《素问・骨空论》)，属足少阴肾经。”两说未知孰是，今一并提出，以供参考。

［6］五脏俞旁五：即肺俞旁之魄户、心俞旁之神堂、肝俞旁之魂门、脾俞旁之意舍、肾俞旁之志室。

【原文】

头脑中寒，鼻衄，目泣出，神庭主之《千金》作寒热头痛。

头痛身热，鼻窒[1]，喘息不利，烦满汗不出，曲差主之。

头痛目眩痛，颈项强急，胸胁相引不得倾侧，本神主之。

热病《千金》下有烦满二字汗不出，上星主之，先取譩譆，后取天牖、风池。

热病汗不出而苦呕，烦心，承光主之。

头项痛重，暂起僵仆[2]，鼻窒鼽衄，喘息不得通，通天主之。

【注释】

［1］鼻窒：鼻塞。

［2］暂起僵仆：刚起立便僵直而扑倒。

【原文】

头项恶风，汗不出，凄厥[1]恶寒，呕吐，目系急痛引颈，头重项痛，玉枕主之。

颊清《千金》作妄啮视不得视，口沫泣出，两目眉头痛，临泣主之。

脑风头痛，恶见风寒，鼽衄，鼻窒喘息不通，承灵主之。

头痛身热，引两颔急一作痛，脑空主之。

醉酒风发，两角[2]一作两目眩痛，不能饮食，烦满呕吐，率谷主之《千金》以此条置风门。

【注释】

[1] 凄厥：恶寒。

[2] 两角：即两头角，在耳尖之上高起处。

【原文】

项强，刺喑门。热病汗不出，天柱及风池、商阳、关冲、掖门主之。

颈痛，项不得顾，目泣出，多眵瞒[1]，鼻鼽衄，目肉眦赤痛[2]，气厥，耳目不明，咽喉偻引项，筋挛不收，风池主之。

伤寒热盛，烦呕，大椎主之。

【注释】

[1] 眵（chī）瞒（miè）：目汁凝为眵；瞒与眵同。

[2] 赤痛：色赤目痛。

【原文】

头重目瞑，凄厥寒热，项强难以反顾，汗不出，陶道主之。

身热头痛，进退往来，神道主之。

头痛如破，身热如火，汗不出，瘛疭《千金》作头痛，寒热，汗不出，恶寒里急，腰腹相引痛，命门主之。

颈项痛不可以俯仰，头痛振寒[1]，瘛疭，气实则胁满，夹脊有并气，热汗不出，腰背痛，大杼主之。

风眩[2]头痛，鼻不利[3]，时嚏，清涕自出，风门主之。

凄凄振寒，数欠伸，膈腧主之。

【注释】

[1] 头痛振寒：头痛恶寒战栗。

[2] 风眩：感受风邪而目眩。

[3] 鼻不利：鼻窍不通。

【原文】

热病汗不出，上髎及孔最主之《千金》作臂厥，热病汗不出，皆灸刺之此穴，可以出汗。

肩髆间急，凄厥恶寒，魄户主之。

项背痛引颈，魄户主之。

肩痛胸腹满，凄厥，脊背急强，神堂主之。

喘逆，鼽衄，肩甲内廉痛，不可俯仰，䏚季胁引少腹而痛胀，譩譆[1]主之。

背痛恶寒，脊强俯仰难，食不下，呕吐多涎，膈俞主之《千金》作阳关。

热病头痛，身重，悬颅主之。

胸胁胀满，背痛，恶风寒，饮食不下，呕吐不留住，魂门主之。

善嚏，头痛身热，颔厌主之。

热病头痛引目外眦而急，烦满汗不出，引颔齿，面赤皮痛，悬颅主之。

热病偏头痛引[2]目外皆，悬厘主之。

头目瞳子痛，不可以视，挟项强急不可以顾，阳白主之。

【注释】

［1］谚（yī）语（xī）：足太阳经穴。

［2］引：牵引。

【原文】

头风痛，鼻鼽衄，眉头痛，善嚏，目如欲脱，汗出寒热，面赤，颊中痛，项椎不可左右顾，目系急，瘛疭，攒竹主之。

寒热，凄厥鼓颔，承浆主之。

身热，头胁痛不可反侧，颅息主之。

肩背痛，寒热瘰疬[1]绕，颈有大气，暴聋气蒙[2]瞀，耳目不开，头颔痛，泪出，鼻衄不得息，不知香臭，风眩，喉痹，天牖主之。

【注释】

［1］瘰疬：《灵枢识》引史介生云："小者为瘰，大者为疬，名色甚多，如项前为痰瘰，项后为湿瘰，左右两侧形软，遇怒即肿为气疬，坚硬筋缩为筋疬，若连绵如贯珠者为瘰疬。"

［2］气蒙：因气突然上逆而致视物昏蒙。

【原文】

热病，胸中澹澹[1]，腹满暴痛[2]，恍惚不知人，手清，少腹满《千金》作心腹，瘛疭，心痛，气满不得息，巨阙主之。

头眩痛，身热汗不出《千金》作烦满汗不出，上脘主之。

身寒热，阴都主之。

热病象疟，振栗鼓颔，腹胀睥睨[3]，喉中鸣，少商主之。

【注释】

［1］澹澹（dàn）：摇动之意。《素问·至真要大论》曰："心澹澹大动。"

［2］暴痛：突然发作疼痛。

［3］睥睨：斜视貌。

【原文】

寒厥及热[1]烦心，少气不足以息，阴湿痒，腹痛不可以食饮，肘挛支满[2]，喉中焦干渴，鱼际主之。

热病振栗鼓颔，腹满阴萎，咳引尻溺出，虚也。膈中虚，食饮呕，身热汗不出，数唾涎，呕吐血下，肩背寒热，脱色，目泣出，皆虚也，刺鱼际补之。

病温身热，五日已上汗不出，刺太渊，留针一时取之。若未满五日，禁不可刺也。

【注释】

［1］寒厥及热：兼有寒厥或者热厥。

［2］肘挛支满：肘部拘挛而支撑胀满。

【原文】

热病先手臂痛，身热，瘛疭，唇口聚，鼻张目下，汗出如转珠，两乳下三寸坚，胁下满悸，列缺主之。

六经受病发伤寒热病第一下

【原文】

振寒瘛疭，手不伸，咳嗽唾浊，气膈[1]善呕，鼓颔不得汗，烦满身痛《千金》作身心痛，因为纵衄[2]，尺泽主之。左窒刺右，右窒刺左。

两胁下痛，呕泄上下出，胸满短气，不得汗，补手太阴以出之。

【注释】

［1］气膈：五膈之一。《诸病源候论·五膈气候》曰："气膈之为病，胸胁逆满，咽塞，胸膈不通，恶闻食臭。"

［2］纵衄：纵，恣也，放也，此作急遽解。纵衄，是指鼻出血急遽。

【原文】

热病烦心，心闷而汗不出，掌中热，心痛，身热如火，浸淫烦满，舌本痛，中冲主之《千金》作天髎。

热病发热，烦满而欲呕哕，三日以往不得汗，怵惕，胸胁痛不可反侧，咳满，溺赤，大便《千金》作小便血，衄不止，呕吐血，气逆，噫不止，嗌中痛，食不下，善渴，口中烂，掌中热，饮呕，劳宫主之。

热病烦心而汗不出，肘挛腋肿[1]，善笑不休，心中痛，目赤黄，小便如血，欲呕，胸中热，苦不乐，太息，喉痹嗌干，喘逆，身热如火，头痛如破，短气胸痛，太陵主之。

热病烦心，善呕，胸中澹澹善动而热，间使主之。

【注释】

［1］肘挛腋肿：肘部痉挛，腋下肿胀。

【原文】

面赤皮热，热病汗不出，中风热，目赤黄，肘挛腋肿，实则心暴痛，虚则烦心，心惕惕不能动，失智，内关主之。

心澹澹然善惊，身热烦心，口干，手清[1]，逆气，呕《千金》作噪血，时瘛，善摇头，颜青，汗出不过肩，伤寒温病，曲泽主之。

【注释】

［1］清：寒冷。

【原文】

多卧善唾[1]，鼻鼽痛寒，鼻鼽赤多血，浸淫起面[2]，身热，喉痹如哽[3]，目眦伤，忽振寒，肩疼，二间主之。

鼻鼽衄，热病汗不出，䁾[4]音迷目，目痛瞑，头痛，龋齿痛，泣出，厥逆头痛，胸满不得息，阳溪主之。

【注释】

［1］善唾：口涎多。

［2］浸淫起面：浸淫疮起于面部。

［3］哽：梗塞之意。

［4］䁪（wéi）：《集韵》曰："目病也。"

【原文】

热病肠澼，臑肘臂痛，虚则气膈满，肩一作手不举，温溜主之。

伤寒余热不尽，曲池主之。

头痛振寒，清泠渊主之。

头痛，项背急，消泺主之。

振寒，小指不用，寒热汗不出，头痛，喉痹舌急卷，小指之间热，口中热，烦心，心痛，臂内廉及胁痛，聋，咳，瘛疭，口干，头痛不可顾，少泽主之。

振寒寒热，肩臑肘臂痛，头痛不可顾，烦满，身热恶寒，目赤痛，眦烂生翳膜，暴痛，鼽衄，发聋，臂重痛，肘挛，痂疥，胸满引臑[1]，泣出而惊，颈项强，身寒，头不可以顾，后溪主之。

【注释】

［1］胸满引臑：胸中胀满牵引上臂。

【原文】

热病汗不出，胸痛不得息，颔肿，寒热，耳鸣聋无所闻，阳谷主之。

泄风汗出至腰，项急不可以左右顾及俯仰，肩弛肘废，目痛，痂疥生疣，瘛疭，头眩目痛，阳谷主之。

振寒热，颈项肿，实则肘挛，头眩痛，狂易[1]，虚则生疣，小者痂疥，支正主之。

风眩头痛，少海主之。

气喘，热病衄血不止，烦心，善悲，腹胀，逆息热气[2]，足胫中寒，不得卧，气满胸中热，暴泄，仰息，足下寒，膈[3]中闷，呕吐，不欲食饮，隐白主之。

热病汗不出，且厥，手足清[4]，暴泄，心痛腹胀，心尤痛甚，此胃心痛[5]也，大都主之，并取隐白，腹满善呕，烦闷，此皆主之。

【注释】

[1] 狂易：容易发狂发痴。

[2] 逆息热气：呼吸气逆而口出热气。

[3] 膈：原无，据《外台秘要·卷三十九》补。

[4] 手足清：手足发凉。

[5] 胃心痛：《灵枢发微》注曰："乃胃经有邪，而心因以痛，谓之胃心痛也。"

【原文】

热病先头重颜痛，烦闷身热，热争则腰痛不可以俯仰，腹满，两颔痛甚，善泄饥不欲食，善噫，热中，足清，腹胀食不化，善呕泄，有脓血，苦呕无所出，先取三里，后取太白、章门主之。

热病满闷不得卧《千金》云：不得卧，身重骨痛不相知，太白主之。

热中少气厥阳寒，灸之热去《千金》作灸涌泉，烦心不嗜食，咳而短气，善喘，喉痹，身热痛，脊胁相引，忽忽善忘，涌泉主之。

热病烦心，足寒清，多汗，先取然谷，后取太溪、大指间动脉[1]，皆先补之。

目痛引眦，少腹偏痛背一作脊，呕，瘛疭，视昏嗜卧，照海主之。泻左阴跷[2]，取足左右少阴前，先刺阴跷，后刺少阴，气在横骨上[3]。

热病汗不出，默默嗜卧，溺黄，少腹热，嗌中痛，腹胀内肿，涎下[4]，心痛如锥针刺，太溪主之。

手足寒至节，喘息者死。

热病刺然谷《千金》作陷谷，足先寒，寒上至膝乃出针。

【注释】

［1］大指间动脉：指肝之原穴太冲。

［2］泻左阴跷：照海穴为阴跷所生，故又名阴跷，是少阴之别。

［3］在横骨上：指横骨穴。

［4］下：原脱，据《外台秘要·卷三十九》补。

【原文】

善啮颊齿唇，热病汗不出，口中热痛，冲阳主之。胃脘痛，时寒热，皆主之。

热病汗不出，善噫，腹胀满，胃热谵语，解溪主之。

厥头痛[1]，面浮肿，烦心，狂见鬼[2]，善笑不休，发于外，有所大喜，喉痹不能言，丰隆主之。

阳厥[3]凄凄而寒，少腹坚，头痛，胫股腹痛，消中[4]，小便不利，善哕，三里主之。

【注释】

［1］厥头痛:《类经·刺头痛》注:“厥，逆也。邪逆于经，上干头脑而为痛者，曰厥头痛也。下仿此。”

［2］狂见鬼：狂躁如见鬼神。

［3］阳厥：此处指热厥。

［4］消中：即胃热消谷易饥的中消病。

【原文】

胁痛咳逆不得息，窍阴主之。及爪甲与肉交者，左取右，右取左立已，不已复取。

手足清，烦一作脉热汗不出，手肢转筋，头痛如锥刺之，循循然不可以动[1]，动益烦心，喉痹，舌卷干，臂内廉痛不可及头[2]，耳聋鸣，窍阴皆主之。

【注释】

［1］循循然不可以动：若热不除则逐渐加重，致使身体不能活动。

［2］不可及头：指手臂不能上举到头部。

【原文】

膝外廉痛，热病汗不出，目外眦赤痛，头眩两颔痛，寒逆泣出[1]，耳鸣聋，多汗，目痒，胸中痛不可反侧，痛无常处，侠溪主之。

厥，四逆，喘，气满，风身汗出而清，髋髀中痛，不得行，足外皮痛，临泣主之。

【注释】

［1］寒逆泣出：因寒邪上逆而流泪。

【原文】

目视不明，振寒，目翳，瞳子不见，腰两胁痛，脚酸转筋，丘墟主之。

身懈寒，少气热甚，恶人，心惕惕然，取飞扬及绝骨[1]、跗上临泣，立已。淫泺胫酸，热病汗不出，皆主之。

头重，鼻衄及瘈疭，汗不出，烦心，足下热，不欲近衣，项痛，目翳，鼻及小便皆不利，至阴主之。

【注释】

［1］绝骨：即足少阳经阳辅穴。绝骨，人体部位名，在外踝直上三寸许的腓骨凹陷处。《灵枢·经脉》曰："胆足少阳之脉……直下抵绝骨之端。"腓骨在此突然陷下如尽，故名。一说绝骨为阳辅穴别名。

【原文】

身疼痛，善惊，互引[1]，鼻衄，通谷主之。

暴病头痛，身热痛，肌肉动，耳聋，恶风，目眦烂赤，项不可以顾，髀枢痛，泄，肠澼，束骨主之。

鼽衄血不止，淫泺头痛[2]，目白翳，跟尻瘈疭，头顶肿痛，泄注，上抢心[3]，目赤眦烂无所见，痛从内眦始《千金》作翳从内眦始，腹满，颈项强，腰脊不可俯仰，眩，心痛，肩背相引，如从后触之状，身寒从胫起，京骨主之。

【注释】

［1］互引：谓肢体相互掣引，有似抽搐之象。

［2］淫泺头痛：指因邪气浸淫日深而头痛。

［3］上抢心：气上冲心。抢，冲逆。

【原文】

下部寒，热病汗不出，体重，逆气[1]，头眩痛，飞扬主之。

鼽衄，腰脊痛，脚腨酸重，战栗不能久立，腨如裂，脚跟急痛足挛，引少腹痛，喉咽痛，大便难，䐜胀，承山主之。

热病夹脊痛，委中主之。

【注释】

［1］逆气：邪气上逆。

足阳明脉病发热狂走第二

本篇阐述了由于足阳明经脉热盛所引起的发热、狂走等症之病理、预后和主治穴位。

【原文】

黄帝问曰：足阳明之脉病，恶人与火，闻木音则惕然而惊，欲独闭户牖而处，愿闻其故？岐伯对曰：阳明者，胃脉也；胃，土也，闻木音而惊者，土恶木也。阳明主肌肉，其血气盛，邪客之则热，热甚则恶火。阳明厥则喘闷，闷则恶人。阴阳相薄，阳尽阴盛，故欲独闭户牖而处。按："阴阳相薄"至此，本《素问》脉解篇，士安移续于此。

曰：或喘而生者，或喘而死者，何也？曰：厥逆连藏则死，连经则生。

曰：病甚则弃衣而走，登高而歌，或至不食数日，逾垣上屋，非其素所能，病反能者，何也？曰：阴阳争而外并于阳此八字亦《素问》脉解篇文，邪盛则四肢实，实则能登高而歌。

热盛于身，故弃衣而欲走。

阳盛故妄言，骂詈不避亲疏。

大热遍身，故狂言而妄见妄闻，视足阳明及大络取之，虚者补之，血如实者泻之。因令偃卧[1]，居其头前，以两手四指按其颈动脉久持之，卷而切推之，下至缺盆中，复止如前，热去乃已，此所谓推而散之者也。

【注释】

［1］偃卧：即仰卧。

【原文】

身热狂走，谵语见鬼，瘛疭，身柱主之。

狂，妄言，怒，恶火，善骂詈，巨阙主之。

热病汗不出，鼽衄，眩，时仆[1]而浮肿，足胫寒，不得卧，振寒，恶人与木音，喉痹，龋齿，恶风，鼻不利，多卧善惊，厉兑主之。

【注释】

［1］时仆：时常跌倒。

【原文】

四厥，手足闷者，使人久持之，厥热一本作逆冷胫痛，腹胀皮痛，善伸数欠，恶人与木音，振寒，嗌中引外痛，热病汗不出，下齿痛，恶寒，目急，喘满，寒栗，龂口噤僻[1]，不嗜食，内庭主之。

狂歌妄言，怒恐，恶人与火，骂詈，三里主之。

【注释】

［1］龂（yín）口噤僻：即牙关紧闭、口眼㖞斜。龂，齿龈；僻，㖞斜。

阴衰发热厥阳衰发寒厥第三

本篇主要论述了厥病的病因、病机、症状和刺法。

1. 寒厥、热厥的发病原因及病理机制。

2. 以自然界寒暑情况类比说明人体在寒温不同气温中的生理变化，进而论述针刺治病也应根据病的寒热，采用不同的方法。

3. 说明针刺治疗厥病要以调气为主要目的，寒厥应先“火”调后针刺；气逆者应“推而上之”或“引而下之”，以导引其气。

4. 不同厥病的症状与刺法。

【原文】

黄帝问曰：厥[1]之寒热者，何也？岐伯对曰：阳气衰于下则为寒厥，阴气衰于下则为热厥。

曰：热厥必起于足下者，何也？曰：阳气起于足五指之表，阴脉者，集于足下而聚于足心，故阳胜则足下热。

曰：寒厥必起于五指而上于膝者，何也？曰：阴气起于五指之里，集于膝下而聚于膝上，故阴气盛则从五指至膝上寒，其寒也，不从外，皆从内。

【注释】

［1］厥：《类经·厥逆》注：“厥者，逆也，气逆则乱，故忽为眩仆脱绝，是名为厥。”

【原文】

曰：寒厥何失而然也？曰：厥阴者，众筋之所聚[1]《素问》作前阴者，宗筋之所聚也，太阴、阳明之所合[2]。春夏则阳气多而阴气少，秋冬则阴气盛而阳气衰。此人质壮，以秋冬夺于所用，下气上争不能复，精气溢下，邪气从而上之，所中《素问》所中二字作气因于中阳气衰[3]，不能渗营其经络[4]，阳气日损，阴气独在，故手足为之寒。

【注释】

[1] 厥阴者，众筋之所聚：足厥阴肝之经脉环阴器，故此处之厥阴，实指前阴而言。足之三阴、阳明、少阳及冲、任、督、跷之筋脉皆聚于此，故云众筋之所聚。

[2] 太阴、阳明之所合：《素问·厥论》王注曰："脾胃之脉，皆辅近宗筋，故云太阴、阳明之所合。"《类经·厥逆》注："此独言太阴、阳明之合者，重水谷之脏也，盖胃为水谷气血之海，主润宗筋，又阴阳总宗筋之会，会于气街，而阳明为之长，故特言之。"

[3] 所中阳气衰：指因阴寒之气居中，损伤阳气，致阳气虚衰。

[4] 不能渗营其经络：《素问集注》张兆璜注曰："渗者，渗于脉外；营者，营于脉中。营气宗气，皆精阳之气，营行于脉中，诸阳之气，淡渗于脉外，非独卫气之行于脉外也。"

【原文】

曰：热厥何如？曰：酒[1]入于胃则络脉满而经脉虚。脾主为胃行其津液者也，阴气虚则阳气入，阳气入则胃不和，胃不和则精气竭，精气竭则不荣其四肢。此人必数醉若饱以入房，气聚于脾中不得散，酒气与谷气相薄，热遍于身，内热而溺赤。夫酒气盛而慓悍，肾气日衰，阳气独盛，故手足为之热。

【注释】

[1] 酒：酒为水谷悍热之液，入于胃中，不从脾气行于经脉，而随卫气行于皮肤以充络脉。

【原文】

曰：厥，或令人腹满，或令人暴不知人[1]，或至半日，远至一日，乃知人者，何谓也？曰：阴气盛于上则下虚，下虚则腹满，腹满《素问》腹满二字作阳气盛于上则下气重。上而邪气逆，逆则阳气乱，阳气乱则不知人矣。

【注释】

[1] 暴不知人：突然不省人事。

【原文】

太阳之厥则肿首头重，足不能行，发为眩仆[1]。

阳明之厥则癫疾欲走呼，腹满不得卧，面赤而热，妄见妄言。

少阳之厥则暴聋，颊肿而热，胁痛，胻不可以运[2]。

太阴之厥则腹满䐜胀，后不利[3]，不欲食，食则呕，不得卧。

少阴之厥则舌干，溺赤，腹满心痛。

厥阴之厥则少腹肿痛，腹胀，泾溲不利，好卧屈膝，阴缩肿，骱内热。盛则泻之，虚则补之，不盛不虚，以经取之。

【注释】

［1］发为眩仆：发生眩晕而仆倒。

［2］胻不可以运：胫部转运失灵。

［3］后不利：大便不利。

【原文】

请言解论，与天地相应，四时相副，人参天地，故可为解。下有渐洳[1]，上生蒲苇，此所以知气形之多少也。

阴阳者，寒暑也。热则滋雨而在上，根茎《灵枢》作荄少汁[2]，人气在外，皮肤缓，腠理开，血气盛，汗大泄，皮淖泽；寒则地冻水冰，人气在中，皮肤致，腠理闭，汗不泄，血气强，皮坚涩。当是之时，善行水者，不能往[3]冰，善穷地者，不能凿冻。夫善用针者，亦不能取四逆，血脉凝结，坚搏不往来，亦不可即柔。故行水者，必待天温冰释；穷地者，必待冻解，而后地可穷，人脉犹是。治厥者，必先熨火以调和其经，掌与腋，肘与脚，项与脊，以调其气。大道已通，血脉乃行，后视其病，脉淖泽者，刺而平之；坚紧者，破而决之，气下乃止，此所谓解结。用针之类，在于调气，气积于胃，以通营卫，各行其道，宗气留积在海，其下者注于气街，上行者注于息道，故厥在足，宗气不下，脉中之血凝而留止，弗之火调，针弗能取。用针者，必先察其经络之虚实，切而循之，按而弹之，视其应动者，乃后取而下之。六经调者，谓之不病，虽病谓之自已。一经上实下虚而不通者，此必有横络盛加于大经，令之不通，视而泻之，通而决之，是所谓解结者也。上寒下热，先刺其项太阳，久留之，已刺则火熨项与肩胛，令热下合一本作冷乃止，所谓推而上之者[4]也；上热下寒，视其虚脉而陷下于经络者取之，气下而止，所谓引而下之者也[5]。

【注释】

［1］渐洳（rù）：浸湿之意。

［2］热则滋雨而在上，根茎少汁：《灵枢注证发微》注曰："暑热则地气上蒸，而滋雨气在于上，所以物之气亦不在下而在上，其根荄当少汁。"

［3］往：行。

［4］推而上之者：《灵枢注证发微》注曰："此其热在于下者，若或推之而上，所谓推而上之之法也。"

［5］引而下之者：《灵枢注证发微》注曰："此其热在于上者，若引而下之，所谓引而下之之法也。"

【原文】

刺热厥者，留针反为热[1]。刺寒厥者，留针反为热。

刺热厥者，二阴一阳；刺寒厥者，一阴二阳。所谓二阴者，二刺阴；所谓二阳者，二刺阳。

热厥取太阴、少阳。

寒厥取阳明、少阴，于足留之。

【注释】

［1］反为热：使热气去，反转热为寒。下同。

【原文】

厥，胸满面肿者，肩中热，暴言难[1]，甚则不能言，取足阳明。

厥，气走喉而不能言，手足微满清，大便不利，取足少阴。

厥而腹膨膨，多寒气，腹中爨爨音最，《九虚》作荣，便溲难[2]，取足太阴。

厥逆为病，足暴清，胸中若将裂，腹肠若以刀切之，䐜而不食，脉大皆涩。缓取足少阴，清取足阳明，清则补之，温则泻之。

厥逆，腹满胀，肠鸣，胸满不得息，取之下胸三肋间，咳而动应手者，与背俞以指按之立快。

足厥，喘逆，足下清至膝，涌泉主之。

【注释】

[1] 暴言难：突然说话困难。

[2] 便溲难：大小便不利。

太阳中风感于寒湿发痓第四

本篇以论述痓病的发病原因、脉证及取治穴位为重点，并引述了《金匮要略》“痓湿暍篇”中有关痓病脉证的条文，分别叙述了痓病不同兼证的主治穴位。

【原文】

热病而痓者，腰反折，瘛疭，齿噤龂。

张仲景曰：太阳病，其证备，其身体强，几几然，脉反沉迟者，此为痓。

夫痓脉来，按之筑筑[1]而弦直上下行。

刚痓为病，胸满口噤，卧不著席，脚挛急，其人必龂齿。

病发脉沉细为痓。

痓家，其脉伏坚，直上下。

太阳病，发热无汗恶寒，此为刚痓。

太阳病，发热汗出，不恶寒，此为柔痓。

太阳中湿病痓，其脉沉与筋平。

太阳病，无汗，小便少，气上冲胸，口噤不能语，欲作刚痓。然刚痓太阳中风感于寒湿者也，其脉往来进退，以沉迟细异于伤寒热病。其治不宜发汗，针灸为嘉，治之以药者，可服葛根汤。

风痓身反折，先取太阳腘中血络出血。

痓，中有寒，取三里。

痓，取之阴跷及三毛上[2]及血络出血。

【注释】

［1］筑筑：即坚实之意。

［2］三毛上：指肝经大敦穴。

【原文】

痉，取囟会、百会及天柱、膈俞、上关、光明主之。

痉，目不眴[1]，刺脑户。

【注释】

［1］目不眴（shùn）：目睛不能转动。

【原文】

痉，脊强反折，瘛疭，癫疾，头重，五处主之。

痉互引[1]，善惊，太冲主之。

痉反折，心痛，形气短，尻膹涩，小便黄闭，长强主之。

【注释】

［1］痉互引：痉病，筋脉互相牵引。

【原文】

痉，脊强互引，恶风时振栗，喉痹，大气满喘，胸中郁郁，气热，𥆨𥆨，项强，寒热，僵仆，不能久立，烦满里急，身不安席，大椎主之。

痉，筋痛急互引，肝俞主之。

热痉，脾俞及肾俞主之。

热痉互引，汗不出，反折，尻臀内痛似瘅疟状，膀胱俞主之。

痉，反折互引，腹胀掖挛，背中怏怏[1]引胁痛，内引心，中膂内肺俞主之。又刺阳明。从项而数背椎，夹脊膂而痛，按之应手者，刺之尺泽，三痏立已。

【注释】

[1] 怏怏（yàng）：郁郁不乐貌。《类经·脏腑诸胀》注："困苦貌。"

【原文】

痉，互引身热，谚语主之。

痉，反目憎风[1]，刺丝竹空。

痉，互引，唇吻强，兑端主之。

痉，烦满，龈交主之。

【注释】

[1] 反目憎风：目睛上窜而恶风。

【原文】

痉，口噤，互引，口干，小便赤黄，或时不禁[1]，承浆主之。

痉，口噤，大迎主之。

痉，不能言，翳风主之。

【注释】

[1] 或时不禁：或有时小便失禁。

【原文】

痓，先取太溪，后取太仓[1]之原主之。
痓，脊强里紧，腹中拘急痛，水分主之。
痓，脊强，口不开，多唾，大便难，石关主之。

【注释】

[1] 太仓：此处指胃。

【原文】

痓，脊强反折，京门主之。
痓，腹大坚，不得息，期门主之。
痓，上气[1]，鱼际主之。
痓，互引，腕骨主之。
热病汗不出，善呕苦，痓，身反折，口噤，善鼓颔，腰痛不可以顾，顾而有似拔者，善悲，上下取之，出血，见血立已。
痓，身反折，喉痹不能言，三里主之。

【注释】

[1] 上气：气上逆而喘满。

【原文】

痓，惊，互引，脚如结，腨如裂，束骨主之。

痓，目反白多[1]，鼻不通利，涕黄，更衣一本作便去血，束骨主之。

痓，脊强，头眩痛[2]，脚如结，腨如裂，昆仑主之。

痓，反折，飞扬主之。

【注释】

[1] 目反白多：目黑睛上窜而多见眼白。

[2] 头眩痛：原作“项眩痛”，据《外台秘要·卷三十九》改。

阴阳相移发三疟第五

本篇以论述寒疟、温疟、瘅疟的病因、病机、症状和治法为重点。

1. 疟疾日作和间作、日晏和日早的病机。

2. 寒疟、温疟、瘅疟在病因、病机和症状上的区别。

3. 疟疾的治疗原则，不同兼证的腧穴主治。

【原文】

黄帝问曰：夫疟疾皆生于风，其以日作，以时发者，何也？岐伯对曰：疟之始发，先起于毫毛，欠伸乃作，寒栗鼓颔，腰脊俱痛，寒去则内外俱热，头痛如破，渴欲饮水。

曰：何气使然？曰：阴阳上下交争[1]，虚实更作，阴阳相移也。阳并于阴则阳实而阴虚，阳明虚则寒栗鼓颔也，太阳虚则腰背头项痛，三阳俱虚则阴气胜一作二阴，阴气胜则骨寒而痛，寒生于内，故中外皆寒[2]。阳胜则外热，阴虚则内热，内外皆热则喘渴，故欲冷饮。此皆得之夏伤于暑，热气盛，藏于皮肤之内，肠胃之外，此营气之所舍也，令人汗出空疏，腠理开，因得秋气，汗出遇风，得浴水气，舍于皮肤之内，与卫气并居。卫气者，昼行于阳，夜行于阴，此气得阳而外出，得阴而外薄，内外相薄，是以日作[3]。

【注释】

[1] 阴阳上下交争：《素问·疟论》王注曰："阳气者，下行

极而上；阴气者，上行极而下。故曰阴阳上下交争也。”

［2］中外皆寒：《太素·疟解》注：“三阳俱并于阴，则三阳皆虚，虚为阴乘，故外寒；阴气强盛，盛故内寒；内外俱寒，汤火不能温也。”

［3］是以日作：《太素·疟解》注：“邪舍营气之中，令人汗出，开其腠理，因得秋气，复藏皮肤之内，与卫气居，卫昼行于阳，夜行于阴，邪气与卫俱行，以日日而作也。”

【原文】

曰：其间日而作[1]者，何也？曰：其气之舍深，内薄于阴，阳气独发，阴邪内著，阴与阳争不得出，是以间日而作。

曰：其作日晏与其日早，何气使然？曰：邪气客于风府，循膂[2]而下，卫气一日一夜大会于风府，其明日日下一节，故其作也晏[3]。此皆客于脊背，每至于风府则腠理开，腠理开则邪气入，邪气入则病作，以此日作稍益晏也。其出于风府，日下一节，二十一日下至骶骨，二十二日入于脊内，注于太冲之脉《素问》二十一作二十五，二十二作二十六，太冲作伏膂，其气上行九日，出于缺盆之中[4]，其气日高，故作日益早。其间日发者，由邪气内薄于五脏，横连募原[5]，其道远，其气深，其行迟，不能与营气俱行，不能偕出，故间日乃作[6]。

【注释】

［1］间日而作：隔日发作。

［2］膂：古本作“胆”或“吕”。《说文解字》：“吕，脊骨也。”《广雅》：“吕，膂肉也。”据下文言“日下一节”，“膂”在此当作脊骨理解。

［3］故其作也晏:《类经·痎疟》注:“若邪气客于风府，必循膂而下，其气渐深，则日下一节，自阳就阴，其会渐迟，故其作渐晏也。”“晏”，晚之意。

［4］出于缺盆之中:《素问吴注》曰:“气上行无关节之窒，故九日出于缺盆。”《素问识》曰:“缺盆，非阳明胃经之缺盆。骨度篇云:‘结喉以下，至缺盆中，长四寸。缺盆以下，至髑骬，长九寸。’骨空论云:‘治其喉中央，在缺盆中者。’本输篇云:‘缺盆之中，任脉也，名曰天突。’俱非胃经之缺盆，乃指任脉天突穴而言。”

［5］募原:《素问·疟论》王注曰:“募原，谓鬲募之原系。”募取义于幕，通膜，为膜间薄皮，遮隔浊气，犹幕之在上，故谓之募。

［6］间日乃作:《太素·疟解》注:“其邪气内著五脏之中，横连五脏募原之输，不能与卫气日夜俱行阴阳，隔日一至，故间日作也。”

【原文】

曰：卫气每至于风府，腠理乃发，发则邪入，入则病作。今卫气日下一节，其气之发，不当风府，其日作奈何？曰：《素问》此下有八十八字，《甲乙经》本无，故不抄入风无常府，卫气之所发，必开其腠理，邪气之所合，则其病作《素问》作则其府也。

曰：风之与疟，相似同类，而风独常在，疟得有时休者，何也？曰：风气常留其处，故常在。疟气随经络次以内传《素问》作沉而内薄，故卫气应乃作[1]。

【注释】

［1］故卫气应乃作：必须和卫气相遇时，才能发作。

【原文】

曰：疟先寒而后热者，何也？曰：夏伤于大暑，汗大出，腠理开发，因遇风夏气凄沧之水寒迫之，藏于腠理及皮肤之中，秋伤于风则病成矣。夫寒者阴气也，风者阳气也，先伤于寒而后伤于风，故先寒而后热，病以时作，名曰寒疟也。

曰：先热而后寒者，何也？曰：此先伤于风，后伤于寒，故先热而后寒，亦以时作，名曰温疟[1]也。

其但热而不寒者，阴气先绝[2]，阳气独发，则少气烦冤[3]，手足热而欲呕者，名曰瘅疟[4]。

【注释】

［1］温疟：《太素·三疟》注："阴虚阳乘，内盛为热，故先热也。热极复衰，反入于内，外阳复虚，阳虚阴乘为寒，所以后寒。故曰温疟也。"

［2］阴气先绝：《素问经注节解》注："先绝，非谓阴气败绝也，言火邪炽盛，纯阳独胜，若无阴焉。如阳明之疟，宜用白虎之类是也。"

［3］烦冤：心中烦闷，气不舒畅。

［4］瘅（dān）疟：《素问注证发微》注："此热气者，内藏于心肺而外舍于分肉，令人消烁脱肉，病名曰瘅疟。由此观之，则瘅疟之所舍者，肺与心耳。"《素问·疟论》王注曰："瘅，热也，极热为之也。"

【原文】

曰：经言有余者泻之，不足者补之，今热为有余，寒为不足。夫疟之寒，汤火不能温，及其热，冰水不能寒，此皆有余不足之类。当此之时，良工不能止，必待其自衰乃刺之，何也？曰：经言无刺熇熇之热，无刺浑浑之脉，无刺漉漉之汗，为其病逆，未可治也。

夫疟之始发也，阳气并于阴，当是之时，阳虚阴盛而外无气[1]，故先寒栗也。阴气逆极，则复出之阳，阳与阴并于外，则阴虚而阳实，故先热而渴。

【注释】

[1] 外无气：卫气入内而表虚。

【原文】

夫疟并于阳，则阳胜；并于阴，则阴胜；阴胜者则寒，阳胜者则热。热疟者，风寒之暴气不常也，病极则复至，病之发也，如火之热，如风雨不可当也。故经曰：方其盛必毁[1]，因其衰也，事必大昌。此之谓也。

夫疟之未发也，阴未并阳，阳未并阴，因而调之，真气乃安，邪气乃亡。故工不能治已发，为其气逆也。

【注释】

[1] 方其盛必毁：当邪气正盛时不可迎头攻击。

【原文】

疟之且发也，阴阳之且移也，必从四末始[1]。阳已伤，阴从之，故气未并，先其时，坚束其处[2]，令邪气不得入，阴气不得出，审候见之，在孙络者，盛坚而血者，皆取之，此其往而未得并者也。

【注释】

[1] 必从四末始：《太素·三疟》注："夫疟之作也，必内阴外阳，相入相并，相移乃作，四肢为阳，脏腑为阴，疟之将作，阳从四肢而入，阴从脏腑而出，二气交争，阴胜为寒，阳胜为热。"《素问注证发微》注："方疟之将发，阴阳将移，必从四末而移。四末者，手足之指也，四末为十二经井荥俞经合之所行，故阴阳相移，必从此始。"

[2] 坚束其处：《太素·三疟》注："疗之二气未并之前，以绳束四肢病所来处，使二气不得相通，必邪见孙络，皆刺去血。"《备急千金要方·温疟》载："先其时一食顷，用细左索紧束其手足十指，令邪气不得入，阴气不得出，过时乃解。"此法今已不用，录此二说，以作参考。

【原文】

曰：疟不发其应，何也？曰：疟者，必更盛更虚，随气之所在，病在阳则热而脉躁，在阴则寒而脉静。极则阴阳俱衰，卫气相离，故病得休，卫气集则复病。

曰：时有间二日，或至数日发，或渴或不渴，其故何也？曰：其间日，邪气与卫气客于六腑而相失时，不相得，故休数日乃发也[1]。阴阳更胜，或甚或不甚，故或渴或不渴。

【注释】

［1］休数日乃发也:《素问注证发微》注:“疟之相间而发者，正以邪气之发，必随卫气而出。凡卫在六腑，而邪亦客于六腑，邪气有时不与卫气相值，故邪气不随卫气而出也。”

【原文】

曰：夏伤于暑，秋必病疟，今不必应者，何也？曰：此应四时也，其病异形者，反四时也。其以秋病者寒甚[1]，以冬病者寒不甚，以春病者恶风，以夏病者多汗。

【注释】

［1］其以秋病者寒甚：发病于秋季时，由于新凉骤至，则发冷较重。下同。

【原文】

曰：温疟与寒疟者，皆安舍？其在何脏？曰：温疟者，得之于冬，中于风寒，寒气藏于骨髓之中，至春则阳气大发，寒气不能出，因遇大暑，脑髓铄，肌肉消，腠理发泄，或有所用力，邪气与汗皆出。此病藏在肾，其气先从内出之于外。如是者，阴虚而阳盛，阳盛则热衰矣，衰则气反复入，复入则阳虚，阳虚则寒矣，故先热而后寒，名曰温疟。

曰：瘅疟何如？曰：肺素有热，气盛于身，厥气逆上，中气实而不外泄，因有所用力，腠理开，风寒舍于皮肤之内分肉之间而发，发则阳气盛，阳气盛而不衰则病矣。其气不反之阴，故但热而不寒，气内藏于心而外舍分肉之间，令人消烁脱肉，故名曰瘅疟。

疟脉满大急，刺背俞，用中针，旁五胠俞[1]各一，遍肥瘦出血。

疟脉小实急[2]，灸胫少阴，刺指井。

疟脉缓大虚，便用药，不宜用针。

凡治疟，先发如食顷乃可以治，过之则失时。

【注释】

［1］五胠（qū）俞：即背部两旁靠近腋胁的五个腧穴，分别是魄户、神堂、魂门、意舍、志室。胠，腋下也。

［2］小实急：《类经·诸经疟刺》注："脉小实急，阴邪胜也。阴盛者生内寒，故当灸胫之少阴以散寒，刺指之井以补阳也。王氏（王冰）曰：灸胫少阴，是谓复溜；刺指井者，谓足太阳之至阴。"

【原文】

疟不渴，间日而作，《九卷》曰：取足阳明，《素问》刺足太阳。渴而间日作，《九卷》曰：取手少阳，《素问》刺足少阳。

瘟疟汗不出，为五十九刺解在热病部。

足太阳疟，令人腰痛，头重，寒从背起，先寒后热，渴。渴止汗乃出，难已。间日作，刺腘中出血。《素问》先寒后热下有"熇熇暍暍然"五字。

足少阳疟，令人身体解㑊，寒不甚，恶见人，心惕惕然，热多汗出甚，刺足少阳。

足阳明疟，令人先寒，洒淅洒淅，寒甚久乃热，热去汗出，喜见日月光火气乃快然，刺阳明跗上及调冲阳。

足太阴疟，令人不乐，好太息，不嗜食，多寒少热，汗出，病至则善呕，呕已乃衰，即取之足太阴。

足少阴疟，令人呕吐甚，多寒少热，欲闭户牖而处[1]，其病难已取太溪。

足厥阴疟，令人腰痛，少腹满，小便不利如癃状，非癃也。数便意恐惧一作噫恐惧，气不足，腹中悒悒[2]，刺足厥阴。

肺疟，令人心寒，甚热，热间善惊如有所见者，刺手太阴、阳明。

心疟，令人烦心甚，欲得见清水，寒多《素问》作反寒多。《太素》作及寒多，不甚热，刺手少阴是谓神门。

肝疟，令人色苍苍然《素问》下有太息二字，其状若死者，刺足厥阴见血。

脾疟，令人病寒腹中痛，热则肠中鸣，鸣已汗出，刺足太阴。

肾疟，令人凄凄然《素问》作洒洒然，腰脊痛宛转[3]，大便难，目眴眴然[4]，手足寒，刺足太阳、少阴。

胃疟，令人且病寒，善饥而不能食，食而支满腹大，刺足阳明、太阴横脉出血。

【注释】

［1］欲闭户牖而处:《类经·诸经疟刺》注:“病在阴者喜静，故欲闭户牖而处。肾为至阴之脏而邪居之，故病深难已。”

［2］悒悒（yì）：不舒畅。

［3］宛转:《素问吴注》曰:“宛，似也；转，传送也。言似乎传送，大便难出也。”

［4］眴眴（shùn）然：《类经·诸经疟刺》注："眴眴然，眩动貌，目视不明，水之亏也。"

【原文】

疟发身热，刺跗上动脉，开其空，出血立寒。

疟方欲寒，刺手阳明、太阴、足阳明、太阴。

诸疟如脉不见者，刺十指间出血，血去必已。先视身之赤如小豆者[1]，尽取之。

【注释】

［1］赤如小豆者：指皮肤上的小出血点，色赤如小豆。《素问集注》张志聪注曰："邪在肤表，气分有伤，淡渗皮肤之血，故赤如小豆。"

【原文】

一十二疟[1]者，其发各不同时，察其病形，以知其何脉之病。先其发时如一食顷而刺之，一刺则衰，二刺则知，三刺则已。不已，刺舌下两脉出血；不已，刺郄中盛经出血，又刺项已下侠脊者，必已。舌下两脉者，廉泉穴[2]也。

【注释】

［1］十二疟：指上文六经疟、五脏疟和胃疟。

［2］廉泉穴：《素问识》曰："诸家为任脉之廉泉，非也。任脉廉泉只一穴，不宜言两脉，此言足少阴廉泉也。气府论云：'足少阴舌下各一。'王注：'足少阴舌下二穴，在人迎前陷中动脉前，是曰舌本，左右二也。'根结篇云：'少阴根于涌泉，结于廉泉。'

可以互证。”

【原文】

刺疟者，必先问其病之所先发者，先刺之。先头痛及重者，先刺头上及两额两眉间出血，先项背痛者，先刺之。先腰脊痛者，先刺郄中出血。先手臂痛者，先刺手少阴、阳明十指间[1]。先足胫酸痛者，先刺足阳明十指间出血[2]。

【注释】

[1] 手少阴、阳明十指间:《类经·诸经疟刺》注:“手少阴、阳明皆以井穴为言，又刺十指间者，各随其所病之经也，亦取井穴。”

[2] 十指间出血:《类经·诸经疟刺》注:“十指间出血者，各因邪居之所，泻其井也。”

【原文】

风疟，发则汗出恶风，刺足三阳经背俞之血者。胫酸痛，按之不可，名曰胕髓病，以镵针针绝骨出其血，立已。身体小痛，刺诸阴之井无出血，间日一刺。

痎疟，神庭及百会主之。

痎疟，上星主之，先取谚譆，后取天牖、风池、大杼。

痎疟，取完骨及风池、大杼、心俞、上髎、谚譆、阴都、太渊、三间、合谷、阳池、少泽、前谷、后溪、腕骨、阳谷、侠溪、至阴、通谷、京骨，皆主之。

疟，振寒，热甚狂言，天枢主之。

【原文】

疟，热甚，列缺主之。

疟，寒厥及热烦心，善哕，心满而汗出，刺少商出血，立已。

热疟口干，商阳主之。

疟，寒甚《千金》下云欲呕沫，阳溪主之。

风疟，汗不出，偏历主之。

疟，面赤肿，温溜主之。

痎疟，心下胀满痛，上气，灸手五里，左取右，右取左。

疟，项痛，因忽暴逆，掖门主之。

疟，发有四时，面上赤，䀮䀮无所见，中渚主之。

疟食时发，心痛，悲伤不乐，天井主之。

风疟，支正主之。

疟背膂振寒，项痛引肘腋，腰痛引少腹，四肢不举，少海主之。

疟不知所苦，大都主之。

疟多寒少热，大钟主之。

疟，咳逆，心闷不得卧，呕甚，热多寒少，欲闭户牖而处，寒厥，足热，太溪主之。

疟，热少，间寒不能自温，䐜胀切痛引心，复留主之。

疟，不嗜食，厉兑主之。

疟，瘛疭，惊，股《千金》作转膝重，胻转筋，头眩痛，解溪主之。

疟，日西发，临泣主之。

疟，振寒，腋下肿，丘墟主之。

疟，从胻起，束骨主之。

疟，多汗，腰痛不能俯仰，目如脱，项如拔，昆仑主之。

疟，实则腰背痛，虚则鼽衄，飞扬主之。

疟，头重，寒背起，先寒后热，渴不止，汗乃出，委中主之。

疟，不渴，间日作，昆仑主之。

卷之八

五脏传病发寒热第一上

本篇论述了五脏疾病的传变及病变寒热的刺法。

1. 论述了五脏疾病传变的临床表现与治疗原则；真脏脉预后的判断；病发寒热的病因、病机、预后和治法。

2. 论述了病发寒热的临床表现和主治腧穴。

【原文】

黄帝问曰：五脏相通，移皆有次，五脏有病，则各传其所胜。不治，法三月，若六月，若三日，若六日[1]，传五脏而当死《素问》下有顺传所胜之次。故曰：别于阳[2]者，知病从来；别于阴[3]者，知死生之期，言至其所困[4]而死者也。是故风者，百病之长[5]也。今风寒客于人，使人毫毛毕[6]直，皮肤闭而为热，当是之时，可汗而发；或痹不仁，肿痛，当是之时可汤熨，及一本作足字火灸，刺而去。弗治，病入舍于肺，名曰肺痹，发咳上气。

弗治，肺即传而行之肝，病名曰肝痹，一名曰厥[7]，胁痛出食[8]，当是之时，可按可刺。

弗治，肝传之脾，病名曰脾风，发瘅[9]，腹中热，烦心汗出，黄瘅《素问》无汗瘅二字，当此之时，可汗，可药，可烙一本作浴。

弗治，脾传之肾，病名曰疝瘕，少腹烦冤而痛，汗出《素问》作出白，一名曰蛊[10]，当此之时，可按可药。

弗治，肾传之心，病筋脉相引而急，名之曰瘛，当此之时，可灸可药。

【注释】

［1］法三月，若六月，若三日，若六日：《类经·逆顺相传至困而死》注："病不早治，必至相传，远则三月六月，近则三日六日，五脏传遍，于法当死……若三月而传遍，一气一脏也；六月而传遍，一月一脏也，三日者，昼夜各一脏也；六日者，一日一脏也。脏为五，而传遍以六者，假令病始于肺，一也；肺传肝，二也；肝传脾，三也；脾传肾，四也；肾传心，五也；心复传肺，六也。是谓六传。"

［2］阳：阳者言表，谓外候也。

［3］阴：阴者言里，谓脏气也。"

［4］至其所困：即其所不胜之脏气旺盛。

［5］风者，百病之长（zhǎng）：《太素·诸风数类》注："百病因风而生，故为长也。以因于风变为万病，非唯一途，故风气以为病长也。"

［6］毕：皆、尽。

［7］厥：肝气善逆，故一名曰厥。

［8］出食：食而复出。

［9］发瘅（dān）：即黄疸。

［10］蛊：《说文解字》："腹中虫也。"《类经·风传五脏》注："热结不散，亏蚀真阴，如虫之吸血，故亦名曰蛊。"

【原文】

弗治，十日法当死。肾传之心，心即复反传而之肺，发寒热[1]，法当三岁[2]死，此病之次也。然其卒发者，不必治，其传化有不以次者，忧恐悲喜怒，令不得以其次，故令人大病矣。

因而喜，大虚，则肾气乘矣，怒则肝气乘矣，悲则肺气乘矣，恐则脾气乘矣，忧则心气乘矣，此其道也[3]。故病有五，五五二十五变，及其传化。传，乘之名也。

【注释】

［1］寒热：恶寒发热。

［2］三岁：此处指三日。

［3］此其道也：指以上五志发病，即所谓“卒发”“不以其次”，是随外界刺激引起情志变动而发生的疾病。但此五者，或因有余而乘其所胜，如肝气乘脾、肺气乘肝；或因不足而被乘于其所不胜，如肾被脾乘。虽然都是乘所不胜，而一虚一实，又当分辨。

【原文】

大骨枯槁，大肉[1]陷下，胸中气满，喘息不便，其气动形，期六月死。真脏脉见，乃予之期日。

大骨枯槁，大肉陷下，胸中气满，喘息不便，内痛[2]引肩项，期一月死。真脏脉见，乃予之期日。

大骨枯槁，大肉陷下，胸中气满，喘息不便，内痛[3]引肩项，痛热，脱肉破䐃[4]，真脏脉见，十月之内死。

大骨枯槁，大肉陷下，胸中气满，腹内痛，心中不便，肩项身热，䐃破脱肉，目眶陷，真脏脉见，目不见人，立死；其见人者，至其所不胜之时而死。

【注释】

[1] 大骨枯槁大肉：大骨大肉，皆以通身而言，如肩、脊、腰、膝，皆大骨也；尺肤、臀肉，皆大肉也。

[2] 内痛：《太素·真脏脉形》注："谓是心内痛也。"

[3] 内痛：《太素·真脏脉形》注："即脾胃痛也。"

[4] 脱肉破䐃：䐃，指肘膝后肉如块者。脱肉，肌肉消尽也，指肌肉夺削，形容明显消瘦。破䐃，卧久骨露而筋肉败也，指䐃如破败。

【原文】

急虚中身卒至[1]，五脏闭绝[2]，脉道不通，气不往来，譬[3]之堕溺[4]，不可为期。其脉绝不来，若一息五六至，其形肉不脱，真脏虽不见，犹死。

真肝脉至，中外急，如循刀刃责责然[5]，如按琴瑟弦，色青白不泽，毛折[6]乃死。

真心脉至，紧一本作坚而搏，如循薏苡子累累然，色赤黑不泽，毛折乃死。

真肺脉至，大而虚，如以毛羽中人肤，色赤白不泽，毛折乃死。

真脾脉至，弱而乍疏乍数，色青黄不泽，毛折乃死。

真肾脉至，搏而绝，如指弹石辟辟然[7]，色黑黄不泽，毛折乃死。诸真脏脉见者，皆死不治。

【注释】

[1] 急虚中身卒至：急虚，指正气暴虚。正虚者邪必凑之。

所以外邪中身者，必猝然而至。“卒”同“猝”。

［2］闭绝:《素问吴注》注曰:“绝，气绝也。闭，九窍塞也。”

［3］譬（pì):《太素》作“辟”，“辟”与“譬”通，盖譬犹喻也。

［4］堕溺：倾跌为堕；淹没为溺。

［5］责责然:《素问注证发微》注曰:“如循刀刃之形，责责然可畏也。”责责，义甚难解，姑从马莳说，似言刀刃之锋利。

［6］毛折：毛悴。

［7］辟辟然：杨上善注曰:“真肾脉至，如石弹指辟打指者。”此注辟辟为辟打之义，失之。王冰注曰:“辟辟如弹石，言促又坚也。”

【原文】

曰：寒热瘰疬，在于颈腋者，何气所生？曰：此皆鼠瘘[1]，寒热之毒气稽于脉而不去者也《灵枢》稽作隄字。鼠瘘之本皆在于脏，其末上出颈腋之间，其浮于胸中，未著于肌肉而外为脓血者，易去也。

曰：去之奈何？曰：请从其本引其末[2]，可使衰去，而绝其寒热。审按其道以予之，徐往徐来[3]以去之。其小如麦者，一刺知，三刺已。决其死生，反其目视之，其中有赤脉从上下贯瞳子者，见一脉一岁死，见一脉半一岁半死，见二脉二岁死，见二脉半二岁半死，见三脉三岁死。赤脉不下贯瞳子者可治。

【注释】

［1］鼠瘘:《类经·瘰疬》注:“瘰疬者，其状累然而历贯上下也，故于颈腋之间，皆能有之。因其形如鼠穴，塞其一，复穿

其一，故又名为鼠瘘。盖以寒热之毒，留于经脉，所以联络不止。一曰：结核连续者为瘰疬，形长如蚬蛤者为马刀。又曰：胁肋下者为马刀。”

［2］从其本引其末：《太素》注：“本为脏也，末为瘘处也。”治疗本病时，必须对其发病的脏腑进行治疗，即所谓“从其本”；再从其外发部位，采用针灸或其他方法，将其毒引而出之，病即可衰败而痊愈。

［3］徐往徐来：《类经·瘰疬》注：“徐来徐往，即补泻之法，所谓徐而疾则实，疾而徐则虚也。”

【原文】

曰：人有善病寒热[1]者，何以候之？曰：小骨弱肉者，善病寒热。颧骨者，骨之本也，颧大则骨大，颧小则骨小。皮薄而肉弱无䐃，其臂懦懦然[2]，其地[3]色炱然，不与天地[4]同色，污然独异，此其候也。然臂薄者，其髓不满，故善病寒热。

【注释】

［1］寒热：丹波元简曰：“寒热，谓虚劳寒热。”

［2］懦懦（nuò）然：软弱无力。《广韵·十虞》：“懦，弱也。”

［3］地：指地阁，即颏部。

［4］天地：地，义晦，据《灵枢经》杨上善注应当删去。天，指天庭，即颜部。

【原文】

风感则为寒热。

皮寒热，皮不可附席，毛发焦，鼻槁腊[1]，不得汗，取三阳之络，补手太阳。肌寒热，病肌痛，毛发焦，唇槁腊，不得汗，取三阳[2]于下以去其血者，补太阴以去其汗[3]。

骨寒骨热，痛无所安，汗注不休，齿本槁痛，取其少阴于阴股之络；齿色槁，死不治，骨厥亦然。

【注释】

［1］槁腊：《说文解字》："腊，干肉也。"槁腊，如枯槁之干肉。

［2］三阳：《灵枢注证发微》注："不言穴者，必俱是络穴耳。"

［3］补太阴以去其汗："去"，《灵枢经》《黄帝内经素问》作"出"。《灵枢·热病》云："取之鱼际、太渊、大都、太白，泻之则热去，补之则汗出。"据此，则太阴当包括手、足太阴两经。

【原文】

男子如蛊[1]，女子如阻[2]，身体腰脊如解，不欲食，先取涌泉见血，视跗上盛者，尽[3]出血。

【注释】

［1］男子如蛊：如蛊，似指腹中如蛊病之形，而又非蛊病，根据刺涌泉出血之治法推论，当属瘀血为病。

［2］女子如阻：阻，即女子妊娠恶阻。《备急千金要方·妊娠恶阻》曰："阻病者，患心中愦愦，头重眼眩，四肢沉重懈堕，不欲执作，恶闻食气，欲啖咸酸果实，多卧少起，世谓恶食。"本节谓"女子如阻"，正如《备急千金要方》所谓"经血既闭，水渍于脏，脏气不宣通，故心烦愦闷，气逆而呕吐"之意，而实非真正的女子阻病。

［3］尽：略微。

【原文】

灸寒热之法[1]：先取项大椎，以年为壮数[2]，次灸撅骨[3]，以年为壮数，视背俞陷者灸之，举臂肩上陷者[4]灸之，两季胁之间[5]灸之，外踝上绝骨之端灸之，足小指次指之间[6]灸之，腨上陷脉[7]灸之，外踝后[8]灸之，缺盆骨上切之坚动如筋者[9]灸之，膺中陷骨间[10]灸之，掌束骨下[11]灸之，脐下关元三寸[12]灸之，毛际动脉[13]灸之，膝下三寸分间[14]灸之，足阳明跗上动脉灸之，巅上[15]一灸之，取犬所啮处灸之[16]，即以犬伤病法三炷灸之，凡当灸二十九处[17]。

寒热头痛，喘喝，目不能视，神庭主之。

其目泣出，头不痛者，听会主之。

寒热，头痛如破，目痛如脱，喘逆烦满，呕吐，流汗，难言，头维主之。

寒热，刺脑户。

【注释】

[1] 灸寒热之法:《类经·灸寒热》注:“此下灸寒热之法，多以虚劳为言，然当因病随经而取之也。”

[2] 以年为壮数：即按年龄大小决定灸治的壮数。

[3] 撅（juē）骨：即尾骶骨，此处有尾闾穴。

[4] 举臂肩上陷者：指手阳明经肩髃穴。

[5] 两季胁之间：指足少阳经经京门穴。

[6] 足小指次指之间：指足少阳经侠溪穴。

[7] 腨上陷脉：指足太阳经承山穴。

[8] 外踝后：指足太阳经昆仑穴。

［9］动如筋者:《类经·灸寒热》注:“此结聚也。但随其所有而灸之，不必拘于俞穴。”《素问吴注》曰:“此非谓穴，乃肉间结核也。”

［10］膺中陷骨间：指任脉天突穴。

［11］掌束骨下:《素问直解》注曰:“束骨，横骨也。掌束骨下，犹言掌下束骨，谓横骨缝中大陵二穴。”

［12］脐下关元三寸:《素问·骨空论》王注曰:“谓关元在脐下同身寸之三寸也。”

［13］毛际动脉：指足阳明经气冲穴。

［14］膝下三寸分间：原作“脐下二寸”，据《素问·骨空论》《太素·灸寒热》改。此处指足阳明经足三里穴。

［15］巅上：指督脉百会穴。

［16］犬所啮（niè）处灸之:《类经·灸寒热》注:“犬伤令人寒热者，古有灸法如此。”《千金翼·卷二十八·卒死第八》载:“治狂犬咬人，令人吮去恶血尽，灸百壮已，后日日灸，一百日止。”《铜人经·卷五》云:“今附猘（zhì）犬所伤，毒不出，发寒热，速以三壮，又可灸所啮之处，立愈。”

［17］二十九处:《类经·灸寒热》注:“自犬啮之上，共计二十九处。犬伤者无定所，故不在数内。”《太素》作“二十七处”。

五脏传病发寒热第一下

【原文】

寒热取五处及天池、风池、腰俞、长强、大杼、中膂、内俞、上髎、龈交、上关、关元、天牖、天容、合谷、阳溪、关冲、中渚、阳池、消泺、少泽、前谷、腕骨、阳谷、少海、然谷、至阴、昆仑主之。

寒热骨痛，玉枕主之。

寒热懈烂[1]一本作懒淫泺，胫酸，四肢重痛，少气难言，至阳主之。

【注释】

[1] 懈烂：烂，乃懒之假音。懈烂，松懈懒惰。

【原文】

肺气热，呼吸不得卧，上气，呕沫，喘，气相追逐[1]，胸满胁膺急，息难，振慄，脉鼓[2]，气膈，胸中有热，支满不嗜食，汗不出，腰脊痛，肺俞主之。

寒热，心痛循循然[3]，与背相引而痛，胸中悒悒不得息，咳唾血，多涎，烦中善噎[4]，食不下，咳逆，汗不出，如疟状，目䀮䀮，泪出悲伤，心俞主之。

咳而呕，膈寒，食不下，寒热，皮肉肤痛，少气不得卧，胸满支两胁，膈上兢兢[5]，胁痛腹䐜，胸脘暴痛，上气，肩背寒痛，汗不出，喉痹，腹中痛，积聚，默然[6]嗜卧，怠惰不欲动，身常湿湿，心痛无可摇者，脾俞主之。

【注释】

［1］气相追逐：呼吸急促。

［2］脉鼓：脉的搏动。鼓，动之意。

［3］循循然：次序貌，指有一定规律的样子。

［4］饐：通“噎”，食塞咽喉。

［5］兢兢：《玉篇》曰：“不自安貌。”

［6］默然：表情沉默，不欲言语。

【原文】

咳而胁满急，不得息，不得反侧，腋胁下与脐相引，筋急而痛反折，目上视，眩，目中循循然，肩项痛，惊狂，衄，少腹满，目䀮䀮生白翳，咳引胸痛，筋寒热[1]，唾血，短气，鼻酸，肝俞主之。

寒热，食多身羸瘦，两胁引痛，心下贲痛[2]，心如悬，下引脐，少腹急痛热，面急一本作黑，目䀮䀮，久喘咳少气，溺浊赤，肾俞主之。

骨寒热，溲难，肾俞主之。

【注释】

［1］筋寒热：肝主筋，筋寒热即肝寒热，乃肝脏受邪而发寒热之病。

［2］心下贲痛：心下，指胃脘部；贲痛，指上冲而痛。

【原文】

寒热头痛，水沟主之。

寒热，颈瘰疬，大迎主之。

肩痛引项，寒热，缺盆主之。

身热，汗不出，胸中热满，天髎主之。

寒热，肩肿引胛中痛，肩臂酸，臑俞主之。

寒热，项疬适[1]，耳无闻，引缺盆，肩中热痛，麻痹不举一本作手臂不举，肩贞主之。

【注释】

[1] 疬（lì）适：与“瘰疬”同义。本条及下“缺盆”条，《外台秘要·卷三十九》均作“历适”。《外台秘要》“臑俞”条亦有“历适”之名。又本书卷七第一中“天牖”条之“瘰疬”，《外台秘要》亦作“历适”。可证“瘰疬”与“疬（历）适”为同义。

【原文】

寒热疬，目不明，咳上气，唾血，肩中俞主之。

寒热疬适，胸中满，有大气，缺盆中满痛者死，外溃不死，肩引项不举，缺盆中痛，汗不出，喉痹，咳嗽血，缺盆主之。

咳上气，喘，暴喑不能言，及舌下挟缝青脉，颈有大气，喉痹，咽中干急，不得息，喉中鸣，翕翕[1]寒热，项肿肩痛，胸满腹皮热，衄，气短哽，心痛，隐疹，头痛，面皮赤热，身肉尽不仁，天突主之。

【注释】

［1］翕翕（xī）：轻微发热的样子。翕，鸟羽敛合貌。

【原文】

肺系急，胸中痛，恶寒，胸满悒悒然，善呕胆，胸中热，喘逆气，气相追逐，多浊唾不得息，肩背风汗出，面腹肿，膈中食饐不下食，喉痹，肩息[1]肺胀，皮肤骨痛，寒热，烦满，中府主之。

寒热，胸满头痛，四肢不举，腋下肿，上气，胸中有声，喉中鸣，天池主之。

咳，胁下积聚，喘逆，卧不安席，时寒热，期门主之。

寒热，腹胀膜怏怏然不得息，京门主之。

【注释】

［1］肩息：喘息抬肩。

【原文】

寒濯濯[1]，舌烦，手臂不仁，唾沫[2]，唇干引饮，手腕挛，指肢痛，肺胀上气，耳中生风，咳喘逆，痹臂痛，呕吐，饮食不下膨膨然，少商主之。

唾血，时寒时热，泻鱼际，补尺泽。

臂厥，肩膺胸满痛，目中白翳眼青，转筋，掌中热，乍寒乍热，缺盆中相引痛，数咳，喘不得息，臂内廉痛，上膈，饮已烦满，太渊主之。

寒热，胸背急，喉痹，咳上气，喘，掌中热，数欠伸，汗出，善忘，四肢逆厥[3]，善笑，溺白，列缺主之。

【注释】

[1] 寒濯濯（zhuó）：身寒冷如洗貌。濯，洗涤。

[2] 唾沫：吐涎沫。

[3] 四肢逆厥：原作“四厥逆”，据《外台秘要·三十九条》改。

【原文】

胸中彭彭然，甚则交两手而瞀，暴痹喘逆，刺经渠及天府，此谓之大俞[1]。

寒热咳呕沫，掌中热，虚则肩臂寒慄，少气不足以息，寒厥交两手而瞀，口沫出；实则肩背热痛，汗出，四肢暴肿，身湿一本作温摇，时寒热，饥则烦，饱则善面色变，口噤不开，恶风泣出，列缺主之。

【注释】

[1] 此谓之大俞：本经卷十二第七云：“取天府，此为胃之大腧五部也。”按：五部是指天牖、扶突、天柱、天府、人迎。故天府为五部大俞之一。《灵枢·寒热病》云：“此为天牖五部。”

【原文】

烦心，咳，寒热，善哕，劳宫主之。

寒热，唇口干，喘息，目急痛，善惊，三间主之。

胸中满，耳前痛，齿痛，目赤痛，颈肿，寒热，渴饮辄汗出，不饮则皮干热，曲池主之。

寒热颈疬适，咳呼吸难，灸五里，左取右，右取左。

寒热颈疬适，肩臂不可举，臂臑、臑俞主之。

风寒热，腋门主之。

寒热，颈颔肿，后溪主之。

寒热善呕，商丘主之。

呕，厥寒，时有微热，胁下支满，喉痛嗌干，膝外廉痛，淫泺胫酸，腋下肿，马刀瘘[1]，肩肿，吻伤痛，太冲主之。

【注释】

[1] 马刀瘘：瘰疬溃疡成瘘。

【原文】

心如悬《千金》作心痛，阴厥[1]，脚腨后廉急，不可前却[2]，血痈[3]，肠澼便脓血，足跗上痛，舌卷不能言，善笑，足痿不收履[4]，溺青赤白黄黑，青取井，赤取荥，黄取输，白取经，黑取合。

血痔[5]，泄《千金》下有利字后重，腹痛如癃状，狂仆，必有所扶持，及大气涎出，鼻孔中痛，腹中常鸣，骨寒热无所安，汗出不休，复溜主之。

男子如蛊，女子如阻，寒热少腹偏肿[6]，阴谷主之。

【注释】

[1] 阴厥：即阳气衰于下所发的寒厥。

[2] 前却：前进后退之意。

[3] 血痈：血聚成痈。

[4] 收履：行走。

［5］血痔：痔病出血。

［6］偏肿：大腹不肿。

【原文】

少腹痛，泄出糜，次指间热，若脉陷，寒热身痛，唇渴不干汗出，毛发焦，脱肉少气，内有热，不欲动摇，泄脓血，腰引少腹痛，暴惊狂言非常，巨虚下廉主之。

胸中满，腋下肿，马刀瘘，善自啮舌颊，天牖中肿，淫泺胫酸，头眩，枕骨颔腮肿，目涩，身痹，洒淅振寒，季胁支满，寒热，胁腰腹膝外廉痛，临泣主之。

寒热颈肿，丘墟主之。

寒热，颈腋下肿，申脉主之。

寒热酸痟[1]，四肢不举，腋下肿，马刀瘘，喉痹，髀膝胫骨摇酸，痹不仁，阳辅主之。

寒热，髀胫[2]不收，阳交主之。

寒热，腰痛如折，束骨主之。

【注释】

［1］痟（yuān）：酸痛。

［2］髀胫：原作“痹颈”，据《外台秘要·卷三十九》改。

【原文】

寒热，目𥇦𥇦，善咳喘逆，通谷主之。

寒热善唏[1]，头重足寒，不欲食，脚挛，京骨主之。

寒热，篡[2]反出，承山主之。

寒热，篡后出，瘛疭，脚腨酸重，战慄不能久立，脚急肿跗痛筋足挛，少腹引喉嗌，大便难，承筋主之。

跟厥，膝急，腰脊痛引腹篡，阴股热，阴暴痛，寒热，膝酸重，合阳主之。

【注释】

［1］唏（xī）：哀叹声。《说文解字》："唏，哀痛不泣曰唏。"

［2］篡（cuàn）：即会阴部。张介宾云："交篡之义，谓两便交争之所，即前后二阴之间也。"据古今针灸诸书所载，承山、承筋均治痔肿痛，故"篡反出""篡后出"或指痔核脱出篡部疼痛而言。

经络受病入肠胃五脏积发伏梁息贲肥气痞气奔豚第二

本篇主要论述了经络受邪内入肠胃、五脏，从而结聚而成五脏积——伏梁、息贲、肥气、痞气、奔豚的病因、病机、症状和主治腧穴。

【原文】

黄帝问曰：百病始生，三部之气，所伤各异，愿闻其会。岐伯对曰：喜怒不节则伤于脏，脏伤则病起于阴，清湿[1]袭虚则病起于下，风雨[2]袭虚则病起于上，是谓三部。至其淫泆，不可胜数。风雨寒热不得虚邪，不能独伤人，卒然逢疾风暴雨而不病者，盖无虚邪，不能独伤，此必因虚邪之风，与其身形，两虚相搏，乃客其形。两实[3]相逢，中人肉间。其中于虚邪也，因其天时，与其躬身，参以虚实[4]，大病乃成。气有定舍，因处为名，上下内外，分为三真[5]。是故虚邪之中人也，始于皮肤，皮肤缓则腠理开，腠理开则邪从毛发入，毛发入则稍深[6]，稍深则毛发立，洒然[7]，皮肤痛。留而不去则传舍于络，在络之时，通于肌肉，其病时痛时息，大经乃代[8]。留而不去，传舍于经，在经之时，洒淅善惊。留而不去，则传舍于俞，在俞之时，六经不通，四节即痛，腰脊乃强。留而不去，伏舍于伏冲之脉[9]，在伏冲之脉时，身体重痛。留而不去，传舍于肠胃，在肠胃之时，贲响腹胀，多寒则肠鸣，飧泄不化，多热则溏出糜。留而不去，传舍于肠胃之外，募原之间，留著于脉，稽留而不去，息而成积，或著孙络，或著脉络，或著经脉，或著俞脉，或著于伏冲之脉，或著于膂筋，或著于阳胃之募原，上连于缓筋，邪气淫泆，不可胜论。其著孙络之脉而成积，往来上下，擘音拍，破尽也乎《素问》作手[10]孙络之居也，浮而缓，不能拘积而止之，故往来移行，肠胃之外[11]，凑渗注灌，濯濯有音，有寒则腹䐜满雷引，故时切痛。其著于阳明之经，则侠脐而居，饱则益大，饥则益小。其著于缓筋也，似阳明之积，饱则痛，饥则安。其著于肠胃之募原也，痛而外连于缓筋也，饱则安，饥则痛。其著于伏冲之脉者，揣之[12]应手而动，发手[13]则热气下于两股，如汤沃之状。其著于膂筋在肠后者，饥则积见，饱则积不见，按之弗得。其著于俞脉者，闭塞不通，津液不下，而空窍干。此邪气之从外入内，从上下者也。

【注释】

[1] 清湿：杨上善曰："清湿从尻脚而上，故为下部之气。"

[2] 风雨：杨上善曰："风雨从头背而下，故为上部之气。"

[3] 两实：指天有实风，人有实形。实风，《太素・邪传》注："风雨寒暑，四时正气，为实风也。"实形，为形体壮实之谓。

[4] 参以虚实：《太素・邪传》注："参，合也；虚者，形虚也；实者，邪气盛实也。"

[5] 三真：《太素》作"三贞"，"真"与"贞"通。《太素・邪传》注："上谓头面也，下谓尻足也，中谓腹。三部各有其外也。贞，正也；三部各有分别，故名三贞也。"

[6] 稍深：《太素》作"柩深"。杨上善注曰："柩，久也。邪气逆入久深腠理之时，振寒也。"

[7] 洒然：恶寒貌。

[8] 大经乃代：指邪将去络而深，大经代受之矣。

[9] 伏冲之脉：指冲脉之伏行于脊内者。

[10] 擘乎：据《灵枢·百病始生》《太素·邪传》应改为“擘手”。

[11] 肠胃之外：《太素》作“肠间之水”。

[12] 揣之：以手按之。揣，动也。

[13] 发手：将手举起。

【原文】

曰：积之始生至其已成，奈何？曰：积之始也，得寒乃生，厥止乃成积。

曰：其成奈何？曰：厥气生足溢[1]《灵枢》作足俯，足溢生胫寒，胫寒则脉血凝泣，寒热上下入于肠胃，入于肠胃则䐜胀，外之汁沫迫聚不得散，日以成积。卒然盛食多饮则脉满，起居不节，用力过度则络脉伤，阳络伤则血外溢，溢则衄血；阴络[2]伤则血内溢，溢则便血。外之络伤则血溢于肠外，有寒，汁沫与血相搏，则并合凝聚，不得散而成积矣。卒然中于寒，若内伤于忧恐，则气上逆，气上逆则穴俞不通，温气不行，凝血蕴裹而不散，津液凝涩，著而不去，而积皆成矣。

【注释】

[1] 足溢：《说文解字》：“溢，器满也。”在此可引申为壅滞胀满。因感受寒邪，血行不畅，凝滞于足而感胀满。

[2] 阴络：《灵枢注证发微》注曰：“阳经之络脉，阴经之络脉。”

【原文】

曰：其生于阴者奈何？曰：忧思伤心，重寒伤肺，忿[1]怒伤肝。醉饱入房，汗出当风则伤脾；用力过度，入房汗出浴水则伤肾。此内外三部之所生病也。察其所痛，以知其应，有余不足，当补则补，当泻则泻，无逆天时，是谓至治。

【注释】

[1] 忿（fèn）：生气。

【原文】

曰：人之善病肠中积者，何以候之？曰：皮薄而不泽，肉不坚而淖泽，如此则肠胃恶[1]，恶则邪气留止，积聚乃作。肠胃之积，寒温不次[2]，邪气乃一本作稍止，其蓄积止，大聚乃起。

【注释】

[1] 恶：不好之意。
[2] 寒温不次：饮食寒热之不当也。

【原文】

曰：病有身体腰股胻[1]背皆肿，环脐而痛，是谓何病？曰：名曰伏梁[2]。此风根[3]也，不可动[4]，动之为水溺涩之病。

病有少腹盛，左右上下皆有根者，名曰伏梁也。裹大脓血，居肠胃之外，不可治之，每切按之致死[5]。此下则因阴[6]，必下脓血，上则迫胃脘，生膈夹一本作依胃脘内痛，此久病也，难治。居脐上为逆，居脐下为顺，勿动亟夺[7]，其气溢《素问》作泄于大肠，而著于肓，肓之原在脐下，故环脐而痛也。

【注释】

［1］胻：小腿。

［2］伏梁：《素问·奇病论》王注曰："以冲脉病，故名曰伏梁。"《类经·伏梁》注："伏，藏伏也；梁，强梁坚硬之谓。"又云："此亦在冲脉之分而结于脐腹者也。"

［3］风根：《太素·伏梁病》注："此伏梁病，以风为本也。"《类经·伏梁》注："风根，即寒气也，如百病始生篇曰：'积之始生，得寒乃生，厥乃成积。'即此谓也。"

［4］动：《素问·奇病论》王注曰："谓剂其毒药而击动之，使其大下也。"

［5］每切按之致死：《素问·腹中论》王注曰："以裹大脓血，居肠胃之外，按之痛闷不堪。故每切按之，致死也。"

［6］此下则因阴：《素问集注》张志聪注曰："此下，谓少腹。阴，前后二阴也。"

［7］勿动亟夺：对伏梁病，不可用剧烈药物如峻泻剂以伤动正气及屡次劫夺邪气的治法。

【原文】

《难经》曰：心之积名曰伏梁，起于脐上，上至心下，大如臂，久久不愈，病烦心，心痛。以秋庚辛日得之，肾病传心，心当传肺，肺以秋王，不受邪，因留结为积。

《难经》曰：肺之积名曰息贲，左右胁下，覆大如杯，久久不愈，病洒洒[1]恶寒，气逆喘咳，发肺痈。以春甲乙日得之，心病传肺，肺当传肝，肝以春王，不受邪，因留结为积。

【注释】

[1] 洒洒：恶风寒貌。

【原文】

曰：病胁下满，气逆，行三二岁不已，是为何病？曰：病名息贲，此不妨于食，不可灸刺，积[1]为导引服药，药不能独治也。

【注释】

[1] 积：此处指多。

【原文】

《难经》曰：肝之积名曰肥气，在左胁下，如覆杯，有头足如龟鳖状，久久不愈，发咳逆，痎疟，连岁月不已。以季夏戊巳日得之，肺病传肝，肝当传脾，脾以季夏王，不受邪，因留结为积。此与息贲略同。

《难经》曰：脾之积名曰痞气，在胃脘，覆大如盘，久久不愈，病四肢不收[1]，发黄疸，饮食不为肌肤[2]。以冬壬癸日得之，肝病传脾，脾当传肾，肾以冬主，不受邪，因留结为积。

《难经》曰：肾之积名曰贲豚，发于少腹，上至心下，若豚状，或上或下无时，久不已，令人喘逆，骨痿少气。以夏丙丁日得之，脾病传肾，肾当传心，心以夏旺，不受邪，因留结为积也。

【注释】

［1］不收：迟缓不能运用。

［2］饮食不为肌肤：饮食所化之精微，不能作用于肌肤。

【原文】

息贲，时唾血，巨阙主之

腹中积，上下行，悬枢主之。

疝积胸中痛，不得穷屈[1]，天容主之。

暴心腹痛，疝横发，上冲心，云门主之。

心下大坚，肓俞、期门及中脘主之。

脐下疝绕脐痛，冲胸不得息，中极主之。

贲豚，上腹䐜坚痛引阴中，不得小便，两丸骞[2]，阴交主之。

脐下疝，绕脐痛，石门主之。

【注释】

［1］不得穷屈：穷屈，屈从也，由《资治通鉴》“上所赐奴婢，率不肯屈穷”可引申为随意。不得穷屈者，言呼吸动作皆不得随意，由胸中痛而不敢大动也。

［2］两丸骞：两侧睾丸上缩入腹。骞，高举，上提之意。

【原文】

奔豚气上，腹䐜痛，强不能言，茎肿先引腰，后引小腹，腰髋坚痛，下引阴中，不得小便，两丸骞，石门主之。

奔豚，寒气入小腹，时欲呕，伤中溺血，小便数，背脐痛引阴，腹中窘急欲凑[1]，后泄不止，关元主之。

奔豚上抢[2]心，甚则不得息，忽忽少气，尸厥，心烦痛，饥不能食，善寒中腹胀，引䐈[3]而痛，小腹与脊相控暴痛，时窘之后[4]，中极主之。

【注释】

［1］凑：聚之意。

［2］抢：冲逆之意。

［3］䐈（zhí）：《外台秘要·卷三十九》作“胁”。

［4］时窘之后：时里急后重。

【原文】

腹中积聚，时切痛，商曲主之。

脐下积，疝瘕，胞中有血，四满主之。

脐疝绕脐而痛，时上冲心，天枢主之。

气疝[1]烦[2]呕，面肿，奔豚，天枢主之。

奔豚，卵上入[3]，痛引茎，归来主之。

奔豚上下[4]，期门主之。

疝瘕，髀中急痛，循胁上下抢心，腹痛积聚，府舍主之。

【注释】

［1］气疝：指因气郁而发疝者。其证约有三：其一，可能系一般气郁所致之腹痛者。《诸病源候论》曰：“腹中乍满乍减而痛，名曰气疝。”其二，则患有阴囊、睾丸之疾所作者，因气郁而发作之阴囊坠痛，或兼有少腹结滞不适、大便秘结、小便涩难、遗尿、腹胀满等症状。其三，或即小儿之腹股沟斜疝者。此处气疝

当指其一义。

［2］烦：原作“哕”，据《外台·卷三十九》改。

［3］卵上入：睾丸上缩入腹。

［4］上下：气上下冲逆。

【原文】

奔豚，腹肿[1]，章门主之。

少腹积聚，劳宫主之。

环脐痛，阴骞，两丸缩，腹[2]坚痛不得卧，太冲主之。

寒疝，下至腹腠[3]膝腰痛如清水，大腹一作小腹诸疝，按之下至膝上伏兔中寒，疝痛腹胀满，痿厥少气，阴市主之。

大疝腹坚，丘墟主之。

【注释】

［1］腹肿：原作“腹胀肿”，据《外台·卷三十九》改。

［2］腹：原无，据《外台·卷三十九》补。

［3］腹腠：腹肌。

五脏六腑胀第三

本篇主要论述了五脏六腑胀病。

1. 胸腹、膻中、胃、咽喉、少腹、五窍、廉泉、玉英等的生理功能。

2. 胀病的病因、病机、症状。

3. 治胀“工在疾泻”“补虚泻实”的刺法与主治腧穴。

【原文】

黄帝问曰：脉之应于寸口，如何而胀？岐伯对曰：其至大坚直[1]以涩者，胀也。

曰：何以知其脏腑之胀也？曰：阴为脏而阳为腑也[2]。

曰：夫气之令人胀也，在于血脉之中耶？抑脏腑之内乎？曰：二者皆在焉，然非胀之舍也。

曰：愿闻胀舍。曰：夫胀者，皆在于腑脏之外，排[3]脏腑而廓胸胁[4]，胀皮肤，故命曰胀。

【注释】

[1] 直：端直，弦脉也，脉大坚弦，邪盛伤正之象。

[2] 阴为脏而阳为腑也：《类经·脏腑诸胀》注：“脉病在阴，则胀在脏；脉病在阳，则胀在腑。”

[3] 排：排挤之意。

[4] 廓胸胁：指胀病能排挤脏腑，扩大胸胁空处而言。廓，《方言》曰：“张小使大谓之廓。”

【原文】

曰：脏腑之在内也，若匣匮[1]之藏禁器[2]也，各有次舍[3]，异名而同处，一域之中，其气[4]各异，愿闻其故。曰：夫胸腹者，脏腑之城廓。膻中者，心主之中宫也。胃者，太仓也。咽喉小肠[5]者，传道也。胃之五窍者，闾里之门户也[6]。廉泉玉英[7]者，津液之道路也。故五脏六腑各有畔界[8]，其病各有形状。营气循脉，卫气逆为脉胀，卫气并血脉循分肉为肤胀《灵枢》作营气循脉为脉胀，卫气并脉循分肉为肤胀，取三里泻之，近者一下一本作分，下同，远者三下[9]，无问虚实，工[10]在疾泻也。

【注释】

［1］匣匮：藏物器之大者为匮，次为匣。

［2］禁器：禁秘的物品。

［3］次舍：杨上善曰："次舍者，五脏六腑，各有居处也。"

［4］气：指功能。

［5］小肠：原作"少腹"，据《灵枢·胀论》《太素·胀论》改。

［6］胃之五窍者，闾里之门户也：《类经·脏腑诸胀》注："闾，巷门也。里，邻里也。《周礼》五家为比，五比为闾，盖二十五家为闾也。"《风俗通》曰："五家为轨，十轨为里，盖五十家为里也。胃之五窍，为闾里门户者，非言胃有五窍，正以上自胃脘，下至小肠、大肠，皆属胃，故曰闾里门户，如咽门、贲门、幽门、阑门、魄门，皆胃气之所行也，故总属胃之五窍。"

［7］廉泉玉英：二穴俱属任脉，在舌下，能分泌津液。

［8］畔界：两字同义复词。《广雅·释诂三》曰："畔，界

也。”畔界，谓疆界。

［9］近者一下，远者三下：近者，指病日近者；远者病日远者。《类经·脏腑诸胀》注：“一下、三下，谓一次、再次、三次也，盖邪有远近，故泻有难易耳。”

［10］工：“工”与“功”同，取效之意。

【原文】

曰：愿闻胀形。曰：心胀者，烦心短气，卧不得安。肺胀者，虚满而喘咳。肝胀者，胁下满而痛引少腹。脾胀者，苦哕[1]，四肢闷，体重不能衣。肾胀者，腹满引背怏怏然，腰髀痛。胃胀者，腹满胃脘痛，鼻闻焦臭[2]，妨于食，大便难。大肠胀者，肠鸣而痛濯濯，冬日重感于寒则泄，食不化。小肠胀者，小腹胀䐜引腰而痛。膀胱胀者，小腹满而气癃[3]。三焦胀者，气满于皮肤中，壳壳[4]然而不坚。胆胀者，胁下痛胀，口苦，好太息。凡此诸胀，其道在一[5]，明知逆顺，针数不失。泻虚补实，神去其室[6]。致邪失正，真不可定[7]。粗工所败，谓之天命。补虚泻实，神归其室，久塞其空[8]，谓之良工。

【注释】

［1］苦哕：苦于呃逆。

［2］臭：气也。

［3］气癃：即气淋。膀胱气化不行，而致小便淋沥，点滴而出。

［4］壳壳：《太素·胀论》注：“似实而不坚也。”

［5］其道在一：张介宾曰：“胀有虚实，而当补当泻，其道唯一，无二歧也。”

［6］神去其室：《太素·胀论》注："神室，心脏也。补实泻虚伤神，故神去心室。"

［7］真不可定："真"与上之"正"字异文同义。"定"有"安"义。此处指邪引失正，故正不可安。

［8］久塞其空：《灵枢集注》注曰："塞其空者，外无使经脉肤腠理疏空，内使脏腑之神气充足。""空"与"孔"同。马莳曰："久塞其空，虚则补之，其穴空皆正气充塞。"

【原文】

曰：胀者焉生，何因而有名？曰：卫气之在身也，常并脉循分肉，行有逆顺[1]，阴阳相随，乃得天和[2]，五脏皆治，四时皆叙，五谷乃化。然而厥气[3]在下，营卫留止[4]，寒气逆上，真邪相攻，两气相薄，乃舍为胀。

曰：何以解惑？曰：合之于真，三合而得。

【注释】

［1］行有逆顺：杨上善曰："有逆有顺，从目循足三阳下为顺，从目循手三阳下为逆。"

［2］天和：谓自然的和气，此处指正常无病的状态。

［3］厥气：此处指寒厥之气，与下文"寒气"异文同义。

［4］厥气在下，营卫留止：寒厥之气潜藏于下，留于营卫之间，导致营卫运行失常。

【原文】

曰：无问虚实，工在疾泻，近者一下，远者三下，今有三而不下，其过焉在？

曰：此言陷于肉肓而中气穴者也。不中气穴而气内闭藏，不陷肓则气不行，不[1]越中肉则卫气相乱[2]，阴阳相逆。其于胀也，当泻而不泻，故气不下，必更其道[3]，气下乃止，不下复起，可以万全，恶有殆者乎[4]？其于胀也，必审其诊，当泻则泻，当补则补，如鼓之应桴[5]，恶有不下者乎？

【注释】

[1] 不：原作“上”，据《太素·胀论》改。

[2] 相乱：混在一起。

[3] 必更其道：《类经·脏腑诸胀》注：“三而不下，必未得其所也，故当更穴再刺之。”

[4] 恶有殆者乎：哪里会有危险的事情发生呢？恶，犹“乌”，何也。

[5] 如鼓之应桴（fú）：就像用木槌击鼓，一定会有响声一样。

【原文】

心胀者，心俞主之，亦取列缺。

肺胀者，肺俞主之，亦取太渊。

肝胀者，肝俞主之，亦取太冲。

脾胀者，脾俞主之，亦取太白。

肾胀者，肾俞主之，亦取太溪。

胃胀者，中脘主之，亦取章门。

大肠胀者，天枢主之。

小肠胀者，中髎主之。

膀胱胀者，曲骨主之。

三焦胀者，石门主之。

胆胀者，阳陵泉主之。

五脏六腑之胀，皆取三里[1]。三里者，胀[2]之要穴也。

【注释】

[1] 三里：指足阳明经的足三里穴。

[2] 胀：原作“股”，据上文例改。

水肤胀鼓胀肠覃石瘕第四

本篇主要论述了水肿、肤胀、鼓胀、肠覃、石瘕等病的成因、症状、治法及腧穴主治。

【原文】

黄帝问曰：水[1]与肤胀、鼓胀、肠覃[2]、石瘕，何以别之？岐伯对曰：水之始起也，目窠[3]上微肿，如新卧起之状，颈脉动，时咳，阴股间寒，足胫肿，腹乃大，其水已成也。以手按其腹，随手而起，如裹水之状，此其候也。

肤胀者，寒气客于皮肤之间，壳壳然不坚，腹大，身尽肿，皮肤厚[4]，按其腹，腹陷而不起，腹色不变，此其候也。

鼓胀者，腹身皆肿大，与[5]肤胀等[6]，其色苍黄，腹筋一本作脉起，此其候也。

肠覃者，寒气客于肠外，与卫气相搏，正气不得营[7]，因有所系，瘕而内著，恶气乃起，息肉乃生。其始生也，大如鸡卵，稍以益大，至其成也，如怀子状，久者离岁月，按之则坚，推之则移，月事时下，此其候也。

石瘕者，生于胞中，寒气客于子门，子门闭塞，气不通，恶血当泻不泻，血衃乃留止，日以益大，状如怀子，月事不以时下，皆生于女子，可导而下之[8]。

曰：肤胀鼓胀可刺耶？曰：先刺其腹之血络，后调其经，亦刺去其血脉。

【注释】

［1］水：此处指水胀，即水肿。

［2］肠覃（xùn）：腹中赘生的恶肉，位于肠间，状如蘑菇。覃，通“蕈”，即蘑菇，为伞状菌类植物。《灵枢识》简按：“肠中垢滓，凝聚生息肉，犹湿气蒸郁，生蕈于土木，故谓肠覃。”

［3］目窠（kē）：杨上善曰：“眼睑也。”

［4］皮肤厚：针对水胀“皮薄”而言，并非实质性皮厚。一说“皮厚”是肤胀患者体验到的一种异常感觉，即皮肤出现麻木不仁、感觉迟钝，犹如皮肤变厚的情况。张介宾注曰：“有水则皮泽而薄，无水则皮厚。”

［5］与：原作“如”，据《灵枢·水胀》改。

［6］等：相同。

［7］营：运行。

［8］导而下之：用泻下逐瘀之法治疗。

【原文】

曰：有病心腹满，旦食则不能暮食，此为何病？曰：此名为鼓胀，治之以鸡矢醴[1]，一剂知，二剂已。

曰：其时有复发者，何也？曰：此食饮不节，故时有病也。虽然，其病且已，因当风，气聚于腹也。

【注释】

［1］鸡矢醴（lǐ）：《太素·胀论》注：“可取鸡粪作丸，熬令烟盛，以清酒一斗半沃之，承取汁名曰鸡醴，饮取汗。”《类经·鼓胀》注：“鸡矢醴法，按正传云：用羯鸡矢一升，研细，炒

焦色，地上出火毒，以百沸汤淋汁，每服一大盏，调木香、槟榔末各一钱，日三服，空腹服，以平为度。又按:《医鉴》等书云：用干羯鸡矢八合，炒微焦，入无灰好酒三碗，共煎，干至一半许，用布滤取汁，五更热饮，则腹鸣，辰巳时行二三次，皆黑水也。次日觉足面渐有皱纹，又饮一次，则渐皱至膝上而病愈矣。此二法，似用后者为便。”

【原文】

风水肤胀，为五十九刺[1]《灵枢》作五十七刺，取皮肤之血者[2]，尽取之。徒水[3]，先取环谷下三寸[4]，以排针刺之而藏之，引而内之，入而复出，以尽其水，必坚束之[5]，束缓则烦闷，束急则安静，间日一刺之，水尽乃止，饮则闭药[6]，方刺之时徒饮之，方饮无食，方食无饮[7]，无食他食[8]百三十五日。

【注释】

［1］五十九刺:《黄帝内经》作“五十七刺”，具体而言：长强、腰俞、命门、悬枢、脊中共五穴，白环俞、中膂内俞、膀胱俞、小肠俞、大肠俞左右共十穴，秩边、胞肓、志室、肓门、胃仓左右共十穴；横骨、大赫、气穴、四满、中注左右共十穴，气冲、归来、水道、大巨、外陵左右共十穴，大钟、照海、复溜、交信、筑宾、阴谷左右共十二穴。

［2］皮肤之血者：皮肤有结络瘀血者。

［3］徒水：患水病而没有风邪。张介宾注曰:“徒，但也。有水无风，故曰徒。”

［4］环谷下三寸:《太素·杂刺》注:“环谷当是脐中也，脐下三寸，关元之穴也。”

［5］必坚束之：用布紧束其腰腹部。

［6］饮则闭药：《太素·杂刺》注："复饮补药。"《灵枢注证发微》马莳注曰："但水未尽之时，小便必闭，今水已去尽，必饮通闭之药，以利其水，防其再肿"。二说不一，姑从马注。

［7］方刺之时徒饮之，方饮无食，方食无饮：可以在针刺时服药，但正在服药时不要吃饭，刚吃过饭后不要服药。

［8］他食：指伤脾发湿等物。

【原文】

水肿，人中尽满，唇反者死，水沟主之。

水肿，大脐平，灸脐中，腹无理[1]不治。

水肿，水气行皮中，阴交主之。

水肿腹大，水胀，水气行皮中，石门主之。

石水，痛引胁下胀，头眩痛，身尽热，关元主之。

【注释】

［1］腹无理：原作"无理"，据《外台·卷三十九》补。此处指肿至看不到腹部肌腠纹理。

【原文】

振寒，大腹石水，四满主之。

石水，刺气冲。

石水，章门及然谷主之。

石水，天泉主之。

腹中气盛，腹胀逆《千金》作水胀逆，不得卧，阴陵泉主之。

水肿[1]留饮，胸胁支满，刺陷谷出血，立已。

水肿胀，皮肿，三里主之。

胞中有大疝瘕积聚，与阴相引而痛，苦涌泄上下出[2]，补尺泽、太溪、手阳明寸口，皆补之。

【注释】

［1］肿：原作“中”，据《外台·卷三十九》改。

［2］苦涌泄上下出：苦于上吐下泻。

肾风发风水面胕肿第五

本篇主要论述了肾风为病发生的面部浮肿；叙述了人体水液的运化过程；指出了肾风病的病机、诊断、临床表现及主治腧穴。

【原文】

黄帝问曰：少阴何以主肾？肾何以主水？岐伯对曰：肾者，至阴也，至阴者，盛水也。肺者，太阴也，少阴者，冬脉也，其本在肾，其末在肺，皆积水也。

曰：肾何以聚水而生病？曰：肾者，胃之关也，关门不利，故聚水而从其类，上下溢于皮肤，故为胕肿[1]。胕肿者，聚水而生病也。

曰：诸水皆主于肾乎？曰：肾者，牝脏也，地气[2]上者，属于肾而生水液，故曰至阴。勇而劳甚则肾汗出[3]，肾汗出逢于风，内不得入于腑脏，外不得越于皮肤，客于玄府，行于皮里，传为胕肿，本之于肾，名曰风水。

【注释】

[1] 胕肿：即浮肿。

[2] 地气：指脾胃水饮之气。

[3] 肾汗出：《类经·肾主水水俞五十七穴》注："勇而劳甚者，汗自阴分深处而发，故曰肾汗。"

【原文】

曰：有病肾风者，面胕庞然肿《素问》无肿字瘇，害于言[1]，可刺否？曰：虚不当刺，不当刺而刺，后五日其气必至。

曰：其至何如？曰：至必少气，时从胸背上至头，汗出，手热，口干苦渴，小便黄，目下肿，腹中鸣，身重难行，月事不来，烦而不能食，食不能正偃[2]，正偃则咳甚，病名曰风水。

曰：愿闻其说？曰：邪之所凑[3]，其气必虚，阴虚者，阳必凑之，故少气时热而汗出，小便黄。小便黄者，少腹气热也。不能正偃者，胃中不和也。正偃则咳甚，上迫肺也。诸有水气者，微肿见于目下。

【注释】

[1] 庞（máng）然肿瘇，害于言：庞然肿起，并妨害言语。《素问·评热病论》王注曰："庞然，肿起貌。瘇，谓目下瘇，如卧蚕形也。"

[2] 正偃：即仰卧。

[3] 凑：此处指会合。

【原文】

曰：何以言之？曰：水者，阴也，目下亦阴也，腹者至阴之所居，故水在腹者，必使目下肿。真气上逆，故口苦舌干，卧不得正偃，正偃[1]则咳出清水也。诸水病者，皆不得卧，卧则惊，惊则咳甚也。腹中鸣者。病[2]本于胃也。传脾则烦不能食，食不下者，胃脘膈也。身重难以行者，胃脉在足也。月事不来者，胞脉闭也。胞脉者，属心而络于胞中，今气上迫肺，心气不得下通，故月事不来也。

曰：有病庞然如水气状，切其脉大紧，身无痛者，形不瘦，不能食，食少，名为何？曰：病主《素问》作生在肾，名曰肾风。肾风而不能食，善惊不已《素》无不字，心气痿者死。

风水膝肿，巨虚上廉主之。

而胕肿，上星主之，先取譩譆，后取天牖、风池。

风水面胕肿，冲阳主之肿，一作浮。

风水面胕肿，颜黑，解溪主之。

【注释】

［1］正偃：原脱，据《素问·评热病论》《太素·风水论》补。

［2］病：原作“脾”，据《素问·评热病论》《太素·风水论》改。

卷之九

大寒内薄骨髓阳逆发头痛第一颔项痛附

本篇主要论述了由于大寒侵入骨髓或者阳邪逆于阳经所致的各种头痛的症状与主治腧穴。

【原文】

黄帝曰：病头痛，数岁不已，此何病也？岐伯对曰：当有所犯大寒，内至骨髓，骨髓者，以脑为主[1]，脑逆[2]，故令头痛，齿亦痛。

【注释】

［1］主：掌管，主持。

［2］脑逆：杨上善注曰："大寒入于骨髓，流入于脑中，以其脑有寒逆。"

【原文】

阳逆头痛，胸满不得息，取人迎。

厥头痛，面若肿起而烦心，取足阳明、太阳一作阴。

厥头痛，脉痛，心悲喜泣，视头动脉反盛者[1]乃刺之，尽去血，后调足厥阴。

厥头痛，噫[2]《九墟》作意，善忘，按之不得[3]，取头面左右动脉[4]，后取足太阳一作阴。

厥头痛，员员[5]而痛《灵枢》作贞贞头重，泻头上五行，行五[6]，先取手少阴，后取足少阴。

【注释】

［1］视头动脉反盛者：动脉，浮现于外的脉络。动脉反盛，脉络跳动而充盛。

［2］噫：即伤叹。

［3］按之不得：张介宾曰："阳邪在头，而无定所，则按之不得。"

［4］头面左右动脉：指足阳明脉在头面左右的动脉。动脉，浮现于外的脉络。

［5］员员（yún）："员"与"运""晕"通，眩晕也。员员，为旋转之意。

［6］头上五行，行五：即"本经卷七六经受病发伤寒热病第一上"五十九刺中，头上的二十五个腧穴。《黄帝内经素问》王冰注曰："头上五行者，当中行谓上星、囟会、前顶、百会、后顶，次两旁谓五处、承光、通天、络却、玉枕，又次两旁谓临泣、目窗、正营、承灵、脑空也。"

【原文】

头痛，项先痛，腰脊为应[1]，先取天柱，后取足太阳。

厥头痛，痛甚，耳前后脉骨一本作涌热，先泻其血，后取足太阳、少阴一本亦作阳。

厥头痛，痛甚，耳前后脉涌[2]有热[3]，泻其血，后取足少阳。

真头痛[4]，痛甚，脑尽痛，手足寒至节[5]，死不治。

【注释】

［1］腰脊为应：腰脊也随之而痛。为应，犹“相应”。

［2］耳前后脉涌：指耳前后之动脉搏动如泉水上涌一般。

［3］热：原作“血”，据《灵枢·厥病》《太素·厥头痛》改。

［4］真头痛：《难经·六十难》云：“手三阳之脉，受风寒，伏留而不去者，则名厥头痛；入连在脑者，名真头痛。”

［5］节：指肘关节、膝关节。

【原文】

头痛不可取于俞，有所击坠[1]，恶血[2]在内，若内伤痛，痛未已，可即刺之[3]，不可远取。

头痛不可刺者，大痹[4]为恶[5]风日作者[6]，可令少愈，不可已。

头寒痛[7]，先取手少阳、阳明，后取足少阳、阳明。

【注释】

［1］击坠：指殴打或坠跌。

［2］恶血：指瘀血。

［3］即刺之：即，靠近、接近。此处指在疼痛的局部刺之。

［4］大痹：《太素·厥头痛》注：“谓寒湿之气入脑，以为大痹。”

［5］为恶：为害。

［6］风日作者：遇到有大风的日子，病就加重或复发。

［7］头寒痛：据《灵枢经》，应为“头半寒痛”。《类经》注曰：“头半寒痛者，偏头冷痛也。”

【原文】

颌痛，刺手阳明与颌之盛脉[1]出血。

头项不可俯仰，刺足太阳；不可顾，刺手太阳一云手阳明。

颌痛刺足阳明曲周动脉见血，立已；不已，按经刺人迎[2]，立已。

头痛，目窗及天冲、风池主之。

厥头痛，孔最主之。

厥头痛，面肿起，商丘主之。

【注释】

［1］颌之盛脉：颌部充血的络脉。

［2］按经刺人迎：用手按人迎穴处，避开动脉而浅刺。

寒气客于五脏六腑发卒心痛胸痹心疝三虫第二

本篇阐述了心痛、胸痹、心疝、三虫的致病原因、诊断要点及主治腧穴。

【原文】

厥心痛[1]，与背相引，善瘛，如从后触其心，身伛偻[2]者，肾心痛也。先取京骨、昆仑，发针立已，不已取然谷。

【注释】

［1］厥心痛:《难经·六十难》曰:“五脏气相干，名厥心痛”。杨玄操注曰:“诸经经络皆属心，若一经有病，其脉逆行，逆则乘心，乘心则心痛，故曰厥心痛。是五脏气冲逆致痛，非心家自痛也。”

［2］伛（yǔ）偻（lǚ）：驼背。

【原文】

厥心痛，暴泄，腹胀满，心痛尤甚者，胃心痛也。取太都、太白。

厥心痛，如锥刺其心，心痛甚者，脾心痛也。取然谷[1]、太溪。

【注释】

［1］然谷：原作“后谷”，据《灵枢·厥病》《太素·厥心痛》改。

【原文】

厥心痛，色苍苍如死灰[1]状，终日不得太息[2]者，肝心痛也。取行间、太冲。

【注释】

［1］灰：原脱，据《备急千金要方·肝脏》《外台秘要·卷七》引本经改。

［2］太息：指深呼吸。

【原文】

厥心痛，卧若徒居，心痛乃间[1]，动作[2]痛益甚，色[3]不变者，肺心痛也。取鱼际、太渊。

【注释】

［1］卧若徒居，心痛乃间：“若”有“或”之意。《医学纲目·心痛》曰：“徒居，谓闲居。间，谓痛缓。心痛，卧与闲居则痛缓。”

［2］作：原作“行”，据《灵枢·厥病》《太素·厥心痛》《外台秘要·卷七》引本经改。

［3］色：指面色。

【原文】

真心痛，手足清至节，心痛甚，旦发夕死，夕发旦死。

心下一本作痛不可刺者，中有盛聚[1]，不可取于俞。

肠中有虫瘕[2]，有蛔咬[3]，不可取以小针。

【注释】

[1] 盛聚：大聚之意。

[2] 虫瘕：寄生虫结聚肠中所致的瘕病。

[3] 咬：原作“蛟”，据《备急千金要方·卷六》引本经改。下同。

【原文】

心腹痛，发作肿聚[1]，往来上下行，痛有休止，腹中热，喜涎出[2]，是蛔咬也。以手聚按而坚持之[3]，无令得移，以大针刺之，久持之，虫不动，乃出针。

【注释】

[1] 肿聚：腹部肿，结聚于中。

[2] 喜涎出：原作“渴羡者”，据《外台秘要·卷七》引本经改。

[3] 以手聚按而坚持之：手指并拢而按住虫动处。

【原文】

心痛引腰脊，欲呕，刺足少阴。

心痛腹胀涩涩[1]然，大便不利，取足太阴。

心痛引背不得息，刺足少阴，不已取手少阴。

心痛引少腹满，上下无常处[2]，溲便难，刺足厥阴。

心痛，但短气不足以息，刺手太阴。

【注释】

[1] 涩涩：形容肠中涩滞不通，即大便不利。《说文解字》：“涩，不滑也。”

[2] 上下无常处：上下作痛没有固定的部位。

【原文】

心腹中卒痛而汗出，石门主之。

心痛有三虫[1]，多羡，不得反侧，上脘主之。

【注释】

[1] 心痛有三虫：因有寄生虫而发生的心痛。三虫，《诸病源候论·九虫病》载：“三虫者，长虫、赤虫、蛲虫，为三虫也。”

【原文】

心痛身[1]寒，难以俯仰，心疝气冲冒[2]，死不知人，中脘主之。

心痛上抢心，不欲食，支痛引膈，建里主之。

【注释】

[1] 身：原作“有”，据《备急千金要方·心脏》改。

[2] 冒：原作“胃”，据《备急千金要方·心脏》《外台秘要·卷七》改。

【原文】

胸胁背相引痛，心下溷溷[1]，呕吐多唾，饮食不下，幽门主之。

脾逆气，寒厥急[2]，烦心，善唾哕噫，胸满激呼，胃气上逆，心痛，太渊主之《千金》作肺胀胃逆。

【注释】

[1] 溷溷（hùn）：杂乱之意。

[2] 寒厥急：四肢寒厥拘急。

【原文】

心膨膨痛《千金》云烦闷乱，少气不足以息，尺泽主之。

心痛，侠白主之。

卒心中痛，瘛疭互相引，肘内廉痛，心敖敖然[1]，间使主之。

心痛，衄哕呕血，惊恐畏人，神气不足，郄门主之。

心痛卒咳逆，曲泽[2]主之，出血则已。

卒心痛，汗出，大敦主之，出血立已。

胸痹引背时寒[3]，间使主之。

【注释】

[1] 敖敖然：心中焦灼不安之意。敖，熬也。

[2] 曲泽：原作“尺泽”，据《外台秘要·卷三十九》改。

[3] 寒：此处指恶寒。

【原文】

胸痹心痛，肩肉麻木，天井主之。

胸痹心痛不得息，痛无常处，临泣主之。《千金》云不得反侧。

心疝暴痛，取足太阴、厥阴，尽刺之血络。

喉痹舌卷，口干烦心，心痛，臂表痛《灵枢》及《太素》俱作背内廉痛不可及头，取关冲，在手小指次指爪甲去端如韭叶许[1]一云左取右，右取左。

【注释】

[1] 手小指次指爪甲去端如韭叶许：关冲穴的位置，即无名指端外侧，距指甲约一韭叶处。

邪在肺五脏六腑受病发咳逆上气第三

本篇论述了邪气侵入肺及五脏六腑发病而致的咳嗽上气。

1. 肺受邪发咳嗽的病因病机与证治。

2. 五脏六腑咳的病因、症状特点及相互传变关系。

3. 有各种不同兼症的咳嗽所应取治的腧穴。

【原文】

邪在肺则病皮肤痛，发寒热，上气喘，汗出，咳动肩背，取之膺中外俞[1]，背三椎之旁[2]，以手疾按之，快然乃刺之，取缺盆中以越之[3]。

【注释】

［1］膺中外俞：《灵注证发微》注：“当取膺中外俞云门、中府等穴以刺之。”

［2］背三椎之旁：即肺俞穴。

［3］越之：此处指散越肺邪。

【原文】

黄帝问曰：肺之令人咳何也？岐伯对曰：五脏六腑皆令人咳，非独肺也。皮毛者，肺之合也，皮毛先受邪气，邪气以从其合。其寒饮食入胃，从肺脉上至于肺气则肺寒，肺寒则内外合邪，因而客之，则为肺咳。五脏各以其时受病，非其时各传以与之。人与天地相[1]参，故五脏各以治时[2]感于寒则受病也，微则为咳，甚则为泄为痛。乘秋则肺先受邪，乘春则肝先受之，乘夏则心先受之，乘至阴则脾先受之，乘冬则肾先受之。

【注释】

［1］相：原脱，据《素问·咳论》《太素·咳论》补。

［2］治时：即治令之时，如肝治于春、心治于夏等。

【原文】

肺咳之状，咳而喘息有音，甚则唾血。

心咳之状，咳则心痛，喉中喝喝《素问》作吤吤如梗状，甚则咽肿喉痹。

肝咳之状，咳则胠《素问》作两胁下痛，甚不可以转，转作两胁《素问》作胠下满。

脾咳之状，咳则右胠《素问》作胁下痛，阴阴[1]引肩背，甚则咳涎不可以动，动则咳剧。

肾咳之状，咳则腰背相引而痛，甚则咳涎。

【注释】

［1］阴阴：《素问·咳论》王注曰："阴阴然，深慢痛也。"

【原文】

五脏久咳乃移于六腑。脾咳不已则胃受之，胃咳之状，咳而呕，呕甚则长虫[1]出。

肝咳不已则胆受之，胆咳之状，咳呕胆汁。

肺咳不已则大肠受之，大肠咳之状，咳而遗矢。

心咳不已则小肠受之，小肠咳之状，咳而失气[2]，气与咳俱失。

肾咳不已则膀胱受之，膀胱咳之状，咳而[3]遗尿《素问》作溺。

久咳不已则三焦受之，三焦咳之状，咳而腹满不欲饮食，此皆聚于胃，关于肺，使人多涕唾而面浮肿，气逆。

治脏者治其俞，治腑者治其合，浮肿者，治其经。

秋伤于湿，冬生咳嗽。

【注释】

[1] 长虫：即蛔虫。

[2] 失气：即俗云放屁。

[3] 而：原脱，据《素问·咳论》《太素·咳论》补。

【原文】

曰：《九卷》言振埃[1]，刺外经而去阳病，愿卒闻之。曰：阳气大逆，上满于胸中，愤䐜[2]肩息，大气[3]逆上，喘喝坐伏[4]，病咽噎不得息，取之天容。其咳上气，穷诎[5]胸痛者，取之廉泉。取之天容者，深无一里[6]里字疑误，取廉泉者，血变乃止[7]。

【注释】

[1] 振埃：即振落尘埃，言治病好像拂去尘埃一样。

[2] 愤䐜：发胀。《淮南子·修务训》高注曰：“愤，发也。”

[3] 大气：指宗气。

[4] 喘喝坐伏：王冰曰：“喝，谓大呵出声也。”马莳曰：“为喘为喝，坐伏不常。”

[5] 穷诎（qū）：身体弯屈之意。“穷”，指身体。“诎”，屈也。《太素》注：“穷诎，气不申也。”

［6］一里:《太素·五节刺》注:“一里，一寸也。”

［7］血变乃止：看到患者面部血色改变就止针。

【原文】

咳逆上气，魄户及气舍主之。

咳逆上气，虚喘，譩譆主之。

咳逆上气，咽喉鸣喝，喘息，扶突主之。

咳逆上气唾沫，天容及行间主之。

咳逆上气，咽喉痈肿，呼吸短气，喘息不通，水突主之一本作天突。

咳逆上气，喘不能言，华盖主之。

咳逆上气，唾喘短气不得息，口不能言，膻中主之。

咳逆上气，喘不得息，呕吐胸满，不得饮食，俞府主之。

咳逆上气，涎出多唾，呼吸喘悸[1]，坐卧不安，彧中主之。

胸满咳逆，喘不得息，呕吐烦满，不得饮食，神藏主之。

胸胁榰[2]满，咳逆上气，呼吸多喘浊沫脓血，库房主之。

咳喘不得息，坐不得卧，呼吸气索[3]咽不得，胸中热，云门主之。

【注释】

［1］喘悸：原作“哮”，据《备急千金要方·卷三十》《外台秘要·卷三十九》改。

［2］榰（zhī）：通“支”，支撑。《广雅·释言》曰：“榰，柱也。”肝气作胀，其胸胁间若有物支柱于中，而为之满。

［3］气索：呼吸气微。索，在此有尽之意。

【原文】

胸胁榰满，不得俯仰，瘨痈[1]，咳逆上气，咽喉喝有声，太溪主之。

咳逆不止，三焦有水气，不能食，维道主之。

咳逆烦闷不得卧，胸中满，喘不得息，背痛，太渊主之。

【注释】

［1］瘨痈：痈肿溃破。

【原文】

咳逆上气，舌干胁痛，心烦肩寒，少气不足以息，腹胀喘，尺泽主之。

咳，干呕烦[1]满，侠白主之。

咳上气，喘不得息，暴痹内逆，肝肺相传，鼻口出血，身胀逆息[2]不得卧，天府主之。

【注释】

［1］烦：原脱，据《外台秘要·卷三十九》补。

［2］逆息：即气上逆。

【原文】

凄凄寒，嗽吐血，逆气惊，心痛，手少阴郄[1]主之。

咳而胸满，前谷主之。

咳，面赤热，支沟主之。

咳，喉中鸣，咳唾血，大钟主之。

【注释】

［1］手少阴郄：指手少阴经的郄穴阴郄穴。“少”，原脱，据《外台秘要·卷三十九》补。

肝受病及卫气留积发胸胁满痛第四

本篇主要论述了肝病和卫气留滞所形成的胸胁满痛等病的症状、病机及主治腧穴。

【原文】

邪在肝，则病两胁中痛，寒中[1]，恶血在内[2]，胻节[3]时肿，善瘛，取行间[4]以引胁下，补三里以温胃中，取血脉[5]以散恶血，取耳间青脉[6]以去其瘛。

【注释】

［1］寒中：此处指使中焦虚寒。

［2］内：指脉内。

［3］胻节：此处指胫骨关节。胻骨，即胫骨。

［4］行间：足厥阴肝经穴名。

［5］取血脉：刺肝经有瘀血的结络。

［6］耳间青脉：张志聪注曰："耳间青脉，乃少阳之络，循于耳之前后，入耳中。"

【原文】

黄帝问曰：卫气留于脉《太素》作腹中，稸[1]积不行，苑蕴[2]不得常所《灵枢》下有使人二字，榰胁中满，喘呼逆息者，何以去之？伯高对曰：其气积于胸中者上取之，积于腹中者下取之，上下皆满者旁取之。积于上者泻人迎、天突、喉中；积于下者泻三里与气街；上下皆满者，上下皆取[3]之，与季胁之下深一寸[4]，重者鸡足取之[5]。

诊视其脉，大而强急，及绝不至者[6]，腹皮绞甚[7]者，不可刺也。

气逆上，刺膺中陷者，与胁下动脉。

【注释】

[1] 稸（xù）：同“蓄”，积聚之意。

[2] 苑蕴：蓄积之意。

[3] 取：原作“下”，据《灵枢·卫气失常》改。

[4] 季胁之下深一寸：指足厥阴肝经章门穴。

[5] 鸡足取之：《医学纲目》曰：“正入一针，左右斜入二针，如鸡足。足，三爪也。”

[6] 绝不至者：张介宾曰：“绝不至者，营气脱也。”

[7] 腹皮绞甚：腹皮紧张而不能迟缓。

【原文】

胸满，呕无所出，口苦舌干，饮食不下，胆俞主之。

胸满，呼吸喘[1]喝，穷诎窘[2]不得息，刺入人迎入四分，不幸杀人。

胸满痛，璇玑主之。

【注释】

[1] 喘：原无，据《外台秘要·卷三十九》补。

[2] 窘（jiǒng）：呼吸困难。

【原文】

胸胁榰满，痛引胸中，华盖主之。

胸胁榰满，痹痛骨疼，饮食不下，呕《千金》作咳逆气上，烦心，紫宫主之。

胸中满不得息，胁痛骨疼，喘逆上气，呕吐烦心，玉堂主之。

胸胁榰满，膈塞，饮食不下，呕吐，食复出，中庭主之。

胸胁榰满，痛引膺不得息，闷乱烦满，不得饮食，灵墟主之。

胸胁榰满不得息，咳逆，乳痈[1]，洒淅恶寒，神封主之。

胸胁榰满，膈逆不通[2]，呼吸少气，喘息，不得举臂，步廊主之。

【注释】

[1] 乳痈:《医宗金鉴·妇科心法要诀》云:“乳房忽然红肿痛，往来寒热，乳痈成。”此证多为阳明、厥阴二经风热壅盛所致。

[2] 膈逆不通：膈气逆而上下不通。

【原文】

胸胁榰满，喘逆[1]上气，呼吸肩息，不知食味，气户主之。

喉痹，胸中暴逆[2]，先取冲脉，后取三里、云门，皆泻之。

【注释】

[1] 逆：原作“满”，据《外台秘要·卷三十九》改。

[2] 暴逆：突然气逆。

【原文】

胸胁榰满，却引背痛，卧不得转侧，胸乡主之。
伤忧悁[1]思气积，中脘主之。
胸满，马刀，臂不得举，渊腋主之。

【注释】

[1] 悁（yuān）：忿、忧之意。

【原文】

大气不得息，息即胸胁中痛，实则其身尽寒，虚则百节尽纵，大包主之。
胸中暴[1]满不得眠一云不得喘息，辄筋主之。
胸胁榰满，瘛疭引脐腹痛，短气烦满，巨阙主之。

【注释】

[1] 暴：此处指突然。

【原文】

腹中积气结痛，梁门主之。
伤食，胁下满，不能转展反侧，目青而呕，期门主之。
胸胁榰满，劳宫主之。
多卧善唾，胸满肠鸣，三间主之。
胸满不得息，头颔肿，阳谷主之。
胸胁胀，肠鸣切痛一云胸胁支满，腹中切痛，太白主之。
暴胀，胸胁榰满，足寒，大便难，面唇白，时呕血，太冲主之。

胸胁榰满，恶闻人声与木音[1]，巨虚上廉主之。

胸胁榰满，寒如风吹状，侠溪主之。

胸满，善太息，胸中膨膨然[2]《千金》作胸膂急，丘墟主之。

胸胁榰满，头痛，项内寒，外丘主之。

胁下榰满，呕吐逆，阳陵泉主之。

【注释】

［1］恶闻人声与木音：厌烦听到人声和木音。木音，指中国传统乐器中的八音。西周时期，乐器按制作材料分为金［如钟、镈（bó）］、石［如磬（qìng）］、丝（如琴、瑟）、竹［如箫、篪（chí）］、匏（páo）（如笙、竽）、土［如埙（xūn）、缶（fǒu）］、革［如鼗（táo）、雷鼓］、木［如柷（zhù）、敔（yǔ）］八类。

［2］胸中膨膨然：胸满气胀，叩之如鼓声膨膨。

邪在心胆及诸脏腑发悲恐太息口苦不乐及惊第五

本篇论述了邪在心胆及其他脏腑而出现怒、悲、恐等情志病变的刺法及主治腧穴。

【原文】

黄帝问曰：有口苦取阳陵泉，口苦者，病名为何？何以得之？岐伯对曰：病名曰胆瘅[1]。夫胆者，中精之府《素问》无此句，五脏[2]取决于胆，咽为之使。此人者，数谋虑不决，胆气上溢《素问》下有虚字，而口为之苦，治之以胆募俞[3]，在阴阳十二官相使[4]中。

【注释】

[1] 胆瘅：原作“胆痹”，据《素问·奇病论》改。王冰注曰：“瘅，谓热也。”又云：“亦谓热也，胆汁味苦，故口苦。”

[2] 五脏：原作“肝者，中之将也”，据《素问·奇病论》引本经改。

[3] 胆募俞：指胆的募穴日月与俞穴胆俞。

[4] 阴阳十二官相使：《素问·奇病论》王注曰：“言治法具于彼篇，今经已亡。”

【原文】

善怒而欲食，言益少，刺足太阴。

怒而多言，刺足少阴《太素》作少阳。

短气心痹，悲怒逆气，怒，狂易，鱼际主之。

心痛善悲，厥逆，悬心如饥之状，心澹澹[1]而惊，大陵及间使主之。

心澹澹而善惊恐，心悲，内关主之《千金》作曲泽。

【注释】

[1] 澹澹（dàn）：原作“谵谵”，据《外台秘要·卷三十九》改。此处指悸动不安。

【原文】

善惊悲不乐，厥，胫足下热，面尽热，渴，行间主之。

脾虚令人病寒[1]不乐，好太息，商丘主之。

色苍苍然，太息，如将死状，振寒，溲白便难，中封主之。

【注释】

[1] 脾虚令人病寒：脾气虚则中焦虚寒。

【原文】

心如悬，哀而乱[1]，善恐，嗌内肿，心惕惕恐如人将捕之，多涎出，喘，少气吸吸[2]不足以息，然谷主之。

惊，善悲不乐如堕坠[3]，汗不出，面尘黑[4]，病饥[5]不欲食，照海主之。

胆眩[6]，寒厥，手臂痛，善惊，妄[7]言，面赤泣出，腋门主之。

大惊乳痛[8]，梁丘主之。

【注释】

［1］乱：心中烦乱。

［2］吸吸：悲之意。

［3］如堕坠：身如从高处下堕。

［4］面尘黑：面色灰黑。

［5］饥：原作“饮”，据《外台秘要·卷三十九》改。

［6］胆眩：患胆病，头目眩晕。

［7］妄：原作“忘”，据《备急千金要方·卷十三》《外台秘要·卷三十九》改。

［8］大惊乳痛：受大惊而乳部疼痛。

【原文】

邪在心，则病心痛，善悲，时眩仆，视有余不足而调其俞。

胆病者，善太息，口苦，呕宿水[1]《灵枢》作宿汁，心下澹澹，善恐，如人将捕之，嗌中吤吤然[2]，数咳唾，候在足少阳之本末[3]，亦视其脉之陷下者灸之，其寒热者取阳陵泉。

【注释】

［1］宿水：宿存的水液。

［2］吤吤（jiè）然：如物梗塞。

［3］足少阳之本末：《灵枢注证发微》注：“盖以经穴之始为本，经穴之终为末也。”

【原文】

邪在胆，逆在胃，胆液泄则口苦，胃气逆则呕苦汁，故曰呕胆，取三里以下胃逆，则刺足少阳血络[1]以闭胆逆[2]，调其虚实以去其邪。

【注释】

［1］血络：瘀结的血络。

［2］闭胆逆：止住胆液外泄。

脾受病发四肢不用第六

本篇从生理角度分析了四肢和脾的关系，进而说明脾受病而四肢不用的机理。

【原文】

黄帝问曰：脾病而四肢不用何也？岐伯对曰：四肢者，皆禀[1]气于胃，而不得至经，必因脾乃得禀。今脾病不能为胃行其津液，四肢不得禀水谷气，气日以衰，脉道不通，筋骨肌肉皆无气以生，故不用焉。

【注释】

[1] 禀：承受。

【原文】

曰：脾不主时[1]何也？曰：脾者土也，土者中央[2]，常以四时长四脏，各十八日寄治[3]，不独主时。脾者土脏，常著[4]胃土之精也，土者生万物而法天地，故上下至头足不得主时。

【注释】

[1] 脾不主时：脾不只是主旺一个时节。

[2] 土者中央：脾蓄养万物，位居中央。

[3] 常以四时长四脏，各十八日寄治：在四脏主旺的季节各寄治十八日，即每个季节的后十八日属土。

［4］著：贮、蓄积之意。

【原文】

曰：脾与胃以募[1]相连耳，而能为之行津液何也？曰：足太阴者，三阴也，其脉贯胃属脾络嗌，故太阴为之行气于三阴[2]。阳明者表也，五脏六腑之海也，亦为之行气于三阳，脏腑各因其经而受气于阳明，故为胃行津液。四肢不得禀水谷气，气日以衰，阴道不利，筋骨肌肉皆无气以生，故不用焉。

【注释】

［1］募：通“膜”，如膜原亦称募原。

［2］为之行气于三阴：之，指胃。此处指为胃将水谷精气输送于三阴经。

【原文】

身重骨痿不相知，太白主之。

脾胃大肠受病发腹胀满肠中鸣短气第七

本篇主要说明了由于脾、胃、大肠受病而致水谷不化、气滞不行的腹痛胀满、肠鸣、短气，以及食欲与大便异常等病变的症状、诊断、治法和主治腧穴等。

【原文】

邪在脾胃，则病肌肉痛。阳气有余，阴气不足，则热中[1]善饥；阳气不足，阴气有余，则寒中[2]肠鸣腹痛；阴阳俱有余，若俱不足，则有寒有热，皆调其三里。

饮食不下，膈塞不通，邪在胃脘。在上脘则抑而下之[3]，在下脘则散而去之[4]。

【注释】

[1] 热中：此处指内热。

[2] 寒中：此处指内寒。

[3] 在上脘则抑而下之：邪在上脘，则刺上脘穴以抑制食气，使之降下。

[4] 在下脘则散而去之：邪在下脘，则刺下脘穴以散停积而祛寒滞。

【原文】

胃病者，腹膜胀，胃脘当心而痛，上楮两胁，膈咽不通，食饮不下，取三里。

腹中雷一本作常鸣，气常冲胸，喘，不能久立，邪在大肠也，刺肓之原[1]、巨虚上廉、三里。

腹中不便[2]，取三里，盛则泻之，虚则补之。

【注释】

［1］肓之原：原作“盲之原”，据上下文改。此处指气海穴。

［2］不便：此处为功能活动不正常之意，如小肠不能化物、大肠不能传导等。

【原文】

大肠病者，肠中切痛而鸣濯濯，冬日重[1]感于寒则泄[2]，当脐而痛，不能久立，与胃同候[3]，取巨虚上廉。

【注释】

［1］重（chóng）：再次。

［2］则泄：原脱，据《太素·腑病合输》《脉经·卷六》《备急千金要方·卷十八》补。

［3］与胃同候：治疗方法与胃相同。

【原文】

腹满，大便不利，腹大，上走胸嗌[1]《灵枢》下有喘息二字，喝喝然，取足少阳。

腹满，食不化向向然[2]，不得大便，取足太阳。

腹痛，刺脐左右动脉[3]，已刺按之，立已；不已，刺气街，按之，立已。

【注释】

［1］上走胸嗌：肾邪延经上逆到达胸喉。

［2］向向然：指肠鸣有声。

［3］脐左右动脉：《类经·刺胸背腹病》注："脐之左右动脉，如足少阴之肓俞，足阳明之天枢，皆主腹痛。"

【原文】

腹暴痛满，按之不下[1]，取太阳经络血者，则已，又刺少阴俞[2]一本作少阳俞去脊椎三寸旁五，用员利针，刺已如食顷久[3]，立已，必视其经之过于阳者[4]数刺之。

腹满不能食，刺脊中。

腹中气胀引脊痛，食饮多[5]身羸瘦，名曰食㑊，先取脾俞，后取季胁[6]。

【注释】

［1］下：指症状缓解。

［2］俞：原脱，据《素问·通评虚实论》《太素·刺腹满数》补。

［3］如食顷久：约一顿饭的时间后。

［4］经之过于阳者：指其病属于阳经。

［5］多：原作"而"，据《备急千金要方·卷三十》《外台秘要·卷三十九》改。

［6］季胁：此处指脾之募穴章门。

【原文】

大肠转气，按之如覆杯，热引胃痛[1]，脾气寒四肢急烦[2]，不嗜食，脾俞主之。

胃中寒胀，食多，身体羸瘦，腹中满而鸣，腹䐜，风厥，胸胁榰满，呕吐，脊急痛[3]，筋挛，食不下，胃俞主之。

【注释】

［1］热引胃痛：大肠有热涉及胃，则致胃痛。

［2］四肢急烦：四肢拘急、心烦。"急烦"，原脱，据《外台秘要·卷三十九》补。

［3］脊急痛：脊背拘急疼痛。

【原文】

头痛，食不下，肠鸣胪胀[1]欲呕，时泄，三焦俞主之。

腹满胪胀，大便泄，意舍主之。

胪胀水肿，食饮不下，多寒《千金》多恶寒，胃仓主之。

【注释】

［1］胪（lú）胀：腹皮发胀。胪，《说文解字》曰："皮也。"《释名》曰："腹前曰胪。"

【原文】

寒中伤饱[1]，食饮不化，五脏䐜满胀，心腹胸胁榰满，胀，脉虚[2]则生百病，上脘主之。

腹胀不通，寒中伤饱，食饮不化，中脘主之。

【注释】

[1] 寒中伤饱：此处指寒邪侵入里，又因饱食所伤。

[2] 脉虚：原无，据《外台秘要·卷三十九》改。

【原文】

食饮不化，入腹还出[1]，下脘主之。

肠中常鸣，时上冲心，灸脐中[2]。

心满气逆，阴都主之。

【注释】

[1] 入腹还出：进食后呕吐反胃。

[2] 脐中：此处指任脉脐中穴。

【原文】

大肠寒中[1]《千金》作疝，大便干，腹中切痛，肓俞[2]主之。

腹中尽痛[3]，外陵主之。

肠鸣相逐[4]，不可倾倒[5]，承满主之。

【注释】

[1] 寒中：此处指为寒邪所侵。

[2] 肓俞：原作“盲俞”，据上下文改。

[3] 腹中尽痛：腹上下皆痛。

[4] 肠鸣相逐：肠中水气上下奔窜而发肠鸣。

[5] 倾倒：侧卧之意。

【原文】

腹胀善满，积气，关门主之。

食饮不下，腹中雷鸣，大便不节[1]，小便赤黄，阳纲主之。

腹胀肠鸣，气上冲胸，不能久立，腹中痛濯濯，冬日重感于寒则泄，当脐而痛，肠胃间游气[2]切痛，食不化，不嗜食，身肿一本作重，夹脐急[3]，天枢主之。

【注释】

［1］不节：不能节制。

［2］肠胃间游气：肠胃间的气体游动走窜。

［3］夹脐急：脐部两旁的筋脉拘急。

【原文】

腹中有大热不安，腹有大气如相夹，暴腹胀满，癃，淫泺，气冲主之。

腹满痛不得息，正仰[1]卧，屈一膝，伸一股，并刺气冲[2]，针上入三寸，气至泻之。

寒气腹满[3]，癃，淫泺，身热，腹中积聚疼痛，冲门主之。

【注释】

［1］仰：原无，据《备急千金要方·卷三十》补。

［2］并刺气冲：刺气冲穴。

［3］寒气腹满：寒气停留在内而致腹部胀满。

【原文】

腹中肠鸣盈盈然[1]，食不化，胁痛不得卧，烦热中，不嗜食，胸胁榰满，喘息而冲膈，呕，心痛及伤饱，身黄，疾骨羸瘦，章门主之。

【注释】

[1] 盈盈然：充盈貌，《说文解字》："盈，满器也。"此处指腹部胀满。

【原文】

肠鸣而痛，温留主之。

肠腹时寒，腰痛不得卧，手三里主之。

腹中有寒气，隐白主之。

腹满向向然，不便[1]，心下[2]有寒痛，商丘主之。

【注释】

[1] 不便：此处指不大便。

[2] 心下：指胃脘。

【原文】

腹中热若[1]寒，腹善鸣，强欠，时内痛[2]，心悲气逆，腹满，漏谷主之。已刺外踝上[3]，气不止[4]，腹胀而气快然引肘胁下，皆主之。

【注释】

［1］若：此处为或者之意。

［2］内痛：指腹内痛。

［3］外踝上：外踝直上无穴，内踝上为足太阴之三阴交穴。此穴可治气逆腹满、腹胀肠鸣等。疑“外”为“内”之误。

［4］气不止：气逆不止。

【原文】

腹中气胀，嗑嗑[1]不嗜食，胁下满，阴陵泉主之。

喘，少气不足以息，腹满，大便难，时上走胸中鸣[2]，胀满，口舌干，口中[3]吸吸[4]，善惊，咽中痛，不可内食，善怒，惊[5]恐不乐，大钟主之。

【注释】

［1］嗑嗑（xiā）：此处指吸饮。

［2］胸中鸣：指胸中有痰鸣。

［3］口舌干，口中：原作“口舌中”，据《外台秘要·卷三十九》改。

［4］吸吸：此处指动的样子。

［5］惊：原无，据《外台秘要·卷三十九》补。

【原文】

嗌干，腹瘛痛[1]，坐起[2]目䀮䀮，善怒多言，复留主之。

寒腹胀满，厉兑主之。

腹大不嗜食，冲阳主之。

厥气上楮[3]，太溪主之。

【注释】

[1] 瘛痛：即掣痛。

[2] 起：原作“卧”，据《外台秘要·卷三十九》改。

[3] 厥气上楮：手足厥冷而气上逆。

【原文】

大肠有热，肠鸣腹满，夹脐痛，食不化，喘，不能久立，巨虚上廉主之。

肠中寒，胀满善噫，闻食臭[1]，胃气不足，肠鸣腹痛，泄，食不化，心下胀，三里主之。

腹满，胃中有热，不嗜食，悬钟主之。

【注释】

[1] 闻食臭：闻到不消化的食臭味。

【原文】

大肠实则腰背痛，寒痹[1]转筋，头眩痛；虚则鼻衄，癫疾，腰痛濈濈然[2]汗出，令人欲食而走，承筋主之，取脚下三折横，视盛者出血。

【注释】

[1] 寒痹：原作“痹寒”，据《外台秘要·卷三十九》改。

[2] 濈（jí）濈然：汗出连绵不断貌。

肾小肠受病发腹胀腰痛引背少腹控睾第八

本篇论述了邪在肾和小肠而出现的腹满、腰痛、睾丸痛等病变的症状和治法；并分别介绍了不同经脉发生腰痛的症状与主治腧穴。

【原文】

邪在肾，则病骨痛阴痹。阴痹者，按之而不得[1]，腹胀腰痛，大便难，肩背颈项强痛，时眩，取之涌泉、昆仑，视有血者[2]，尽取之。

【注释】

[1] 按之而不得：指阴痹的疼痛没有固定的部位，故按之而不得。

[2] 视有血者：两经的络脉有瘀血。

【原文】

少腹控睾引腰脊，上冲心肺，邪在小肠也。小肠者，连睾系，属于脊，贯肝肺，络心系。气盛则厥逆，上冲肠胃，熏[1]肝肺，散于胸，结于脐，故取肓原以散之，刺太阴以予之，取厥阴以下之，取巨虚下廉以去之，按其所过之经以调之。

小肠病者，少腹痛，腰脊控睾而痛，时窘之后，耳前热，若寒甚，若独肩上热甚，及手小指次指间热，若脉陷者，此其候也。

【注释】

［1］熏：扰动。

【原文】

黄帝问曰：有病厥者，诊右脉沉坚，左手浮迟，不知病生安在？岐伯对曰：冬诊之，右脉固当沉坚，此应四时，左脉浮迟，此逆四时。左当主病，诊左在肾，颇在肺[1]，当腰痛。

曰：何以言之？曰：少阴脉贯肾络肺，今得肺脉，肾为之病，故为腰痛。

【注释】

［1］诊左在肾，颇在肺：病位在肾，与肺有一定关系。

【原文】

足太阳脉令人腰痛，引项脊尻[1]背如肿状，刺其郄中太阳正经[2]去血，春无见血。

【注释】

［1］尻（kāo）：在此指臀部。《说文解字》曰："尻，髀也。"

［2］太阳正经：指委中之脉而言，因足太阳之正别入腘中。

【原文】

少阳令人腰痛，如以针刺其皮中，循循然不可俯仰，不可以左右顾，刺少阳盛骨[1]之端出血，盛骨在膝外廉之骨独起者，夏无见血。

【注释】

［1］盛骨：膝外侧的腓骨头处，即阳陵泉穴附近。

【原文】

阳明令人腰痛，不可以顾，顾如有见者[1]，善悲，刺阳明于胻前三痏，上下和之[2]出血，秋无见血。

【注释】

［1］如有见者：病发时有所妄见。

［2］胻前三痏（wěi），上下和之：《类经·刺腰痛》注："胻前三痏，即三里也。上下和之，兼上下巨虚而言也。"胻骨，即胫骨。痏，指针刺的次数。

【原文】

足少阴令人腰痛，痛引脊内廉，刺足少阴于内踝上[1]二痏，春无见血，若出血太多，虚不可复。

【注释】

［1］足少阴于内踝上：指刺足少阴经脉上的复溜穴。

【原文】

厥阴之脉令人腰痛，腰中如张弓弩弦[1]，刺厥阴之脉，在腨踵鱼腹之外[2]，循之[3]累累然乃刺之。其病令人善言，默默然不慧[4]，刺之三痏。

【注释】

[1] 如张弓弩弦：形容腰部强直拘急。

[2] 腨踵（zhǒng）鱼腹之外：腨，小腿肚，形似鱼腹。踵，足跟。此处指两者之间偏内侧的蠡沟穴。

[3] 循之：原作“循循”，据《素问·刺腰痛》《太素·腰痛》改。

[4] 不慧：精神不振。

【原文】

解脉[1]令人腰痛，痛引肩，目𥉂𥉂然，时遗溲，刺解脉在膝筋分肉间[2]，在郄外廉之横脉[3]出血，血变而止[4]。

【注释】

[1] 解脉：《素问·刺腰痛》王注曰：“解脉，散行脉也，言不合而别行也。此足太阳之经，起于目内眦上额交巅，上循肩髆，夹脊抵腰中，入循膂，络肾属膀胱，下入腘中，故病斯候也；又其支别者，从髆内别下贯胂，循髀外后廉，而下合于腘中。两脉如绳之解股，故名解脉也。”按：据王氏之说，解脉似指经脉之散解而别行者。

[2] 膝筋分肉间：即委中穴。

[3] 郄外廉之横脉：即委阳穴。

[4] 血变而止：黑紫血变红色后则停止。

【原文】

同阴之脉[1]令人腰痛，腰如小锤[2]居其中，怫然肿[3]，刺同阴之脉，在外踝上绝骨之端，为三痏。

【注释】

［1］同阴之脉：即足少阳之络脉。《素问·刺腰痛》王注曰：“足少阳之别络也，并少阳经上行，去足外踝上同身寸之五寸，乃别走厥阴并经下络足跗，故曰同阴脉也。”

［2］锤：通“锥”，针锥。《类经》注：“如小锤居其中，痛而重也。”

［3］怫然肿：郁积而肿。怫，郁也。

【原文】

解脉令人腰痛如裂《素问》作引带，常如折腰之状[1]，善怒，刺解脉，在郄中结络如黍米，刺之血射以黑，见赤血乃已。全元起云：有两解脉，病原各异，疑误未详。

【注释】

［1］折腰之状：腰部不能直立。

【原文】

阳维之脉令人腰痛，痛上怫然种，刺阳维之脉，脉与太阳合腨下间，去地一尺所[1]。

【注释】

［1］去地一尺所：王冰注为承光穴。新校注认为当是承山穴。杨上善注为阴交穴。按“本经卷三第三十四”：“阴交，阳维之郄。”故杨注似是。

【原文】

衡络[1]之脉令人腰痛，得俯不得仰，仰则恐仆，得[2]之举重伤腰，衡络绝伤，恶血归之[3]，刺之在郄阳之筋间，上郄数寸衡居[4]，为二痏出血。

【注释】

[1] 衡络：衡，横也，指太阳之外络，其络自腰中横入髀外后廉，而下与中经合于腘中。

[2] 得：原作“相”，据明抄本改。

[3] 恶血归之：瘀血留滞，不能散解。

[4] 刺之在郄阳之筋间，上郄数寸衡居：郄阳之筋，腘内外侧各有一大筋，上结于臀，外侧的大筋为阳筋。在此大筋上视其有络脉瘀结之处刺两次出血。此处当距腘窝数寸。

【原文】

会阴之脉[1]令人腰痛，痛上濈然汗出，汗干令人欲饮，饮已欲走[2]，刺直阳之脉[3]上三痏，在跷上郄下[4]三寸[5]所横居，视其盛者出血。《素问》濈濈然作漯漯然，三所作五寸。

【注释】

[1] 会阴之脉：指任督之脉，二脉均会于前后二阴的会阴穴，故名会阴之脉。

[2] 饮已欲走：饮水后又想走动。

[3] 直阳之脉：王冰注曰：“即太阳之脉，夹脊下行贯臀，下至腘中，下循腨过外踝之后，条直而行，故叫直阳之脉。”《黄

帝内经素问》新校正认为直阳为会阴之误。张志聪认为另有直阳腰痛脱简。诸说未知孰是，存疑待考。

[4] 跷上郄下：跷上，指阳跷脉之申脉穴以上；郄下，指足太阳经之委中穴以下。

[5] 寸：原脱，据《太素·腰痛》改。

【原文】

飞阳之脉令人腰痛，痛上怫然，甚则悲以恐，刺飞阳之脉，在内踝上二寸《素问》作五寸，少阴之前与阴维之会。

【原文】

昌阳之脉[1]令人腰痛，痛引膺，目䀮䀮然，甚则反折，舌卷不能言，刺内筋[2]为二痏，在内踝上大筋后，上踝一寸所。《素问》大筋作太阴。

【注释】

[1] 昌阳之脉：指足少阴之脉。《素问注证发微》注曰："昌阳系足少阴肾经穴名，又名复溜。"

[2] 内筋：《类经·刺腰痛》注："内筋，筋之内也，即复溜穴。"

【原文】

散脉令人腰痛而热，热甚而烦，腰下如有横木居其中，甚则遗溲，刺散脉在膝前骨肉分间，络外廉束脉[1]为三痏。

【注释】

[1] 在膝前骨肉分间，络外廉束脉：有人认为是膝内侧的地

机穴；有人认为是膝外侧足三里和阳陵泉二穴之骨上，与膝分间处。众说不一，存疑待考。

【原文】

肉里之脉[1]令人腰痛，不可以咳，咳则筋挛，刺肉里之脉为二痏，在太阳之外，少阳绝骨之端。

【注释】

[1]肉里之脉：少阳所生，阳维之气所发之脉。

【原文】

腰痛夹脊而痛，至头几几然[1]，目䀮䀮欲僵仆，刺足太阳郄中出血。

【注释】

[1]几几然：形容头项部强直不舒。

【原文】

腰痛引少腹控眇，不可以俯[1]仰，刺腰尻交[2]者两髁胂上[3]，以月死生为痏数[4]，发针立已。《素问》云：左取右，右取左。

【注释】

[1]俯：原脱，据《素问·刺腰痛》新校正补。

[2]腰尻交："腰"，原脱，据《素问·刺腰痛》《太素·腰痛》补。《素问·刺腰痛》王注曰："腰尻交者，谓髁下尻骨两旁四骨空，左右八穴，俗呼此骨为八髎骨也。此腰痛取腰髁下第四

髎，即下髎穴也。足太阴、厥阴、少阳三脉左右交结于中，故曰腰尻交者也。”

［3］两髁（kē）胂（shèn）上：“髁”，原作“踝”，据《素问·刺腰痛》改。髁，当指髂骨；胂，指脊椎旁髂嵴以下的肌肉。

［4］以月死生为痏数：月盈为生，月缺为死。人之气血盛衰与月之盈缺相应，故用针时以月之盈缺来增减用针的数目。

【原文】

腰痛上寒，取足太阳、阳明；痛上热，取足厥阴；不可以俯仰，取足少阳；中热而喘，取足少阴、郄中血络。

【原文】

腰痛上寒，实则脊急强[1]，长强主之。

小腹痛控睾引腰脊，疝痛，上冲心，腰脊强，溺黄赤，口干，小肠俞主之。

【注释】

［1］脊急强：脊背拘急而强直不舒。

【原文】

腰脊痛强引背少腹，俯仰难，不得仰息，脚痿重，尻不举，溺赤，腰以下至足清不仁，不可以坐起，膀胱俞主之。

腰痛不可以俯仰，中膂内俞主之。

腰足痛而清，善伛[1]，睾跳骞[2]，上髎主之。

腰痛怏怏不可以俯仰，腰以下至足不仁，入[3]脊腰背寒，次髎主之，先取缺盆，后取尾骶与八髎。

【注释】

［1］伛：原作“傴”，据《外台秘要·卷三十九》改。

［2］搴（qiān）：原作“拳”，据《医学纲目·腰痛》引本经改。“搴”，同“骞”。

［3］入：指病邪侵入。

【原文】

腰痛，大便难，飧泄，腰尻中寒，中髎主之。

腰痛脊急，胁中满，小腹坚急，志室主之。

腰脊痛，恶风，少腹满坚，癃闭下重，不得小便，胞肓主之。

腰痛骶寒，俯仰急难，阴痛下重，不得小便，秩边主之。

腰痛控睾小腹及股，卒[1]俯不得仰，刺气街。

腰痛不得转侧，章门主之。

【注释】

［1］卒：《尔雅·释言》曰：“既也。”

【原文】

腰痛不可以久立俯仰，京门及行间主之。

腰痛少腹痛，下髎主之。

肾腰痛不可俯仰，阴陵泉主之。

腰痛少腹满，小便不利如癃状，羸瘦，意恐惧[1]，气不足，腹中怏怏，太冲主之。

腰痛，少腹痛，阴包主之。

腰痛大便难，涌泉主之。

【注释】

［1］意恐惧：时常有恐惧的感觉。

【原文】

腰脊相引如解，实则闭癃，凄凄腰脊痛，宛转，目循循，嗜卧，口中热，虚则腰痛，寒厥，烦心闷，大钟主之。

腰痛引脊内廉，复溜主之，春无见血，若太多，虚不可复，是前足少阴痛也。

腰痛不能举足，少坐若[1]下车踬地[2]，胫中烁烁[3]然，申脉主之。

【注释】

［1］若：此处为像之意。

［2］踬（zhì）地：跌倒在地。踬，被绊倒。

［3］烁烁（xiāo）：火热的感觉。

【原文】

腰痛如小锤居其中，怫然肿痛，不可以咳，咳则筋缩急，诸节痛，上下无常，寒热[1]，阳辅主之。

腰痛不可举足，跟中踝后痛，脚痿[2]，仆参主之。

【注释】

［1］寒热：此处指恶寒发热。

［2］痿：此处指痿弱无力。

【原文】

腰痛夹脊至头几几然，目䀮䀮，委中主之。是前刺足太阳郄中出血者。

腰痛得俯不得仰，仰则恐仆，得之举重[1]，恶血归之，殷门主之。是前衡络之脉腰痛者。

腰脊痛尻脊股臀阴寒大痛，虚则血动，实则并热痛，痔痛，尻脽[2]中肿，大便直出[3]，扶承主之。

【注释】

[1] 得之举重：因为举重而伤腰。

[2] 脽（shuí）：指臀部。

[3] 大便直出：大便泻出。

三焦膀胱受病发少腹肿不得小便第九

本篇论述了由于三焦、膀胱受病，而致水气不行所发生的小便不利、少腹满或肿胀的诊断与主治腧穴。

【原文】

少腹肿痛，不得小便，邪在三焦约[1]，取之足太阳大络，视其结络脉与厥阴小络结[2]而血者，肿上及胃脘[3]，取三里。

【注释】

[1] 邪在三焦约：约，指三焦的约束功能。邪在三焦约，即邪在三焦，使三焦对水道的约束功能失常。

[2] 络结：络脉上的结聚。原作“结络”，据《灵枢·四时气》《太素·杂刺》改。

[3] 肿上及胃脘：少腹之肿向上连及胃脘。

【原文】

三焦病者，腹胀气满，少腹尤[1]坚，不得小便，窘急，溢则为水，留则为胀，候在足太阳之外大络，络在太阳、少阳之间，亦见于脉，取委阳[2]。

膀胱病者[3]少腹偏肿而痛，以手按之则欲小便而不得，眉一本作肩上热，若[4]脉陷，及足小指外侧及胫踝后皆热者，取委中。

【注释】

［1］尤：此下原有“甚”字，据《灵枢·邪气脏腑病形》《太素·腑病合输》删。

［2］委阳：原作“委中”，据《灵枢·邪气脏腑病形》《太素·腑病合输》《脉经·卷六·第十一》改。

［3］者：原作“在”，据医统本改。

［4］若：此处为或者之意。

【原文】

病在少腹痛，不得大小便，病名曰疝，得寒则少腹胀，两股间冷，刺腰髁间[1]，刺而多之，尽炅病已[2]。

少腹满大，上走胸至心[3]，索索然[4]身时寒热，小便不利，取足厥阴。

【注释】

［1］腰髁间：王冰注曰：“腰髁骨者，腰房脊脊平立陷者中，按之有骨处也。”

［2］刺而多之，尽炅（jiǒng）病已：应该多针一些穴位，至少腹部发热，病就好了。炅，热也。《素问·长刺节论》王注曰：“疝为寒生，故多刺之，少腹尽热乃止针。”

［3］上走胸至心：指气上逆到胸和心。

［4］索索然：恶寒貌。

【原文】

胞转[1]不得溺，少腹满，关元主之。

小便难，水胀满，出少，胞转不得溺，曲骨主之。

少腹胀急，小便不利，厥气上头巅，漏谷主之。

【注释】

［1］胞转：胞，通“脬”，膀胱也。

【原文】

溺难痛，白浊，卒疝，少腹肿，咳逆呕吐，卒阴跳[1]，腰痛不可以俯仰，面苍[2]黑，热，腹中䐜满，身热厥痛，行间主之。

少腹中满，热闭不得溺，足五里主之。

少腹中满一本作痛，小便不利，涌泉主之。

【注释】

［1］卒阴跳：突然阴丸上缩。跳，上也。

［2］苍：原无，据《外台秘要·卷三十九》补。

【原文】

筋急[1]，身热，少腹坚肿时满，小便难，尻股寒，髀枢[2]痛，引季胁，内控八髎，委中主之。

阴胞[3]有寒，小便不利，扶承主之。

【注释】

［1］筋急：筋脉拘急。

［2］髀枢：此处指股髋关节处。

［3］阴胞：指膀胱。

三焦约内闭发不得大小便第十

本篇论述了由于三焦通调水道的功能失常，以致大小便不利等的主治腧穴。

【原文】

内闭不得溲，刺足少阴、太阳与骶上[1]以长针。气逆取其太阴、阳明。

厥甚，取太阴、阳明动者之经。

【注释】

[1] 骶上：即督脉尾骶骨之上，穴名长强。

【原文】

三焦约[1]，大小便不通，水道主之。

大便难，中注[2]及太白主之。

大便难，大钟主之。

【注释】

[1] 三焦约：三焦的约束功能失常。

[2] 中注：原作“中渚”，据《外台秘要·卷三十九》改。

足厥阴脉动喜怒不时发㿗疝遗溺癃第十一

本篇论述了由于足厥阴肝脉受病，或喜怒不节而导致的㿗疝、遗溺、癃闭等病变的症状与主治腧穴。

【原文】

黄帝问曰：刺节言去衣者，刺关节之支络者，愿闻其详。岐伯对曰：腰脊者，人之关节，股胻者，人之趋翔[1]，茎睾者，身中之机[2]，阴精之候，津液之道路也。故饮食不节，喜怒不时，津液内流，而下溢于睾。水道不通，炅不休息[3]，俯仰不便，趋翔不能，荥然有水[4]，不上不下[5]，铍石所取，形不可匿，裳不可蔽[6]，名曰去衣。

【注释】

［1］趋翔：趋，快走；翔，飞翔。趋翔，行动敏捷之意。

［2］身中之机：杨上善曰："阴茎在腰，故中身。阴茎垂动，有造化，故曰机也。"

［3］炅不休息：《灵枢经》作"日大不休"。此处指阴囊日益增大不止。

［4］荥然有水：水液积聚之意。荥，小水貌。

［5］不上不下：《太素·五节刺》注："不上者，上气不通。不下者，小便及气不下泄也。"

［6］形不可匿，裳不可蔽：《太素·五节刺》注："蔽，塞也，

言下针使水形不得匿而不通，不常闭塞。”裳，通“常”。

【原文】

曰：有癃者，一日数十溲，此不足也。身热如炭，颈膺如格[1]，人迎躁盛[2]，喘息气逆，此有余也《素问》下有阳气大盛于外一句。太[3]阴脉细如发者，此不足者也，其病安在？曰：病在太阴[4]，其盛在胃，颇在肺，病名曰厥，死不治，此得五有余[5]、二不足[6]。

曰：何谓五有余、二不足？曰：所谓五有余者，病之气有余也，二不足者，亦病气之不足也。今外得五有余，内得二不足，此其不表不里，亦死证明矣[7]。

【注释】

[1] 颈膺如格：颈指咽喉。此处指咽喉与胸膺上下不通，如物阻塞。

[2] 人迎躁盛：结喉两旁脉动，盛满急数。

[3] 太：此前原有“阴气不足则”五字，据《素问·奇病论》新校正、《太素·厥死》删。

[4] 太阴：指脾。由下文“颇在肺”可知，此处太阴指足太阴脾。

[5] 五有余：王冰注曰：“外五有余者，一身热如炭，二颈膺如格，三人迎躁盛，四喘息，五气逆也。”

[6] 二不足：王冰注曰：“内二不足者，一病癃一日数十溲，二太阴脉微细如发。”

[7] 亦死证明矣：此属死证是很清楚的了。

【原文】

狐疝，惊悸少气，巨阙主之。

阴疝[1]引睾，阴交主之。

少腹满，溺难，阴下纵，横骨主之。

【注释】

［1］阴疝:《圣济总录》曰:“论曰：疝者，痛也。邪气聚于阴，致阴器肿大而痛者，阴疝也。”又:“论曰:《黄帝针经》曰：足厥阴之脉，环阴器，抵少腹，是动则病丈夫㿗疝，即阴疝也。”

【原文】

少腹疝，卧善惊，气海主之。

暴疝痛[1]，少腹大热，关元主之。

阴疝，气疝，天枢主之。

㿗疝[2]，大巨及地机、中郄主之。

阴疝，痿[3]，茎中痛，两丸骞痛[4]，不可仰卧，刺气街主之。

阴疝，冲门主之。

【注释】

［1］痛：原脱，据《备急千金要方·卷三十》《外台秘要·卷三十九》补。

［2］㿗疝:《备急千金要方·卷二十四》:“论曰：㿗有四种，有肠㿗、卵胀、气㿗、水㿗。肠㿗、卵胀难差，气㿗、水㿗针灸易治。”

［3］痿：此处指阴痿。

［4］痛：原作“卧”，据《备急千金要方·卷三十》《外台秘要·卷三十九》改。

【原文】

男子阴疝，两丸上下[1]，小腹痛，五枢主之。

阴股内痛，气痈[2]，狐疝走上下，引少腹痛，不可俯仰，商丘主之。

狐疝，太冲主之。

【注释】

［1］两丸上下：睾丸时上时下。

［2］痈：通“壅”，塞也。

【原文】

阴跳遗溺，小便难而痛，阴上[1]入腹中，寒疝[2]阴挺[3]出，偏大肿，腹脐痛，腹中悒悒不乐，大敦主之。

腹痛上抢心，心下满，癃，茎中痛，怒瞋[4]不欲视，泣出，长太息，行间主之。

癀疝，阴暴痛，中封主之。《千金》云：癀疝，阴暴痛，痿厥身体不仁。

【注释】

［1］上：此下原有“下”字，据《备急千金要方·卷三十》《外台秘要·卷三十九》改。

［2］寒疝：指阴囊硬结、肿痛。《儒门事亲·卷二》载：“寒疝，其状囊冷，结硬如石，阴茎不举，或控睾丸而痛。得于坐卧湿地，或寒月涉水，或冒雨雪，或卧坐砖石，或风冷处使内

过劳。”

［3］阴挺：妇女阴户中有物挺出。即今之子宫脱垂。

［4］瞋（chēn）：大也，指睁大眼睛瞪人。

【原文】

疝，癃，脐少腹引痛腰中痛，中封主之。

气癃[1]，小便黄，气满塞，虚则遗溺，身时寒热，吐逆，溺难腹满，石门主之。

气癃㿉疝，阴急[2]，股枢腨内廉痛，交信主之。

【注释】

［1］癃：此前原有“痛”，据《外台秘要·卷三十九》改。

［2］阴急：此处指阴器拘急。

【原文】

阴跳腰痛，实则挺长，寒热，挛，阴暴痛，遗溺偏大；虚则暴痒，气逆肿睾，卒疝，小便不利如癃状，数噫恐悸，气不足，腹中悒悒，少腹痛，嗌中有热如有瘜[1]肉状，如著欲出，背挛不可俯仰，蠡沟主之。

丈夫㿉疝，阴跳痛引篡中不得溺，腹中支，胁下榰满，闭癃阴痿，后时泄，四肢不收[2]，实则身热疼痛，汗不出，目䀮䀮然无所见，怒欲杀人，暴痛引髌下节，时有热气[3]，筋挛膝痛不可屈伸，狂如新发[4]，衄，不食，喘呼，少腹痛引嗌[5]，足厥痛[6]，涌泉主之。

【注释】

［1］瘜：同“息”。

［2］四肢不收：此处指四肢迟缓无力。

［3］热气：此处指灼热感。

［4］狂如新发：如新发狂证。

［5］嗌：原作“噫”，据《外台秘要·卷三十九》改。

［6］厥痛：此处指冷痛。

【原文】

癃疝[1]，然谷主之。

卒疝少腹痛，照海主之。病在左取右，右取左，立已。

疝，四肢淫泺身闷，至阴主之。

【注释】

［1］癃疝：指小腹及睾丸疼痛并见有尿闭者。《医宗金鉴·卷四》云：“少腹痛引睾丸，小便不通者，为癃疝也。”

【原文】

遗溺，关门及神门、委中主之。

胸满膨膨然，实则癃闭，腋下肿；虚则遗溺，脚急兢兢然，筋急痛，不得大小便，腰痛引腹不得俯仰，委阳主之。

癃，中髎主之。

【原文】

气癃溺黄，关元及阴陵泉主之。《千金》云寒热不节，肾病不可以俯仰。

气癃，小便黄，气满，虚则遗溺，石门主之。

癃，遗溺，鼠鼷[1]痛，小便难而白，期门主之。

【注释】

[1] 鼠鼷：《针灸经穴图考》曰："鼷，《说文》：'小鼠也。'横骨尽处，去中行五寸，有肉核名鼠鼷。"

【原文】

小便难，窍中[1]热，实则腹皮痛，虚则痒搔，会阴主之。

小肠有热，溺赤黄，中脘主之。

溺黄，下廉主之。

【注释】

[1] 窍中：指尿道。

【原文】

小便黄赤，完骨主之。

小便黄，肠鸣相逐，上廉主之。

劳瘅[1]，小便赤难，前谷主之。

【注释】

[1] 劳瘅：因劳伤元气而湿热内蕴发黄者，称劳瘅。《肘后备急方·卷四》云："瘅病有五种；谓黄瘅、谷瘅、酒瘅、女瘅、劳瘅也。""女劳瘅者，身目皆黄，发热恶寒，小腹满急，小便难，由大劳大热交接，交接后入水所致。"按：《肘后》所指五瘅，前面女、劳分列，而后文又合称女劳疸，实属一种。

足太阳脉动发下部痔脱肛第十二

本篇列举了痔病和脱肛的主治腧穴。

【原文】

痔痛，攒竹[1]主之。

痔，会阴主之，凡痔与阴相通者[2]死，阴中诸病，前后相引痛，不得大小便，皆主之。

痔，骨蚀[3]，商丘主之。

痔，篡痛，飞扬、委中及扶承主之。

痔，篡痛，承筋主之。

脱肛下，刺气街主之。

【注释】

[1] 攒（cuán）竹：足太阳经腧穴。

[2] 痔与阴相通者：痔病溃疡与前阴相通。

[3] 骨蚀：《类经·邪变无穷》注："其最深者，内伤于骨，是谓骨蚀，谓侵蚀及骨也。"后世所谓附骨疽、多骨疽等，多属本病。

卷之十

阴受病发痹第一上

本篇论述了各种痹病的成因及特征。

1. 风、寒、湿三气是导致痹病的主要原因，以及三气偏盛所出现的行、着、痛等不同的痹病。

2. 周痹、众痹的不同特点及痹病痛与不痛的病理。

3. 皮、肉、脉、筋、骨五痹与五脏的关系。

4. 诸痹的症状和主治腧穴。

【原文】

黄帝问曰：周痹之在身也，上下移徙，随其脉上下，左右相应[1]，间不容空[2]，愿闻此痛在血脉之中耶？将在分肉之间乎？何以致是？其痛之移也，间不及下针[3]，其蓄痛[4]之时，不及定治而痛已止矣，何道使然？岐伯对曰：此众痹也，非周痹也。此各在其处，更发更止，更居更起[5]，以左应右，以右应左[6]，非能周也，更发更休。刺此者，痛虽已止，必刺其处，勿令复起。

【注释】

[1] 相应：即互相和应。此处指痹痛的发作为左右部位此伏彼起的交替发作。

［2］间不容空：没有间隔时间之意。

［3］间不及下针：《太素·痹论》注："间不及下针者，痹痛之中，未及下针，其痛已移也。"

［4］蓄痛：蓄，聚也。蓄痛，聚在一起作痛之意。

［5］更（gēng）发更止，更居更起：形容疼痛时发时止，疼痛部位交替移易。更，更代或交替之意。居，止之意。

［6］以左应右，以右应左：指人身的经脉左右相同，所以疼痛的部位也左右交替的发作。

【原文】

曰：周痹何如？曰：周痹在于血脉之中，随脉以上，循脉以下，不能左右，各当其所。其痛从上下者，先刺其下以通之通一作遏，后刺其上以脱[1]之；其痛从下上者，先刺其上以通之，后刺其下以脱之。

【注释】

［1］脱：除掉。

【原文】

曰：此病安生？因何有名？曰：风寒湿气客于分肉之间，迫切而为沫[1]，沫得寒则聚，聚则排分肉而分裂，分裂则痛，痛则神归之，神归之则热[2]，热则痛解，痛解则厥[3]，厥则他痹发，发则如是。此内不在脏，而外未发于皮，独居分肉之间，真气不能周[4]，故名曰周痹。故刺痹者，必先循切其上下之大经，视其虚实，及大络之血结而不通者，及虚而脉陷空者而调之，熨而通之[5]，其瘛紧[6]者，转引而行之[7]。

【注释】

［1］迫切而为沫：迫使津液化为汁沫。

［2］痛则神归之，神归之则热：痛则精神专注痛处，气血也因之而注于此，故痛处觉热。

［3］厥：此处指气逆。

［4］真气不能周：真气，在此指经气。不能周，指经气阻滞，不能流行。

［5］熨（wèi）而通之：加热熨敷以温通经络之意。

［6］瘛紧：筋肉挛急。

［7］转引而行之：即用针刺法或导引按摩法以促进气血的运行。

【原文】

曰：何以候人之善病痹者？少俞对曰：粗理而肉不坚者善病痹，欲知其高下，视其三部[1]。

【注释】

［1］三部：即人体上、中、下三部。

【原文】

曰：刺有三变[1]，何也？曰：有刺营[2]者，有刺卫者，有刺寒痹之留经者。刺营者出血，刺卫者出气，刺寒痹者内热[3]。

【注释】

［1］三变：指三种不同的刺法，即刺营、刺卫、刺寒痹

三法。

［2］营：原作“荣”，据《太素・三变刺》《灵枢经》改。

［3］内热：即下文所说的火焠、药熨纳热法。《张氏医通》云：“内，同纳。谓温其经，使热气内入，血脉流通也。”

【原文】

曰：营卫寒痹之为病奈何？曰：营之生病也，寒热[1]少气，血上下行。卫之生病也，气痛时来去[2]，怫忾贲向[3]，风寒客于肠胃之中。寒痹之为病也，留而不去，时痛而皮不仁。

【注释】

［1］寒热：此处指寒热往来。

［2］卫之生病也，气痛时来去：卫属气，病则气阻滞而为痛，气行则痛止，故时来时去。

［3］怫（fú）忾（kài）贲向：怫，郁也。忾，满也。怫忾，气郁满闷之意。向，一作响。贲向，肠鸣之意。

【原文】

曰：刺寒痹内热奈何？曰：刺布衣者，用火焠之[1]。刺大人者，药熨之，方用醇酒[2]二十升、蜀椒一升、干姜一升、桂一升，凡四物，各细㕮咀[3]，着清酒中。绵絮一斤、细白布四丈二尺，并内酒中，置酒马矢熅中[4]，善封涂，勿使气泄，五日五夜，出布絮暴干[5]，复渍之，以尽其汁，每渍必晬[6]其日乃出布絮干之，并用滓与絮布长六七尺为六巾[7]，即用之生桑炭炙巾，以熨寒痹所乘之处，令热入至于病所；寒，复炙巾以熨之，三十遍而止；即汗出，炙巾以拭身，以三十遍而止。起步[8]内中[9]，无见风，每刺必熨，如此病已矣，此所谓内热。

【注释】

［1］用火焠（cuì）之：指用火针和艾灸等法治疗。焠，烧灼之意。

［2］醇酒：气味浓厚的酒。

［3］㕮（fǔ）咀（jǔ）：咀嚼。古人将药咬成细块叫㕮咀，后改用切片，也沿用㕮咀之名。

［4］置酒马矢煴（yūn）中：即把酒放在马粪火中煨烤。矢同屎。煴，有烟无焰的火。

［5］暴干：晒干。

［6］晬（zuì）：周时也。一日一夜叫晬时。

［7］并用滓与絮布长六七尺为六巾：巾，指做成的夹袋。将布每长六七尺做一夹袋，共做六个袋，把干药滓和棉絮分装在夹袋内。

［8］起步：散步。

［9］内中：密室之中。

【原文】

曰：痹将安生？曰：风寒湿三气合至杂而为痹。其风气胜者为行痹[1]，寒气胜者为痛痹，湿气胜者为着痹[2]。

曰：其有五者何也？曰：以冬遇此者为骨痹，以春遇此者为筋痹，以夏遇此者为脉痹，以至阴[3]遇此者为肌痹，以秋遇此者为皮痹。

曰：内舍五脏六腑，何气使然？曰：五脏皆有合[4]，病久而不去者，内舍于合，故骨痹不已，复感于邪，内舍于肾；筋痹不已，复感于邪，内舍于肝；脉痹不已，复感于邪，内舍于心；肌痹不已，复感于邪，内舍于脾；皮痹不已，复感于邪，内舍于肺。所谓痹者，各以其时感于风寒湿之气也。

【注释】

［1］行痹：疼痛游走无定处。

［2］着痹：疼痛部位较固定而有重滞感。

［3］至阴：即长夏。

［4］五脏皆有合：合，指脏腑内外相应。《素问·五脏生成》曰："心之合脉也，肺之合皮也，肝之合筋也，脾之合肉也，肾之合骨也。"

【原文】

诸痹不已，亦益内[1]也。其风气胜者，其人易已[2]。

曰：其时有死者，或疼久者，或易已者，何也？曰：其入脏者死，其留连筋骨间者疼久，其留连皮肤间者易已。

【注释】

［1］益内：不断向内发展。

［2］易已：容易痊愈。

【原文】

曰：其客六腑者何如？曰：此亦其饮食居处为其病本也[1]。六腑各有俞[2]，风寒湿气中其俞，而食饮应之[3]，循俞而入，各舍其腑也。

【注释】

［1］此亦其饮食居处为其病本也：指由于饮食不节，起居失常，致使六腑先伤于内，给外邪以可乘之机，成为六腑痹发病的内因。

［2］六腑各有俞：此指背部足太阳经六腑的俞穴而言，如胃俞、胆俞等。

［3］风寒湿气中其俞，而食饮应之：风、寒、湿三气外中其俞，饮食不节伤于内，内外相应。

【原文】

曰：以针治之奈何？曰：五脏有俞[1]，六腑有合[2]，循脉之分[3]，各有所发[4]。各治其过[5]，则病瘳[6]矣。

【注释】

［1］五脏有俞：此指手足的五脏俞穴，如肝之太冲、心之大陵、脾之太白、肺之太渊、肾之太溪。

［2］六腑有合：荥输所入为合。此指六阳经的合穴，如胃合三里、大肠合于巨虚上廉、小肠合于巨虚下廉、三焦合于委阳、膀胱合于委中央、胆合于阳陵泉。

［3］分：在此为部分之意。

［4］发：在此指脉气所发。

［5］过：在此指病气而言。

［6］瘳（chōu）：病愈。

【原文】

曰：营卫之气亦令人痹乎？曰：营者，水谷之精气也，和调五脏，洒陈[1]六腑，乃能入于脉，故循脉上下，贯五脏，络六腑。卫者，水谷之悍气[2]也，其气慓疾[3]滑利，不能入于脉也，故循皮肤之中，分肉之间，熏于肓膜[4]，聚《素问》作散于胸腹。逆其气则病，顺其气则愈，不与风寒湿气合，故不为痹也。

【注释】

[1] 洒陈：散布。此指布散水谷精微之气。

[2] 悍气：王冰注曰："悍气，谓浮盛之气。"

[3] 慓（piāo）疾：疾急。

[4] 肓膜：《类经·痹证》注："凡腹腔肉理之间，上下空隙之处，皆谓之肓。膜，筋膜也。"

阴受病发痹第一下

【原文】

黄帝问曰：痹或痛，或不痛，或不仁，或寒，或热，或燥，或湿者，其故何也？岐伯对曰：痛者，其寒气多，有寒故痛[1]。其不痛不仁者，病久入深，营卫之行涩，经络时疏[2]，故不痛，皮肤不营，故不仁。其寒者，阳气少，阴气多，与病相益[3]，故为寒。其热者，阳气多，阴气少，病气胜，阳乘阴，故为热。其多寒汗出而濡者，此其逢湿胜也，其阳气少，阴气盛，两气[4]相感，故寒汗出而濡也。

【注释】

[1] 其寒气多，有寒故痛：寒性凝敛，使气血阻滞，经络不畅，故痛。

[2] 疏：在此指弛废空虚。

[3] 与病相益：《素问集注》张兆璜注曰："与病气相益者，言人之阴气多，而益其病气之阴寒也。病气胜者，言人阳气多也，而益其病气之热也。此论天有阴阳之邪，而人有寒热之气也。"

[4] 两气：指寒湿两气而言。

【原文】

夫痹在骨则重[1]，在脉则血[2]凝而不流，在筋则屈而不伸，在肉则不仁，在皮则寒，故具此五者则不痛[3]。凡痹之类，逢寒则急[4]，逢热则纵[5]。

【注释】

[1] 重：觉身重。

[2] 血：原无，据《素问·痹论》《太素·痹论》补。

[3] 具此五者则不痛：此五种痹病都没有疼痛的症状。

[4] 急：指筋脉拘急。

[5] 纵：指筋脉弛缓。

【原文】

曰：或有一脉生数十病者，或痛，或痈，或热，或痒，或痹，或不仁，变化无有穷时，其故何也？曰：此皆邪气之所生也。

曰：人有真气，有正气[1]，有邪气，何谓也？曰：真气者，所受于天，与水谷气并而充身者也。正气者，正风，从一方来，非虚风也《太素》云非灾风也。邪气者，虚风也。虚风之贼伤人也，其中人也深，不得自去；正风之中人也浅而自去，其气柔弱，不能伤真气，故自去。虚邪之中人也，悽索[2]动形[3]，起毫毛[4]而发腠理，其入深，内薄[5]于骨则为骨痹；薄于筋则为筋挛；薄于脉中则为血闭而不通，则为痈；薄于肉中，与卫气相薄，阳胜则为热，阴胜则为寒，寒则真[6]气去，去则虚，虚则寒；薄于皮肤，其气外发，腠理开，毫毛摇，气一本作淫气往来微行则为痒；气留而不去，故为痹；卫气不行[7]，则为不仁。

【注释】

［1］正气：即正风。古人以与四时方位相同的风为正风，如春之东风，夏之南风，秋之西风，冬之北风等。实际是指正常的气候而言。

［2］悽索：恶寒貌。悽，同"凄"，惧也。

［3］动形：战栗。

［4］起毫毛：谓毛竖起也。

［5］薄：薄与搏通，此处指侵入。《吕氏春秋·仲夏》高注曰："薄，犹损也。"亦有"迫"义。

［6］真：原作"其"，据《灵枢·刺节真邪》改。

［7］行：原作"去"，据《灵枢·刺节真邪》改。

【原文】

病在骨，骨重不可举，骨髓酸痛，寒气至，名曰骨痹，深者，刺无伤脉肉为故。其道[1]大小分[2]，骨热病已止。

病在筋，筋挛节痛，不可以行，名曰筋痹，刺筋上为故。刺分肉间，不可中骨，病起筋热，病已止。

病在肌肤，肌肤尽痛，名曰肌痹，伤于寒湿，刺大分小分，多发针而深之[3]，以热为故。无伤筋骨，筋骨伤，痈发若变[4]。诸分尽热，病已止[5]。

【注释】

［1］道：此处指针体通行的道路。

［2］大小分：分，指肌肉会合处。较大肌肉会合处为大分，较小肌肉会合处为小分。

［3］多发针而深之：多针深刺。

［4］痈发若变：若发生病变，就要生痈。

［5］诸分尽热，病已止：等到大小分肉都有热感，为病已痊愈，即停止针刺。

【原文】

曰：人身非衣寒[1]也，中非有寒气也，寒从中生者何？曰：是人多痹，阳气少而阴气多，故身寒如从水中出。

曰：人有身寒，汤火不能热也，厚衣不能温也，然不[2]为冻栗，是为何病？曰：是人者，素肾气胜，以水为事[3]，太阳气衰，肾脂枯不长，一水不能胜两火。肾者，水也，而主骨，肾不生则髓不能满，故寒甚至骨。所以不能冻栗者，肝，一阳也；心，二阳也；肾，孤脏也，一水不能胜上二火，故不能冻栗，病名曰骨痹，是人当挛节[4]。着痹不去，久寒不已，为肝痹一作骭痹。

【注释】

［1］衣寒：衣服单寒之意。

［2］不：原作“下”，据《素问·逆调论》《太素·痹论》改。

［3］以水为事：有两种含义：一是指工作和生活环境非常接近寒湿；二是指性生活过度。

［4］挛节：骨节拘挛。

【原文】

骨痹举[1]节不用而痛，汗注[2]烦心，取三阴之经补之。厥痹[3]者，厥气上及腹，取阴阳之络，视主病者，泻阳补阴经也。

【注释】

[1] 举：尽之意。

[2] 汗注：指汗出如流。

[3] 厥痹：厥逆兼有痹证。

【原文】

风痹注病《灵枢》作淫乐[1]不可已者，足如履冰，时如入汤中，肢胫淫泺，烦心头痛，时呕时闷，眩已汗出[2]，久则目眩，悲以喜怒[3]，短气不乐，不出三年死。

足髀[4]不可举，侧而取之，在枢阖中[5]，以员利针，大针不可。

【注释】

[1] 淫乐：疑误，据上下文，应为“淫泺”。

[2] 眩已汗出：眩晕稍停就会出汗。

[3] 悲以喜怒：悲哀喜怒无常。

[4] 髀：此处指髋部。

[5] 枢阖中：指环跳穴。

【原文】

膝中痛，取犊鼻，以员利针，针发而间之[1]。针大如牦[2]，刺膝无疑[3]。

【注释】

[1] 针发而间之：隔一天刺一次。

[2] 牦：牦牛毛。

[3] 无疑：不必疑惧。

【原文】

足不仁，刺风府。

腰已下至足清不仁，不可以坐起，尻不举，腰俞主之。

痹，会阴及太渊、消泺、照海主之。

嗜卧，身体不能动摇，大温一本作湿，三阳络主之。

骨痹烦满，商丘主之。

足下热，胫[1]痛不能久立[2]，湿痹不能行，三阴交主之。

【注释】

[1] 胫：原无，据《外台秘要·卷三十九》补。

[2] 立：原作“坐”，据《外台秘要·卷三十九》改。

【原文】

膝内廉痛引髌，不可屈伸，连腹引咽喉痛，膝关主之。

痹，胫重，足跗不收，跟痛，巨虚下廉主之。

胫痛，足缓失履[1]，湿痹，足下热，不能久立，条口主之。

胫苕苕[2]一本作苦痹，膝不能屈伸，不可以行，梁丘主之。

膝寒痹不仁，不可屈伸，髀关主之。

【注释】

[1] 失履：此处指难于行走。履，步履，即行走。

[2] 苕苕（tiáo）：日久深远之意。

【原文】

肤痛痿痹[1]，外丘主之。

膝外廉痛，不可屈伸，胫痹不仁，阳关主之。

髀痹引膝股外廉痛，不仁，筋急，阳陵泉主之。

【注释】

[1] 痿痹：此处指痿弱麻痹。

【原文】

寒气在分肉间，痛上下，痹不仁，中渎主之。

髀枢中痛，不可举，以毫针寒留之[1]，以月生死为痏数，立已，长针亦可。

腰胁相引痛急，髀筋瘛，胫痛不可屈伸，痹不仁，环跳主之。

风寒从足小指起，脉痹上下带胸胁，痛无常处，至阴主之。

足大指搏伤，下车挃地，通背指端伤，为筋痹，解溪主之。

【注释】

[1] 以毫针寒留之：病属寒性，应用毫针深刺久留。

阳受病发风第二上

本篇论述了阳分受邪发风病的病机、症状、诊断要点、针刺手法和主治腧穴等问题。

1. 风邪伤人或热或寒的病机，以及厉风的病机和症状。

2. 风中五脏六腑之俞的病机和症状。

3. 风邪侵入机体后经脉气血所出现的虚实变化情况、针刺补泻的操作方法及主治腧穴。

【原文】

黄帝问曰：风之伤人也，或为寒热，或为热中，或为寒中，或为厉风[1]，或为偏枯。其为风也，其病各异，其名不同，或内至五脏六腑，不知其解，愿闻其说。岐伯对曰：风气藏于皮肤之间，内不得通，外不得泄[2]。风气者，善行而数变[3]，腠理开则悽《素问》作洒然寒，闭则热而闷，其寒也则衰食饮，其热也则消肌肉，使人解㑊《素问》作怢慄，闷而不能食，名曰寒热[4]。

【注释】

[1] 厉风：即麻风。

[2] 内不得通，外不得泄：指气不内通，邪不外泄。

[3] 善行而数变：即变化多而快之意。数，作多解。

[4] 名曰寒热:《素问识》简按:“脉要精微论云:‘风成为寒热。’并谓虚劳寒热，即后世所谓风劳也。”

【原文】

风气与阳明入胃，循脉而上至目内眦。其人肥则风气不得外泄，则为热中而目黄；人瘦则外泄而寒，则为寒中而泣出。

风气与太阳俱入，行诸脉俞，散分肉间，卫气悍，邪时与卫气相于《素问》无卫气悍邪时五字，其道不利，故使肌肉膹胀而有疡，卫气凝而有所不行，故其肉有不仁。厉者，有荣气热浮，其气不清，故使鼻柱坏而色败，皮肤疡以溃，风寒客于脉而不去，名曰厉风，或曰寒热[1]。

【注释】

[1] 名曰厉风，或曰寒热:《素问·风论》王注曰:“始为寒热，热成曰厉风。”

【原文】

以春甲乙[1]伤于风者为肝风。

以夏丙丁伤于风者为心风。

以季夏戊巳伤于风者为脾风。

以秋庚辛伤于风者为肺风。

以冬壬癸伤于风者为肾风。

【注释】

[1] 春甲乙：春季的甲日和乙日，指农历每旬的 1 日、2 日，即农历每月的 1 日、2 日，11 日、12 日，21 日、22 日。

【原文】

风气中五脏六腑之俞，亦为脏腑之风，各入其门户[1]，风之所中则为偏风[2]。风气循风府而上则为脑风，入系头则为目风眼寒，饮酒中风则为漏风[3]，入房汗出中风则为内风[4]，新沐[5]中风则为首风，久风入中则为肠风[6]飧泄，而外在腠理则为泄风。故风者，百病之长也，至其变化，乃为他病，无常方，然故有风气也。

【注释】

［1］门户：此处指孔穴。

［2］偏风：邪中左侧或右侧的腧穴而为病，故名偏风。

［3］漏风:《素问·风论》王注曰:“热郁腠疏，中风汗出，多如液漏，故曰漏风。《经》具名曰酒风。”

［4］内风:《素问集注·风论》张志聪注曰:“入房则阴精内竭，汗出则阳气外弛，是以中风则风气直入于内而为内风矣。”

［5］沐：洗头为沐。

［6］肠风：风邪伤人日久，影响胃肠，而出现赤痢或便血，即名肠风。

【原文】

肺风之状，多汗恶风，色皏[1]音平然白，时咳短气，昼日则差，暮则甚。诊在眉上，其色白。

心风之状，多汗恶风，焦绝[2]善怒，色赤，病甚则言不快[3]。诊在口，其色赤。

肝风之状，多汗恶风，善悲，色微苍，嗌干，善怒，时憎女子。诊在目下，其色青。

【注释】

［1］皏（píng）：淡白色。

［2］焦绝：焦躁烦乱之意。

［3］言不快：说话不流畅。病甚则舌本强，致言不可快。

【原文】

脾风之状，多汗恶风，身体怠惰，四肢不欲动，色薄微黄，不嗜食。诊在鼻上，其色黄。

肾风之状，多汗恶风，面痝然浮肿，腰脊痛不能正立，色炱，隐曲不利[1]。诊在肌上，其色黑。

【注释】

［1］隐曲不利：隐曲，生殖器官。隐曲不利，即生殖功能衰退。

【原文】

胃风之状，颈多汗恶风，食饮不下，膈塞不通，腹善满，失衣则䐜胀[1]，食寒则泄。诊形瘦而腹大。

首风之状，头痛面多汗恶风，先当风，一日则病甚，头痛不可以出内[2]，至其风日则病少愈。

漏风之状，或多汗，常不可单衣，食则汗出，甚则身汗，喘息，恶风，衣常濡，口干善渴，不能劳事。

泄风之状，多汗，汗出泄衣上，咽《素问》作口中干，上渍[3]其风，不能劳事，身体尽痛则寒。

【注释】

［1］失衣则䐜胀：失衣，即衣服单薄之意。寒冷可致消化功能失常而引起腹胀。

［2］内：指屋室之内。

［3］上渍：上半身湿如水渍。

【原文】

曰：邪之在经也，其病人何如？取之奈何？曰：天有宿度[1]，地有经水[2]，人有经脉，天地温和则经水安静；天寒地冻则经水凝泣；天暑地热则经水沸溢；卒风暴起则经水波举《素问》作涌而陇起。夫邪之入于脉也，寒则血凝泣，暑则气淖泽，虚邪因而入客也，亦如经水之得风也[3]，经之动脉[4]，其至也亦时陇起于脉中循循然，其至寸口中手也，时大时小，大则邪至，小则平，其行无常处，在阴与阳，不可为度，循而察之，三部九候，卒然逢之，早遏其路。吸则内针，无令气忤[5]，静以久留，无令邪布。吸则转针，以得气为故，候呼引针，呼尽乃去，大气[6]皆出，故名曰泻。

【注释】

［1］宿度：宿，即二十八宿；度，即天之三百六十五度。

［2］经水：指当时我国境内的海水、清水、渭水、湖水、沔水、汝水、江水、淮水、漯水、河水、漳水、济水，十二条大水。

［3］经水之得风也：《太素·真邪补泻》注："邪入脉变，如风动水也。"

［4］经之动脉：经血动于脉中。

［5］气忤（wǔ）：即气逆。《玉篇·心部》曰："忤，逆也。"

［6］大气：此处指针下所聚之邪气。

【原文】

曰：不足者补之奈何？曰：必先扪而循之，切而散之[1]，推而按之[2]，弹而怒之[3]，抓而下之[4]，通而取[5]之，外引其门，以闭其神[6]。呼尽内针，静以久留，以气至为故，如待所贵，不知日暮，其气已至，适以自护[7]。候吸引针，气不得出，各在其处，推阖其门，令真气《素问》作神气存，大气留止，故名曰补。

【注释】

［1］扪而循之，切而散之：《素问·离合真邪论》王注曰："扪循，谓手摸。切，谓指按也。扪而循之，欲气舒缓。切而散之，使经脉宣散。"

［2］推而按之：《类经·经脉应天地呼吸分补泻》注曰："再以指揉按其肌肤，欲针道之流利也。"

［3］弹而怒之：《类经·经脉应天地呼吸分补泻》注曰："以指弹其穴，欲其意有所注，则气随之，故脉络䐜满如怒起也。"

［4］抓而下之：抓，掐之意。《素问注证发微》注曰："谓以左手爪甲掐其正穴，而右手方下针也。"

［5］取：原作"散"，据《素问·离合真邪论》《太素·真邪补泻》改。

［6］外引其门，以闭其神：《太素·真邪补泻》注："疾出针已，引皮闭门，使神气不出。"

［7］其气已至，适以自护：《素问·离合真邪论》王注曰：

“适，调适也。护，慎守也。言气已平调，则当慎守勿令改变使疾更生也。”

【原文】

曰：候气奈何？曰：夫邪去络入于经，舍于血脉之中，其寒温未相得[1]，如涌波之起也，时来时去，故不常在，故曰方其来也，必按而止之，止而取之，无迎《素问》作逢其冲而泻之。真气者，经气[2]也，经气太虚，故曰其气《素问》作其来不可逢，此之谓也。故曰候邪不审，大气已过，泻之则真气脱，脱则不复，邪气复[3]至而病益蓄[4]，故曰其往不可追，此之谓也。不可挂以发者[5]，待邪之至时，而发针泻焉，若先若后者，血气已尽，其病不下。故曰知其可取如发机[6]，不知其取如叩椎[7]。故曰知机道者，不可挂以发，不知机者，叩之不发，此之谓也。

【注释】

[1]寒温未相得：若邪气与经气已合，则经气虚寒者化而为寒；经气盛热者化而为热。现邪气与经气未合，故寒温未相得。

[2]经气：即十二经脉之正气。

[3]复：原作“益”，据《素问·离合真邪论》《太素·真邪补泻》改。

[4]畜：通“蓄”，积聚。

[5]不可挂以发者:《素问吴注》曰:“言取邪之时，不可毫发间差。所谓不可挂以发者，待邪适至之时而施针，则邪泻去矣。”

[6]如发机:《类经·候气察三部九候》注:“机，弩机也……知而取之，必随机而应，如发机之易。”

[7] 如叩椎:《类经·候气察三部九候》注:“椎，木椎也……不知而攻之，则顽钝莫入，如叩椎之难也。”

【原文】

曰：真邪以合，波陇不起，候之奈何？曰：审扪循三部九候之盛虚而调之。不知三部者，阴阳不别，天地不分，地以候地，天以候天，人以候人，调之中府[1]，以定三部，故曰刺不知三部九候病脉之处，虽有太过且至，工不得《素问》作能禁也。诛罚无过，命曰大惑，反乱大经[2]，真不可复。用实为虚，以邪为正《素问》作真，用针无义，反为气贼，夺人正气；以顺为逆，营卫散乱，真气已失，邪独内著，绝人长命，予人夭殃。不知三部九候，故不能久长。固《素问》作因不知合之四时五行，因加相胜[3]，释邪攻正，绝人长命。邪之新客来也，未有定处，推之则前，引之则止，逢而泻之，其病立已。

曰：人之善病风，洒洒汗出者，何以候之？曰：肉不坚，腠理疏者，善病风。

曰：何以候肉之不坚也？曰：腘肉不坚而无分理者，肉不坚；肤粗而皮不致者，腠理疏也。

【注释】

[1] 调之中府：中府，指五脏而言。调之中府，就是以五脏的正常现象为依据，分析太过、不及的虚实变化。

[2] 大经：经与络相对而言，经大络小，故谓之大经。

[3] 因加相胜:《素问集注》张志聪注曰:“此言不知三部九候者，因而不知合于四时五行之道，六气之加临，五运之相胜；邪反释之，正反攻之，则绝人长命矣。”

阳受病发风第二下[1]

【原文】

黄帝问曰：刺节言解惑者，尽知调诸阴阳，补泻有余不足相倾移也，何以解之？岐伯对曰：大风[2]在身，血脉偏虚，虚者不足，实者有余，轻重不得，倾侧宛伏[3]，不知东西南北，乍上乍下，反复颠倒无常，甚于迷惑。补其不足，泻其有余，阴阳平复，用针如此，疾于解惑。

【注释】

[1] 下：原无，据上篇标题补。

[2] 大风：此处指中风类疾病。

[3] 倾侧宛伏：身体扑倒屈伏之意。宛，在此作屈解。

【原文】

淫邪偏客于半身，其入深，内居营卫，营卫稍衰，则真气去，邪气独留，发为偏枯。其邪气浅者，脉偏痛。

风逆[1]，暴四肢肿，身漯漯[2]，唏然时寒，饥则烦，饱则善变，取手太阴表里、足少阴、阳明之经。

肉反清取荥；骨清取井、经也。

【注释】

[1] 风逆：外感风邪而厥气内逆的风逆病。《类经·刺厥痹》

注："风感于外，厥气内逆。"

［2］身漯漯（luò）：寒栗也。漯漯，水湿积聚之意。

【原文】

偏枯，身偏不用而痛，言不变，智不乱，病在分凑[1]之间，巨针取之，益其不足，损其有余，乃可复也。

痱[2]之为病也，身无痛者，四肢不收，智乱不甚，其言微知，可治；甚则不能言，不可治也。

病先起于阳，后入于阴者，先取其阳，后取其阴，必审其气之浮沉而取之。

【注释】

［1］凑：通"腠"，腠理。

［2］痱（féi）：风病的一种，表现为身不痛而四肢不能活动。

【原文】

病大风[1]骨节重，须眉坠，名曰大风，刺肌肉为故，汗出百日；刺骨髓汗出百日，凡二百日，须眉生而止针。

【注释】

［1］大风：也叫"厉风"，即麻风病。

【原文】

曰：有病身热懈堕，汗出如浴，恶风少气，此为何病？曰：名酒风[1]，治之以泽泻、术各十分，麋衔[2]五分，合以三指撮[3]，为后饭[4]。

【注释】

［1］酒风：指漏风

［2］麋衔（xián）：一名薇衔，今称鹿衔草，中药的一种。衔，同“衔”。

［3］三指撮：即用三个指头撮药末，以定药量。

［4］后饭：即饭后服药。原作“后饮”，据《素问·病能论》《太素·酒风》改。

【原文】

身有所伤，出血多，及中风寒，若有所坠堕[1]，四肢解㑊不收，名曰体解，取其少腹脐下三结交。三结交者，阳明、太阴一本作阳、脐下三寸关元也。

【注释】

［1］若有所坠堕：就像从高处坠堕跌伤一样。

【原文】

风眩，善呕，烦满，神庭主之。如颜青者，上星主之。取上星者，先取譩譆，后取天牖、风池。

头痛颜青者，囟会主之。

风眩引颔痛，上星主之，取上星亦如上法。

风眩目瞑[1]，恶风寒，面赤肿，前顶主之。

顶上痛，风头重[2]，目如脱，不可左右顾，百会主之。

风眩目眩，颅上痛，后顶主之。

【注释】

[1] 目瞑：不欲睁眼。

[2] 风头重：感风而头部沉重。

【原文】

头重顶痛，目不明，风到脑中寒，重衣[1]不热，汗出，头中恶风，刺脑户主之。

头痛项急，不得顾侧[2]，目眩，鼻不得喘息，舌急难言，刺风府主之。

头眩目痛，头半寒《千金》下有痛字，玉枕主之。

【注释】

[1] 重衣：穿多件衣服。

[2] 顾侧：原作"倾倒"，据《外台秘要·卷三十九》改。

【原文】

脑风目瞑，头痛，风眩目痛，脑空主之。

颈颔榰满，痛引牙齿，口噤不开，急痛不能言，曲鬓主之。

项痛引颈，窍阴主之。

风头耳后痛，烦心及足不收失履，口㖞僻，头项摇瘛[1]，牙车急，完骨主之。

眩，头痛重，目如脱，项似拔，狂见鬼，目上反，项直不可以顾，暴挛，足不任身[2]，痛欲折，天柱主之。

腰脊强，不得俯仰，刺脊中。大风[3]汗出，膈俞主之。又譩譆主之。《素问·骨空》注云：大风汗出灸譩譆。

眩，头痛，刺丝竹空主之。

【注释】

［1］摇瘛：摇动而抽掣疼痛。

［2］任身：支撑身体。

［3］大风：此指感受严重的风邪而言，非指大风病。

【原文】

口僻，颧髎及龈交、下关主之。

面目恶风寒，䪼[1]肿臃[2]痛，招摇[3]视瞻[4]，瘛疭口劈，巨髎主之。

口不能水浆，㖞僻，水沟主之。

【注释】

［1］䪼：颧骨。

［2］臃（yōng）：《说文解字》："肿也。"

［3］招摇：肢体伸缩摇动之意。。

［4］视瞻：两目直视或上视。

【原文】

口僻噤[1]，外关主之。

瘛疭，口沫出，上关主之。

偏枯，四肢不用，善惊，大巨主之。

【注释】

［1］噤：原作"禁"，据《外台秘要·卷三十九》改。此处

指牙关紧急，口不能张开。

【原文】

大风[1]，逆气，多寒，善悲，大横主之。

手臂不得上头，尺泽主之。

风[2]汗出，身肿，喘喝多睡，恍惚善忘，嗜卧不觉，天府主之。在腋下三寸，臂内动脉之中。

风热，善怒，中心喜悲[3]，思慕歔欷[4]，善笑不休，劳宫主之。

两手挛不[5]伸及[6]腋，偏枯不仁，手瘛偏小，筋急，大陵主之。

【注释】

[1] 大风：此处指感受严重的风邪。

[2] 风：指感受风邪。

[3] 善怒，中心喜悲：风热在肝则善怒，在心则心虚善悲。

[4] 歔（xū）欷（xī）：因悲伤而抽泣的样子。

[5] 不：此下原衍“收”字，据《备急千金要方·卷三十》及《外台秘要·卷三十九》删。

[6] 及：牵引。

【原文】

头身风热，善呕，怵惕[1]，寒中[2]少气，掌中热，肘挛[3]腋肿，间使主之。

足不收，痛不可以行，天泉主之。

足下缓失履，冲阳主之。

【注释】

[1] 风热，善呕，怵惕：原作“风，善呕，怵”，据《外台秘要·卷三十九》改。

[2] 寒中：此处指中焦虚寒。

[3] 肘挛：原作“肘急”，据《外台秘要·卷三十九》改。

【原文】

手及臂挛，神门主之。

痱痿[1]，臂腕不用，唇吻不收，合谷主之。

肘痛不能自带衣[2]，起头眩[3]，颔痛面黑，风，肩背痛不可顾，关冲主之。

【注释】

[1] 痱痿：痱证和痿证。

[2] 自带衣：自己穿衣。

[3] 起头眩：起立则头目眩晕。

【原文】

嗌外肿，肘臂痛，五指瘛不可屈伸，头眩，颔额颅痛，中渚主之。

马刀肿瘘[1]，目痛，肩不举，心痛榰满，逆气，汗出，口噤不可开，支沟主之。

大风默默[2]，不知所痛，嗜卧善惊，瘛疭，天井主之。《千金》云悲伤不乐。

【注释】

［1］马刀肿瘘：马刀疮，高肿或有瘘管。

［2］默默：默默不语。

【原文】

偏枯，臂腕发痛，肘屈不得伸手，又风头痛，涕出，肩臂颈痛，项急烦满，惊，五指掣不可屈伸，战怵[1]，腕骨主之。

【注释】

［1］战怵：战栗。

【原文】

风眩，惊，手腕痛，泄风，汗出至腰，阳谷主之。《千金》手腕痛作手卷。

风逆，暴四肢肿，湿则唏然寒，饥则烦心，饱则眩，大都主之。

风入腹中，侠脐急，胸痛胁榰满，衄不止，五指[1]端尽痛，足不践地，涌泉主之。

【注释】

［1］五指：此处指五个足趾。

【原文】

偏枯不能行，大风默默不知所痛，视如见星，溺黄，小腹热，咽干，照海主之。泻在阴跷[1]，右少阴俞[2]，先刺阴跷，后刺少阴，在横骨中。

【注释】

［1］阴跷：此处指照海穴。

［2］右少阴俞：此处指横骨穴。

【原文】

风逆，四肢肿，复溜主之。

风从头至足，面目赤，口痛啮舌，解溪主之。

大风，目外眦痛，身热痱[1]，缺盆中痛，临泣主之。

善自啮颊[2]，偏枯，腰髀枢痛，善摇头，京骨主之。

大风，头多汗，腰尻腹痛，腨跟肿，上齿痛，脊背尻重不欲起，闻食臭[3]，恶闻人音，泄风从头至足，昆仑主之。

痿厥，风头重，頞痛，枢股腨外廉骨痛，瘛疭，痹不仁，振寒，时有热，四肢不举，付阳[4]主之。

腰痛，颈项痛，历节汗出而步失[5]履，寒，复不仁，腨中痛，飞扬主之。

【注释】

［1］痱：在此作“痱疮”解，即俗所谓痱子。

［2］啮颊：咬腮。

［3］闻食臭：喜欢闻食物味。

［4］付阳：原作“趺阳”，据《外台秘要·卷三十九》及《备急千金要方·卷三十》改。

［5］失：原无，据《外台秘要·卷三十九》改。

八虚受病发拘挛第三

本篇主要说明了两肘、两腋、两髀、两腘等部位受邪后发生关节拘挛的病理与治法。

【原文】

黄帝问曰：人有八虚[1]，各以何候？岐伯对曰：肺心有邪，其气留于两腋；肝有邪，其气留于两肘；脾有邪，其气留于两髀；肾有邪，其气留于两腘，凡此八虚者，此机关之室[2]，真气之所过，血络之所由。是八邪气恶血因而得留，留则伤筋骨，机关不得屈伸，故拘挛。

暴拘挛，痫眩，足不任身，取天柱主之。

【注释】

[1] 八虚：指两肘、两腋、两髀、两腘而言。因这些都是较大的关节，外邪侵袭后容易留止于此，故称为八虚。

[2] 机关之室：机关，即活动的枢纽。室，作部位解。此处指这些部位是人体活动的枢纽。

【原文】

腋拘挛，暴脉急[1]，引胁而痛，内引心肺，譩譆主之。从项至脊，自脊已下至十二椎，应手刺之[2]，立已。转筋者，立而取之，可令遂已。痿厥者，张[3]而引之，可令立快[4]矣。

【注释】

［1］脉急：筋脉拘急。

［2］应手刺之：按之有应手而痛之处，以针刺之。

［3］张：伸开四肢。

［4］令立快：令患者立时感到爽快。

热在五脏发痿第四

本篇论述了痿病的病因、病机和治法。

1. 从内、外因等方面阐述了五脏痿的致病原因；并根据阳明和宗筋的关系，说明“治痿独取阳明”的重要意义。

2. 指出痿病的治疗原则和主治腧穴。

【原文】

黄帝问曰：五脏使人痿，何也？岐伯对曰：肺主身之皮毛，心主身之血脉，肝主身之筋膜，脾主身之肌肉，肾主身之骨髓。故肺气热则叶焦，焦则皮毛虚弱急薄著，著则生痿躄矣。

故心气热则下脉厥而上，上则下脉虚，虚则生脉痿，枢折瘛[1]，胫肿而不任地《素问》瘛作挈，肿作疭。

肝气热则胆热泄，口苦，筋膜干，筋膜干则筋急而挛，发为筋痿。

脾气热则胃干而渴，肌肉不仁，发为肉痿。

肾气热则腰脊不举，骨枯而髓减，发为骨痿。

【注释】

[1] 枢折瘛：谓四肢关节失养，活动不灵，不能运动，不能提挈，有如枢纽之折。枢，指枢纽、机关之处。

【原文】

曰：何以得之？曰：肺者，脏之长也，为心之盖，有所亡失，所求不得，则发为肺鸣[1]，鸣则肺热叶焦，发为痿躄。悲哀太甚则胞络[2]绝，胞络绝则阳气内动，发则心下崩，数溲血，故《本病》[3]曰大经空虚，发为肌痹，传为脉痿；思想无穷，所愿不得，意淫于外[4]，入房太甚，宗筋弛纵，发为筋痿，及为白淫[5]，故《下经》[6]曰筋痿生于肝使内[7]也。有渐[8]于湿，以水为事，若有所留，居处伤湿，肌肉濡渍[9]，痹而不仁，发为肉痿，故《下经》曰肉痿者，得之湿地。有所远行劳倦，逢大热而渴，渴则阳气内伐[10]，内伐则热合《素问》作舍于肾，肾者水脏，今水不胜火，则骨枯而髓空，故足不任身，发[11]为骨痿，故《下经》曰骨痿生于大热。

【注释】

[1] 肺鸣：因气郁，肺气不利而出现喘鸣声。王冰注曰："肺藏气，气郁不利，故喘息有声。"

[2] 胞络：《素问·痿论》新校正云："详经注中胞字，俱当作包。"故胞络即心包络之脉。

[3]《本病》：古经篇名，已亡失。

[4] 意淫于外：即思想为外界美色所干扰。

[5] 白淫：指男子流白及女子白浊、带下之类的疾病。

[6]《下经》：古经名，已亡失。

[7] 使内：指房劳过度，耗竭精气而言。

[8] 渐：浸渍之意。

[9] 渍：原作"溃"，据《素问·痿论》《太素·五脏痿》改。

[10] 内伐：王冰注曰："阳气内伐，谓伐腹中之阴气也。"

[11] 发：此前原有"热"字，据《素问·痿论》《太素·五脏痿》改。

【原文】

曰：何以别之？曰：肺热者色白而毛败，心热者色赤而络脉溢[1]，肝热者色苍而爪枯，脾热者色黄而肉蠕动，肾热者色黑而齿槁。

【注释】

[1] 溢：充溢。

【原文】

曰：治痿者独取阳明，何谓也？曰：阳明者，五脏六腑之海，主润宗筋，宗筋者，主束骨而利机关[1]。冲脉者，经脉之海，主渗灌溪谷，与阳明合于宗筋，阴阳揔[2]宗筋之会，会于气冲，而阳明为之长，皆属带脉，而络于督脉，故阳明虚则宗筋纵，带脉不引[3]，故足痿不用。治之，各补其营而通其俞，调其虚实，和其逆顺，则筋脉骨肉各以其时受月[4]则病已[5]矣。

【注释】

[1] 利机关：使关节滑利。

[2] 揔（zǒng）：古同“总”。

[3] 不引：不能收引。

[4] 时受月：《素问·痿论》王注曰：“时受月，谓受气时月也，如肝王甲乙，心王丙丁。”

[5] 已：原脱，据《素问·痿论》《太素·五脏痿》改。

【原文】

痿厥，为四末束闷，乃疾解之，日二[1]；不仁者十日而知[2]，无休[3]，病已止。

【注释】

［1］为四末束闷，乃疾解之，日二：将其四肢用布束缚，当其有满闷感觉时即迅速解开，每天早晚各一次。

［2］十日而知：用十天便能生效。

［3］无休：连续治疗不停。

【原文】

口[1]缓不收，痿不能行，不能言语，手足痿躄不能行，地仓主之。

痿不相知，太白主之。一云身重骨痿不相知。

痿厥，身体不仁，手足偏小，先取京骨，后取中封、绝骨，皆泻之。

痿厥寒，足腕不收，躄，坐不能起，髀枢脚痛[2]，丘墟主之。

虚则痿躄，坐不能起；实则厥，胫热时痛，身体不仁，手足偏小，善啮颊，光明主之。

【注释】

［1］口：原作“足”，据《备急千金要方·卷三十》《外台秘要·卷三十九》改。

［2］髀枢脚痛：从髋关节到脚的部位都痛。髀枢，髋关节。

手太阴阳明太阳少阳脉动发肩背痛肩前臑皆痛肩似拔第五

本篇主要说明了邪气侵入手太阴、阳明、太阳、少阳诸经发生的肩背痛、肩前臑痛和肩似拔等的症状及治疗时应取的腧穴。

【原文】

肩痛不可举，天容及秉风主之。

肩背痹[1]痛，臂不举，寒热凄索，肩井主之。

肩肿不得顾，气舍主之。

肩背痹不举，血瘀肩中，不能动摇，巨骨主之。

肩中热，指臂痛，肩髃[2]主之。

肩重不举，臂痛，肩髎主之。

【注释】

[1] 痹：原作“髀”，据《外台秘要·卷三十九》改。

[2] 肩髃：肩髃是手阳明、跷脉之会，主泄四肢之热，所以取为主治。

【原文】

肩重肘臂痛不可举，天宗主之。

肩胛中[1]痛，热而寒至肘，肩外俞主之。

肩胛周痹[2]，曲垣主之。

【注释】

［1］中：原作“甲”，据《外台秘要·卷三十九》改。

［2］肩胛周痹：指肩胛周围麻痹。

【原文】

肩痛不可举，引缺盆，云门主之。

肘痛，尺泽主之。

臂瘛引口，中寒，䪼肿，肩肿引缺盆，商阳主之。

肩肘中痛，难屈伸，手不可举，腕重急[1]，曲池主之。

肩肘节酸重，臂痛，不可屈伸，肘髎主之。

肩痛不能自举，汗不出，颈痛，阳池主之。

【注释】

［1］急：此处指拘急。

【原文】

肘中濯濯[1]，臂内廉痛，不可及头，外关主之。

肘痛引肩，不可屈伸，振寒热，颈项肩背痛，臂痿痹不仁，天井主之。《千金》云肩内麻木。

肩不可举，不能带衣[2]，清冷渊主之。

【注释】

［1］濯濯：此处指肿胀。

［2］带衣：结带和穿衣服。

【原文】

肘臂腕中痛，颈肿不可以顾，头项急痛，眩，淫泺，肩胛小指痛[1]，前谷主之。

肩痛不可自带衣，臂腕外侧痛不举，阳谷主之。

臂不可举，头项痛，咽肿不可咽，前谷主之。

肩痛欲折，臑如拔，手不能自上下，养老主之。

肩背头痛时眩，涌泉主之。

【注释】

[1] 肩胛小指痛：指肩胛骨到手小指之间的部位疼痛。

水浆不消发饮第六

本篇主要说明了因水浆不消而发生水饮病的主治腧穴。

【原文】

溢饮，胁下坚痛，中脘主之。

腰清脊强，四肢懈堕[1]，善怒，咳，少气郁然不得息，厥逆，肩不可举，马刀瘘，身瞤[2]，章门主之。

【注释】

[1] 懈堕：松弛无力。

[2] 身瞤：全身肌肉跳动。

【原文】

溢饮，水道不通，溺黄，小腹痛，里急肿，洞泄，体痛引骨，京门主之。

饮渴，身伏，多唾，隐白主之。

腠理气[1]，臑会主之。

【注释】

[1] 气：此处指气滞。

卷之十一

胸中寒发脉代第一

本篇主要说明了由于胸中有寒，致使脉代不至所出现的症状，并提出主治腧穴。

【原文】

脉代不至寸口，四逆[1]，脉鼓不通，云门主之。

胸中寒，脉代时不[2]至，上重下轻，足不能安[3]地，少腹胀，上抢心，胸胁[4]稽满，咳唾有血，然谷主之。

【注释】

[1] 四逆：四肢逆冷。

[2] 不：原无，据《外台秘要·卷三十九》补。

[3] 安：原无，据《外台秘要·卷三十九》补。

[4] 胁：原无，据《外台秘要·卷三十九》补。

阳厥大惊发狂痫第二

本篇论述了阳气厥逆及大惊、大恐等精神刺激所致的狂病和痫病。

1. 人生而有癫疾的病机。

2. 狂病的病机、症状、诊断要点、治疗方法及主治腧穴。

3. 癫病的预后、病机、症状、治法，以及骨癫、脉癫、筋癫的症状与癫病的主治腧穴。

【原文】

黄帝问曰：人生而病癫疾者，安所得之？岐伯对曰：此得之在母腹中时，其母数有大惊，气上而不下，精气并居，故令子发为癫疾。

病在诸阳脉，且寒且热，诸分且寒且热[1]，名曰狂，刺之虚脉[2]，视分尽热，病已止。病初发岁一发[3]，不治月一发，不治月四五发，名曰癫疾。刺诸分，其脉尤寒者，以针补之《素问》云诸脉诸分其无寒者，以针调之，病已止。

【注释】

[1] 诸分且寒且热：诸分肉间有或寒或热的感觉。分，指分肉。

[2] 刺之虚脉：《类经·刺灸癫狂》注："刺之虚脉，谓泻其盛者使其虚也。"

[3] 病初发岁一发：患病最初一年发作一次。

【原文】

曰：有病狂怒者，此病安生？曰：生于阳也。

曰：阳何以使人狂也？曰：阳气者，因暴折而难决[1]，故善怒，病名曰阳厥[2]。

曰：何以知之？曰：阳明者常动，太阳少阳不动。不动而动大疾，此其候也。

曰：治之奈何？曰：衰《素问》作夺其食即已。夫食入于阴，气长于阳[3]，故夺其食即已。使人服以生铁落[4]，为后饮。夫生铁落者，下气候也《素问》候作疾。

【注释】

[1] 暴折而难决：指突然受到挫折，难于疏畅条达，阳逆躁极。

[2] 阳厥：《素问·病能论》王注曰："言阳气被折郁不散也。此人多怒，亦曾因暴折而心不疏畅故尔。如是者皆阳逆躁极所生，故病名阳厥。"

[3] 食入于阴，气长于阳：《类经·阳厥怒狂》注："五味入口而化于脾，食入于阴也。藏于胃，以养五脏气，长气于阳也。"

[4] 生铁落：锻铁时在砧上打落之铁屑。《本草纲目》谓其："平肝去怯，治善怒发狂。"

【原文】

癫疾，脉搏大滑，久自已；脉小坚急，死不治一作脉沉小急实，死不治，小牢急可治。

癫疾，脉虚可治，实则死。厥成为癫疾[1]，贯疽《素问》作黄疸。

暴病厥，癫疾，狂，久逆之所生也。五脏不平，六腑闭塞之所生也。

【注释】

［1］厥成为癫疾：《素问吴注》曰："气逆上而不已，则上实而下虚，故令忽然癫仆，今世所谓五痫也。"

【原文】

癫疾始生，先不乐，头重痛，直视举目赤[1]甚，作极已而烦心，候之于颜[2]，取手太阳、阳明、太阴[3]，血变而止。

癫疾始作，而引口[4]啼呼喘悸者，候之手阳明、太阳，左强[5]者攻其右一本作左，右强者攻其左一本作右，血变而止。

治癫疾者，常与之居，察其所当取之处，病至，视之有过者[6]，即泻之，置其血于瓠壶之中，至其发时，血独动矣；不动，灸穷骨三十壮。穷骨者，尾骶[7]也。

【注释】

［1］视举目赤：两目上视而红赤，为厥气上逆所致。视举，目上视也。

［2］颜：天庭也。

［3］取手太阳、阳明、太阴：原无"阳明"二字，据《太素·癫疾》《灵枢·癫狂》补。《类经·刺灸癫狂》注："当取手太阳支正、小海；手阳明偏历、温溜；手太阴太渊、列缺等穴。"

［4］引口：口角被抽引而歪斜。《类经·刺灸癫狂》注："引口者，牵引歪斜也。"

［5］强：此处强与僵通。

［6］有过者：即有病的经脉。过，过失，在此引申为患病。

［7］尾骶：此处指长强穴。

【原文】

骨癫疾者[1]，颔齿诸俞分肉皆满，而骨倨[2]强直，汗出烦闷，呕多涎沫，气下泄，不治。

脉癫疾者，暴仆，四肢之脉皆胀而纵，脉满，尽刺之出血，不满，灸之侠项太阳[3]，又灸带脉[4]于腰相去三寸、诸分肉本俞[5]，呕多涎沫，气下泄，不治。

筋癫疾者，身卷挛急，脉大，刺项大经之大杼，呕多涎沫，气下泄，不治。

【注释】

［1］骨癫疾者:《类经·刺灸癫狂》注:“骨癫疾者，病深在骨也。”

［2］倨（jù):直之意。《礼记·乐记》载:“矩之直者为倨。”

［3］侠项太阳：即天柱穴。《灵枢注证发微》注曰:“足太阳膀胱经，挟项之天柱穴。”

［4］带脉：指足少阳胆经之带脉穴。

［5］诸分肉本俞:《类经·刺灸癫狂》注:“诸分肉本俞，谓诸经分肉之间及四肢之俞，凡胀纵之所，皆当取也。”

【原文】

狂之始生，先自悲也，善忘善怒善恐者，得之忧饥，治之先取手太阴、阳明[1]，血变而止，及取足太阴、阳明[2]。

狂始发，少卧不饥，自[3]高贤也，自辨智[4]也，自尊贵也，善骂詈，日夜不休，治之取手阳明、太阳、太阴、舌下少阴[5]，视脉之盛者，皆取之，不盛者释[6]之。

狂，善惊善笑，好歌乐，妄行不休者，得之大恐，治之取手阳明、太阳、太阴。狂，目妄见，耳妄闻，善呼者，少气之所生也，治之取手太阳、太阴、阳明、足太阳及头两颔[7]。

狂，多食，善见鬼神，善笑而不发于外者[8]，得之有所大喜，治之取足太阴、阳明，太阳，后取手太阴、阳明、太阳。

狂而新发，未应如此者[9]，先取曲泉左右动脉[10]及盛者，见血立顷已，不已以法取之，灸骶骨[11]二十壮。骶骨者，尾屈也。

【注释】

[1] 手太阴、阳明:《类经·刺灸癫狂》注:“手太阴之太渊、列缺，手阳明之偏历、温溜。”

[2] 足太阴、阳明:《类经·刺灸癫狂》注:“足太阴之隐白、公孙，足阳明之三里、解溪。”

[3] 自：自觉，自认为。

[4] 自辨智：自言聪明智慧。辨与辩通，谓巧言也。

[5] 舌下少阴：杨上善认为是舌下足少阴脉。张介宾认为，舌下指任脉之廉泉，少阴指心经之神门、少冲。按：此二说，以杨说为是。足少阴肾脉，循喉咙，夹舌本。是动则病饥不欲食，坐而欲起等症，与少卧不饥略同，故脉盛者，可刺其舌下络脉。

[6] 释：放弃，舍去，此言脉不盛，则舍弃而不刺也。

[7] 头两颔：指头两侧的颊车穴。

[8] 不发于外者:《太素·惊狂》注:“不发于外者，不于人

前病发也。”

［9］未应如此者：谓狂病新发，尚没有上述所说之五种证候。

［10］曲泉左右动脉：《灵枢识》简按：“《外台》云横向胫二寸，当脉中是也。”故此言左右动脉，即指左右曲泉穴而言。但考其他诸书，未有言曲泉有动脉者。

［11］骶骨：即长强穴。

【原文】

癫疾呕沫，神庭及兑端、承浆主之。

其不呕沫，本神及百会、后顶、玉枕、天冲、大杼、曲骨、尺泽、阳溪、外丘、当上脘旁五分通谷[1]、金门、承筋、合阳主之，委中下二寸为合阳。

【注释】

［1］通谷：指足部的通谷穴。前文“当上脘旁五分”疑后人误注。

【原文】

癫疾，上星主之，先取譩譆，后取天牖、风池。

癫疾呕沫，暂起僵仆，恶见风寒，面赤肿，囟会主之。

癫疾狂走，瘛疭摇头，口㖞，戾[1]，颈强，强间主之。

癫疾瘛疭，狂走，颈项痛，后顶主之，后顶，项后一寸五分。

癫疾，骨酸，眩，狂，瘛疭，口噤《千金》作喉噤，羊鸣[2]，刺脑户。

狂易，多言不休，及狂走欲自杀，及目妄见，刺风府。

【注释】

［1］戾（lì）:《说文解字·犬部》:“曲也。”

［2］羊鸣：呼声如羊鸣。

【原文】

癫疾僵仆，目妄见，恍惚不乐，狂走，瘛疭，络却主之。

癫疾大瘦，脑空主之。

癫疾僵仆，狂疟，完骨及风池主之。

癫疾互引，天柱主之。

癫疾，怒欲杀人，身柱主之。《千金》又云瘛疭身热狂走，谵语见鬼。

狂走癫疾，脊急强，目转上插[1]，筋缩[2]主之。

【注释】

［1］目转上插：目睛翻转上视。

［2］筋缩：原作“筋俞”，据《备急千金要方·卷三十》《外台秘要·卷三十九》改。

【原文】

癫疾发如狂[1]者，面皮厚敦敦[2]，不治；虚则头重洞泄，淋癃，大小便难，腰尻重，难起居，长强主之。

癫疾，憎风时振寒，不得言，得寒益甚，身热狂走欲自杀，目反妄见，瘛疭，泣出，死不知人，肺俞主之。

癫疾，膈俞及肝俞主之。

【注释】

［1］狂：此后原有“走”字，据《备急千金要方·卷三十》《外台秘要·卷三十九》删。

［2］厚敦敦：肥厚貌。

【原文】

癫疾互引，水沟及龈交主之。

癫疾，狂，瘛疭眩仆，癫疾，喑不能言，羊鸣沫出，听宫主之。

癫疾互引，口㖞，喘悸者，大迎主之，及取阳明、太阴，候手足变血而止。

狂癫疾，吐舌[1]，太乙及滑肉门主之。

太息善悲，少腹有热，欲走，日月主之。

狂易，鱼际及合谷、腕骨、支正、少海、昆仑主之。

【注释】

［1］吐舌：此处指吐舌口外而不收。

【原文】

狂言，太渊主之。

心悬如饥状，善悲而惊狂，面赤目黄，间使主之。

狂言，笑见鬼，取之阳溪及手足阳明、太阴。

癫疾多言，耳鸣，口僻颊肿，实则聋，龋，喉痹不能言，齿痛，鼻鼽衄，虚则痹膈[1]，偏历主之。

癫疾吐舌，鼓颔，狂言见鬼，温溜主之，在腕后五寸。

目不明，腕急，身热，惊狂，躄痿痹，瘛疭，曲池主之。

癫疾吐舌，曲池主之。

狂疾，掖门主之，又侠溪、丘墟、光明主之。

狂，互引，头痛耳鸣，目痹，中渚主之。

热病汗不出，互引，颈嗌外肿，肩臂酸重，胁掖急痛，四肢[2]不举，痂疥，项不可顾，支沟主之。

癫疾，吐舌[3]沫出，羊鸣，戾颈，天井主之在肘后。

热病汗不出，狂，互引，癫疾，前谷主之。

狂，互癫疾数发，后溪主之。

狂，癫疾，阳谷及筑宾、通谷主之。

癫疾，狂，多善食，善笑不发于外，烦心，渴，商丘主之。

癫疾，短气，呕血，胸背痛，行间主之。

痿厥，癫疾，洞泄，然谷主之。

狂仆，温溜主之。

狂癫，阴谷主之。

癫疾发寒热，欠，烦满，悲，泣出，解溪主之。

狂，妄走，善欠，巨虚上廉主之。

狂，易见鬼与火，解溪主之。

癫狂互引[4]，僵仆，申脉主之，先取阴跷，后取京骨、头上五行。目反上视，若赤痛从内眦始，复下半寸各三痏，左取右，右取左。

寒厥癫疾，噤龂[5]瘛疭，惊狂，阳交主之。

【注释】

[1] 膈：此后原有“俞”字，据《外台秘要·卷三十九》删。

[2] 四肢：原无，据《外台秘要·卷三十九》补。

［3］舌：原作“血”，据《备急千金要方·卷三十》《外台秘要·卷三十九》改。

［4］癫狂互引：癫病和狂病交互发作。

［5］龂：原作“吤”，据《外台秘要·卷三十九》改。

【原文】

癫疾，狂，妄行，振寒，京骨主之。

身痛，狂，善行，癫疾，束骨主之，补诸阳。

癫疾僵仆，转筋，仆参主之。

癫疾，目𥇍𥇍，鼽衄，昆仑主之。

癫狂疾，体痛，飞扬主之。

癫疾反折，委中主之。

凡好太息，不嗜食，多寒热汗出，病至则善呕，呕已乃衰[1]，即取公孙及井俞。

实则肠中切痛，厥头面肿起，烦心，狂，多饮不嗜卧[2]，虚则鼓胀[3]，腹中气大滞，热痛不嗜卧，霍乱，公孙主之。

【注释】

［1］衰：指症状减轻。

［2］不嗜卧：原无，据《备急千金要方·卷三十》《外台秘要·卷三十九》补。

［3］胀：原作“浊”，据《备急千金要方·卷三十》《外台秘要·卷三十九》改。

阳脉下坠阴脉上争发尸厥第三

本篇指出了尸厥的形成是由于阳脉之气下降，阴脉之气上逆所致，并提出了尸厥的主治腧穴。

【原文】

尸厥，死不知人，脉动如故[1]，隐白及大敦主之。

恍惚尸厥，头痛，中极及仆参主之。

尸厥暴死，金门主之。

【注释】

［1］脉动如故：脉的波动和平常一样。

气乱于肠胃发霍乱吐下第四

本篇说明了气乱于肠胃而发霍乱吐泻的证治，列举了霍乱的各种症状和主治腧穴，并说明了针刺转筋取经卒刺的方法。

【原文】

霍乱[1]，刺俞旁五[2]，足阳明及上旁三[3]。

【注释】

[1] 霍乱:《灵枢·五乱》曰:“清气在阴，浊气在阳，营气顺脉，卫气逆行，清浊相干……乱于肠胃，则为霍乱。”《类经·刺胸背腹病》注:“邪在中焦，则既吐且泻，脏气反复，神志缭乱，故曰霍乱。”

[2] 刺俞旁五:《太素·刺霍乱数》注:“霍乱刺主疗霍乱，输旁可五取之。”《素问·通评虚实论》王注曰:“霍乱者，取少阴俞旁志室穴。”

[3] 足阳明及上旁三:《素问·通评虚实论》王注曰:“足阳明，言胃俞也，取胃俞兼取少阴俞外两旁，向上第三穴则胃仓穴也。”马莳以为是刺胃仓、意舍各三痏。张介宾以为是胃俞和意舍各三痏。张志聪曰:“上刺阳明俞旁三。三者，先浅刺绝皮以出阳邪，后刺深之以出阴邪，最后极深入于分肉之间以致谷气。”各家说法不一。

【原文】

呕吐烦满，魄户主之。

阳逆霍乱，刺人迎，刺入四分，不幸杀人。

霍乱，泄出不自知，先取太溪，后取太仓之原[1]。

【注释】

［1］太仓之原：指胃经原穴冲阳穴，取之可补后天之谷气。《灵枢·胀论》曰："胃者，太仓也。"

【原文】

霍乱，巨阙、关冲、支沟、公孙、解溪主之。《千金》又取阴陵泉。

霍乱泄注，期门主之。

厥逆霍乱，府舍主之。

胃逆霍乱，鱼际主之。

霍乱逆气，鱼际及太白主之。

霍乱，遗矢失[1]气，三里主之。

暴霍乱，仆参主之。

霍乱转筋，金门、仆参、承山、承筋主之。

霍乱，胫[2]痹不仁，承筋主之。《千金》云主瘛疭脚酸。

【注释】

［1］失：原脱，据《备急千金要方·卷三十》《外台秘要·卷三十九》补。

［2］胫：指小腿。

【原文】

转筋于阳[1]理其阳[2]，转筋于阴理其阴，皆卒刺之[3]。

【注释】

［1］阳：手足之外廉皆属阳经。

［2］阳：指三阳经脉。

［3］皆卒刺之：因转筋病多系突然而发，故针刺亦应不拘时日，随病随刺。

足太阴厥脉病发溏泄下痢第五

本篇说明了溏泄下痢的病因和难治易治的辨证，以及其发展变化和预后等情况；并根据不同的兼症，分别指出主治腧穴。

【原文】

春伤于风，夏生飧泄。

肠澼，久风为飧泄。

飧泄而脉小，手足寒者难已。

飧泄而脉大，手足温者易已。

黄帝问曰：肠澼便血何如？岐伯对曰：身热则死，寒则生。

曰：肠澼下白沫何如？曰：脉沉则生，浮则死。

曰：肠澼下脓血何如？曰：悬绝则死，滑大则生。

曰：肠澼之属，身不热，脉不悬绝，何如？曰：脉滑大皆生，悬涩皆死，以脏期之[1]。

【注释】

[1] 以脏期之：即以五脏相克之理推测病之死期。病之死期，当在脏气所不胜之日。如肝气绝者，当死于庚辛日，以庚辛日属金，金克木，为肝气所不胜之日，故当死。其他各脏同此例。

【原文】

飧泄补三阴交，上补阴陵泉，皆久留之，热行[1]乃止。

病泄下血，取曲泉、五里。腹中有寒[2]，泄注，肠澼便血，会阳主之。

【注释】

［1］热行：针下有热感。

［2］腹中有寒：原作“肠中有寒热”，据《备急千金要方·卷三十》《外台秘要·卷三十九》改。

【原文】

肠鸣澼泄，下髎主之。

肠澼泄，切痛，四满主之。

便脓血，寒中[1]食不化，腹中痛，腹哀主之。

绕脐痛，抢心，膝寒，注利，腹结[2]主之。

溏瘕[3]，腹中痛，脏痹，地机主之。

【注释】

［1］寒中：此处指内有寒邪。

［2］结：原作“哀”，据《外台秘要·卷三十九》改。

［3］溏瘕：即溏泄，邪气留滞肠中而为瘕。

【原文】

飧泄，太冲主之。

溏泄谷不化[1]，寒热不节[2]，阴陵泉主之。

肠澼，中郄主之。

飧泄，大肠痛，巨虚上廉主之。

【注释】

［1］溏泄谷不化：原作“溏不化食”，据《外台秘要·卷三十九》改。

［2］寒热不节：指上述症状由寒热不节所致。

五气溢发消渴黄瘅第六

本篇主要论述了五谷之气停留不行，溢而为病，则发生消渴黄瘅等症。

1. 消瘅和黄瘅的外候。

2. 脾瘅、消瘅、口甘等症的病因、病机、治疗原则、禁忌证和主治腧穴。

【原文】

黄帝问曰：人之善病消瘅[1]者，何以候之？岐伯对曰：五脏皆柔弱者，善病消瘅。夫柔弱者必刚强，刚强多怒，柔者易伤也。此人薄皮肤而目坚固以深者，长衡直扬[2]，其心刚，刚则多怒，怒则气上逆，胸中蓄积，血气逆留《太素》作留积，腹皮充胀《太素》作髋皮充肌，血脉不行，转而为热，热则消肌，故为消瘅。此言其刚暴而肌肉弱者也。

面色微黄，齿垢黄，爪甲上黄，黄瘅也，安卧，小便黄赤，脉小而涩者，不嗜食。

【注释】

［1］消瘅：属消渴之类，原因很多，本条主要指出了五脏柔弱善病消瘅的病机。此病名最早见于《黄帝内经》，又名“热瘅”，其特点是邪热内炽，消灼津液，以多食而消瘦为主症。

［2］长衡直扬：视力深远而眉直竖之意。“衡”，指眉上。《汉书·王莽传》曰：“盱衡厉色。”注曰：“眉之上为衡。”扬，

即眉。

【原文】

曰：有病口甘者，病名曰何？何以得之？曰：此五气[1]之溢也，名曰脾瘅。夫五味入口，藏于胃，脾[2]为之行其精气，津液在脾，故令人口甘，此肥美之所发也。此人必数食美而多食甘肥，肥令人内热，甘令人中满，故其气上溢，转为消瘅《素问》作渴，治之以兰[3]，除陈气[4]也。

【注释】

[1] 五气：此处指五谷之气。

[2] 藏于胃，脾：原作"发于脾胃"，据《素问·奇病论》《太素·脾瘅消渴》改。

[3] 兰：即兰草。

[4] 除陈气：即除去陈久甘肥不化之气。除，去也。陈，久也。

【原文】

凡治消瘅、治偏枯、厥气逆满，肥贵人[1]则膏粱之病[2]也。膈塞闭绝，上下不通，暴忧之病也。

消瘅，脉实大，病久可治；脉悬绝小坚，病久不可治也。

【注释】

[1] 肥贵人：指肥胖的权贵之人。

[2] 膏粱之病：由于过食肥甘厚味，不能运化所致之病。

【原文】

曰：热中消中[1]，不可服膏粱芳草石药[2]，石药发疽《素问》作瘅[3]，芳草发狂。夫热中消中者，皆富贵人也，今禁膏粱，是不合其心；禁芳草石药，是病不愈，愿闻其说。曰：夫芳草之气美，药之气悍，二者其气急疾坚劲，故非缓心和人，不可以服此二者。夫热气慓悍，药气亦然，二者相遇，恐内伤脾，脾者，土也，而恶木，服此药也，至甲乙日当愈甚《素问》作当更论。

瘅成为消中[4]。

【注释】

［1］热中消中:《素问·腹中论》王注曰:“多饮数溲，谓之热中，多食数溲，谓之消中。”

［2］膏粱芳草石药:《类经·消瘅热中》注:“膏粱，厚味也。芳草，辛香之品也。石药，煅炼金石之类也。三者皆能助热，亦能消阴，凡病热者，所当禁用。”

［3］瘅：原脱，据嘉靖本补。

［4］瘅成为消中：内热日久，郁积不愈，就会转变为多食多尿的消中病。

【原文】

黄瘅，刺脊中。《千金》云腹重不动作。

黄瘅善欠，胁下满欲吐，脾俞主之。《千金》云身重不动作。

消渴身热，面《千金》作目赤黄，意舍主之。

消渴嗜饮，承浆主之。

黄瘅目黄，劳宫主之。

嗜卧，四肢不欲动摇[1]，身体黄，灸手五里，左取右，右取左。

【注释】

［1］不欲动摇：不愿活动。

【原文】

消渴，腕骨主之。

黄瘅，热中善渴，太冲主之。

身黄，时有微热，不嗜食，膝内廉[1]内踝前痛，少气身体重，中封主之。

消瘅，善喘，气是喉咽而不能言，手足清，溺黄，大便难，嗌中肿痛，唾血，口中热，唾如胶，太溪主之。

消渴黄瘅，足一寒一热，舌纵[2]烦满，然谷主之。

阴气不足，热中，消谷善饥，腹热身烦，狂言，三里主之。

【注释】

［1］廉：原无，据《备急千金要方·卷三十》《外台秘要·卷三十九》补。

［2］纵：弛缓。

动作失度内外伤发崩中瘀血呕血唾血第七

本篇说明了摄生不慎、动作失度可以影响身体健康，并能诱发崩中、瘀血、呕血、唾血等疾病。

1. 养生对身体健康的重要意义及五劳所伤所致之病。

2. 血枯病与劳风病的病机、症状、治法及主治腧穴。

【原文】

黄帝问曰：人年半百而动作皆衰者，人将失之[1]耶？岐伯对曰：今时之人，以酒为浆[2]，以妄为常[3]，醉以入房，以欲竭其精，以好[4]散其真，不知持满[5]，不时御神[6]，务快其心，逆于生乐，起居无节，故半百而衰矣。夫圣人之教也，形劳而不倦，神气从以顺[7]，色欲不能劳其目，淫邪不能惑其心，智愚贤不肖[8]，不惧于物，故合于道数[9]。年度百岁而动作不衰者，以其德全不危故也。

久视伤血，久卧伤气，久坐伤肉，久立伤骨，久行伤筋。

【注释】

［1］失之：指违背了养生之道。

［2］以酒为浆：《素问吴注》曰："古人每食，必啜汤饮，谓之水浆。以酒为浆，言其饮无节也。"

［3］以妄为常：肆行妄为，以为常务。"妄"原作"安"，据日刻本、京师医局本、《素问·上古天真论》改。

［4］好：指女色美好。"好"原作"耗"，据《素问·上古天

真论》新校正改。

［5］不知持满：持满，满而不溢也。《素问·上古天真论》王注曰："言爱精保神，如持盈满之器，不慎而动，则倾竭天真。"

［6］不时御神：不能根据四时阴阳变化运用精神，即指不知保养精神。

［7］神气从以顺：指善于养生的人恬淡虚无，无所贪嗜，故精神调和，真气从顺。

［8］不肖：不贤之意。

［9］道数：道，此指养生之道。数，理。此处指养生的道理。

【原文】

曰：有病胸胁榰满，妨于食，病[1]至则先闻腥臊臭，出清涕，先唾血，四肢清，目眩，时时前后血，何以得之？曰：病名曰血枯，此得之少年时，有所大夺血，若醉以入房中，气竭肝伤，故使月事衰少不来也，治之以乌贼鱼骨[2]，藘茹[3]，二物并合，丸以雀卵[4]，大如小豆，以五丸为后饭，饮以鲍鱼[5]汁，以饮利肠中及伤肝也。

【注释】

［1］病：原作"食"，据《素问·腹中论》《太素·血枯》改。

［2］乌贼鱼骨：《神农本草经》："味咸微温，主女子漏下赤白经汁，血闭。"

［3］藘（lǘ）茹：《神农本草经》曰："味辛寒……主恶血。"

［4］雀卵：《素问·腹中论》王注曰："味甘温，平，无毒，主治男子阴痿不起，强之令热，多精有子。"

［5］鲍鱼：《素问·腹中论》王注曰："味辛臭，温平无毒，

主治瘀血血痹在四肢不散者。”

【原文】

曰：劳风[1]为病何如？曰：劳风法在肺下，其为病也，使人强上[2]而瞑视[3]，唾出若涕，恶风而振寒，此为劳风之病也。

曰：治之奈何？曰：以救俯仰。太阳引精者三日，中若五日，不精者[4]七日《千金》云候之三日五日，不精明者是其症也。

咳出青黄涕，其状如脓，大如弹丸，从口中若鼻空出，不出则伤肺，伤肺则死矣。

【注释】

[1] 劳风：《素问·评热病论》王注曰：“从劳风生，故曰劳风。劳谓肾劳也。”《太素·热病说》注曰：“劳中得风为病，名曰劳中，亦名劳风。”

[2] 强上：指头项强，不得俯仰貌。《太素·热病说》注：“强上，好仰也。”

[3] 瞑视：即视物不明。

[4] 引精者三日，中若五日，不精者：分别指肾精即至者、中等者、精至而缓者。

【原文】

少气，身漯漯也，言吸吸[1]也，骨酸体重，懈惰不能动，补足少阴。

短气，息短不属[2]，动作气索，补足少阴，去血络。

【注释】

［1］言吸吸：气怯也。

［2］不属：不相连属。

【原文】

男子阴端寒，上冲心中佷佷[1]，会阴主之。

男子脊急目赤，支沟主之。

脊内廉痛，溺难，阴痿不用，少腹急引阴，及脚内廉痛[2]，阴谷主之。

善厌梦[3]者，商丘主之。

丈夫失精，中极主之。

【注释】

［1］佷佷（hén）：戾也，即扭转之意。原作“俍俍”，据《铜人·卷四》改。

［2］痛：原无，据《外台秘要·卷三十九》补。

［3］厌梦：厌，通“魇”。《说文新附》：“梦惊也。”

【原文】

男子精溢，阴上缩，大赫主之。

男子精不足，太冲主之。

崩中[1]，腹上下痛，中郄主之。

胸中瘀血，胸胁楮满，膈痛，不能久立，膝痿寒[2]，三里主之。

心下有膈，呕血，上脘主之。

【注释】

［1］崩中：女子血崩证。

［2］痿寒：痿弱无力而又发凉。

【原文】

呕血，有息，胁下痛，口干，心痛与背相引，不可咳，咳则引肾痛，不容主之。

唾血，振寒，嗌干，太渊主之。

呕[1]血，大陵及郄门主之。

呕血上气，神门主之。

内伤不足[2]，三阳络主之。

内伤唾血不足，外无膏泽[3]，刺地五会。

凡唾血，泻鱼际，补尺泽。

【注释】

［1］呕：原作“咳”，据《备急千金要方·卷三十》《外台秘要·卷三十九》改。

［2］内伤不足：内伤所致的气血不足。

［3］外无膏泽：肌肤不润泽。

邪气聚于下脘发内痈第八

本篇主要论述了邪气结聚于下脘所生内痈的病机与证治。

1. 下膈病的病机、症状和治法。

2. 胃脘痈的诊断要点及肺痈、肝痈、肾痈的主要症状。

【原文】

黄帝问曰：气为上膈，上膈者，食入而还出，余已知之矣。虫为下膈，下膈者，食晬时乃出，未得其意，愿卒闻之。岐伯对曰：喜怒不适，食饮不节，寒温不时，则寒汁留于肠中，留则虫寒，虫寒则积聚守于下脘，守下脘则肠胃充郭，卫气不营[1]，邪气居之。人食则虫上食，虫上食则下脘虚，下脘虚则邪气胜，胜则积聚以留，留则痈成，痈成则下脘约，其痈在脘内者则沉而痛深，其痈在脘外者则痈外而痛浮，痈上皮热。按其痈，视气所行[2]，先浅刺其旁，稍内益深，还而刺之，无过三行[3]，察其浮沉，以为浅深，已刺必熨，令热入中，日[4]使热内[5]，邪气益衰，大痈乃溃。互以参禁[6]，以除其内，恬澹无为，乃能行气，后服酸苦，化谷乃下膈矣。

【注释】

[1] 卫气不营：卫气不能转运。“卫”原作“胃”，据《灵枢·上膈》《太素·虫痈》改。

[2] 视气所行：《太素·虫痈》注：“以手轻按痈上，以候其气，取知痈气所行有三：一是欲知其痈气之盛衰；二是欲知其痈

之浅深；三是欲知其刺处之要，故按以视也。”

［3］三行：三次。

［4］日：每日。

［5］内：通“纳”，纳入也。

［6］互以参禁：《太素》作：“以参伍禁。”杨上善注曰：“参伍，揣量也。”

【原文】

曰：有病胃脘痈者，诊当何如？曰：诊此者，当候胃脉，其脉当沉涩《素问》作细，沉涩者气逆，气逆者则人迎甚盛，甚盛则热。人迎者，胃脉也，逆而盛则热聚于胃口而不行，故胃脘为痈。

肝满肾满肺满皆实，则为瘇[1]。肺痈喘而两胁《素问》作胠满；肝痈两胁《素问》作胠下满，卧则惊，不得小便；肾痈胠《素问》作脚下至少腹满，胫有大小[2]，髀胫跛[3]，易偏枯[4]。

【注释】

［1］瘇（zhǒng）：此处指痈肿。

［2］胫有大小：两侧下肢粗细大小不同。

［3］跛（bǒ）：指活动受限。

［4］偏枯：《灵枢·热病》曰：“偏枯，身偏不用而痛，言不变，志不乱，病在分腠之间。”

寒气客于经络之中
发痈疽风成发厉浸淫第九上

本篇主要论述了风寒邪气侵犯人体，使经脉不能畅通而发生痈疽、厉风、浸淫疮等病的病机、症状、治疗和预后。

1. 痈疽的病机、治疗原则，以及顺证和逆证的辨证。

2. 有关痈疽、厉风、浸淫疮等病的主治腧穴。

3. 痈和疽的区别。

【原文】

黄帝问曰：肠胃受谷，上焦出气[1]，以温分肉，以养骨节，通腠理。中焦出气如雾，上注溪谷而渗孙脉，津液和调，变化赤而为血，血和则孙络先满，乃注于络脉，络脉皆盈，乃注于经脉。阴阳乃张[2]，因息而行，行有经纪，周有道理，与天合同，不得休止。切而调之，从虚去实，泻则不足，疾则气减，留则先后；从实去虚，补则有余，血气已调，神气乃持。余已知血气之至与不至，未知痈疽之所从生，成败之时，死生之期，或有远近，何以度之？曰：经脉流行不止，与天同度，与地合纪，故天宿失度，日月薄蚀[3]，地经失纪，水道流溢，草蓂[4]不成，五谷不植，经纪不通，民不往来，巷聚邑居，别离异处。血气犹然，请言其故。夫血脉营卫，周流不休，上应天宿，下应经数。寒气客于[5]经络之中则血泣，血泣则不通，不通则卫气归之不得复反，故痈肿也。寒气化为热，热胜则肉腐，肉腐则为脓，脓不泻则筋烂，筋烂则骨伤，骨伤则髓消，不当骨空，不得泄泻，则筋骨枯空，枯空则筋骨肌肉不相亲，经络败漏，熏于五脏，脏伤则死矣。

【注释】

［1］气：指宗气。

［2］阴阳乃张：指营卫气血张起而运行。张，起之意。

［3］日月薄蚀：《汉书·天文志》韦昭曰："气往迫之为薄，亏毁曰食也。"食与蚀义同。

［4］草蓂（míng）：蓂，指蓂荚。《类经·人身应天地》注："蓂荚，瑞草也。尧时生于庭，随月雕荣，朔后一日荚生，望后一日荚落。"草蓂，诸说不一，此处泛指众草木而言。

［5］于：原无，据《灵枢·痈疽》《太素·痈疽》补。

寒气客于经络之中
发痈疽风成发厉浸淫第九下

【原文】

黄帝问曰：病之生时，有喜怒不测，饮食不节，阴气不足，阳气有余，营气不行，乃发为痈疽。阴阳气不通，两[1]热相薄，乃化为脓，小针能取之乎？岐伯对曰：夫致使身被痈疽之疾，脓血之聚者，不亦离道[2]远乎？痈疽之生，脓血之成也，积聚之所生，故圣人自治于未形也，愚者遭其已成也。

曰：其已有形，脓已成，为之奈何？曰：脓已成，十死一生。

曰：其已成有脓血，可以小[3]针治乎？曰：以小治小者，其功小；以大治大者，其功大；以小治大者，多害大。故其已成脓血者，其惟砭石铍锋[4]之所取也。

曰：多害者，其不可全乎？曰：在逆顺焉耳[5]。

曰：愿闻顺逆。曰：已为伤者，其白睛青黑眼小，是一逆也；内药而呕，是二逆也；腹痛渴甚，是三逆也；肩项中不便[6]，是四逆也；音嘶色脱，是五逆也。除此五者为顺矣。

【注释】

[1] 两：原作“而”，据《灵枢·玉版》《太素·疽痈逆顺刺》改。

[2] 离道：背离养生之道。

［3］小：原作“少”，据《灵枢·玉版》《太素·疽痈逆顺刺》改。

［4］砭石铍锋：指石针、铍针、锋针。“铍”原作“铫”，据《灵枢·玉版》《太素·疽痈逆顺刺》改。

［5］在逆顺焉耳：《太素》注：“逆者多伤致死，顺者出脓得生也。”

［6］肩项中不便：肩项部关节活动不灵便。

【原文】

邪之入于身也深，其寒与热相薄，久留而内著，寒胜其热，则骨疼肉枯；热胜其寒，则烂肉腐肌为脓，内伤骨为骨蚀[1]。

有所疾，前筋屈不得伸，气居其间而不反，发为筋瘤也。

有所结，气归之，卫气留之不得复反，津液久留，合而为肠一本作疡疽。留久者，数岁乃成，以手按之柔。

有所结，气归之，津液留之，邪气中之，凝结日以易甚，连以聚居为昔瘤，以手按之坚。

有所结，气深中骨，气因于骨[2]，骨与气并息，日以益大，则为骨疽。

有所结，气中于肉，宗气归之，邪留而不去，有热则化为脓，无热则为肉疽。凡此数气者，其发无常处而有常名。

【注释】

［1］骨蚀：《类经·邪变无穷》注：“其最深者，内伤于骨，是谓骨蚀，谓侵蚀及骨也。”后世所谓附骨疽、多骨疽等多属本病。

［2］气因于骨：邪气留于骨中。

【原文】

曰：病痈肿颈痛，胸满腹胀，此为何病？曰：病名曰厥逆，灸之则喑，石之则狂，须其气并[1]，乃可治也。阳气重上一本作止，有余于上，灸之阳气入阴，入则喑；石之[2]阳气虚，虚则狂，须其气并而治之使愈。

【注释】

[1] 须其气并：《类经·厥逆之治须其气并》注："气并者，谓阴阳既逆之后，必渐通也。"

[2] 石之：以砭石泻之。

【原文】

曰：病颈痈者，或石治之，或以针灸治之而皆已，其治何在？曰：此同名而异等[1]者也。夫痈气之息者[2]，宜以针开除去之。夫气盛血聚者，宜石而泻之，此所谓同病而异治者也。

【注释】

[1] 异等：证候不同。

[2] 痈气之息者：属气结不行的颈痈。

【原文】

曰：诸痈肿筋挛骨痛，此皆安生[1]？曰：此皆寒气之肿也，八风之变也。

曰：治之奈何？曰：此四时之病也，以其胜，治其俞。

暴痈[2]筋濡一本作緛，随分[3]而痛，魄汗[4]不尽，胞气不足[5]，治在其经俞。腋痈大热[6]，刺足少阳[7]五；刺而热不止，刺手心主[8]三，刺手太阴经络[9]者、大骨之会[10]各三。

痈疽不得顷时回[11]，痈不知所，按之不应手，乍来乍已[12]，刺手太阴旁[13]三，与缨脉[14]各二。

【注释】

［1］生：原作“在”，据《素问·脉要精微论》《太素·痈疽》改。

［2］暴痈：急性痈肿。

［3］分：此处指分肉。

［4］魄汗：肺合皮，内藏魄，故皮肤出汗称魄汗。

［5］胞气不足：胞同“脬”，即膀胱。胞气不足，即膀胱经气不足。

［6］腋痈大热：腋痈患者发高热。

［7］足少阳：马莳认为是渊腋穴，张介宾认为是渊腋、辄筋穴。

［8］手心主：马莳认为是天池穴。

［9］手太阴经络：张介宾认为是列缺穴。

［10］大骨之会：马莳认为是肩贞穴。

［11］不得顷时回：《类经·冬月少针非痈疽之谓》注：“谓不可使顷刻内回也。内回则毒气攻脏，害不小矣。”

［12］乍来乍已：时痛时止。

［13］刺手太阴旁：《类经·冬月少针非痈疽之谓》注：“太阴之脉，自腋下出中府，中府之旁乃足阳明气户库房之次。”

［14］缨脉：《类经·冬月少针非痈疽之谓》注：“结缨两旁之脉，亦足阳明颈中水突气舍等穴。”《素问吴注》注：“缨脉，结缨

两旁之脉，不言其经者，约而言之，不必拘其经也。”

【原文】

治痈肿者刺痈上，视痈大小深浅刺之，刺大者，多而深之，必端内针[1]为故止也。《素问》云：刺大者多血，小者深之，必端内针为故止。

【注释】

[1]端内针：直入针。

【原文】

项肿不可俯仰，颊肿引耳，完骨主之。

咽肿难言，天柱主之。

䪼肿唇痈[1]，颧髎主之。

【注释】

[1]䪼肿唇痈：眼下和上唇痈肿。䪼，颧骨，此处指眼下部位。

【原文】

颊肿痛，天窗主之。

颈[1]项痈肿不能言，天容主之。

身肿，关门主之。

胸下满痛，膺肿，乳根主之。

马刀肿瘘，渊腋、章门、支沟主之。

面肿目痈肿[2]，刺陷谷出血，立已。

犊鼻肿，可刺其上，坚勿攻，攻之者死。

疽，窍阴主之。

【注释】

［1］颂：原作“头”，据《外台秘要·卷三十九》《备急千金要方·卷三十》改。

［2］肿：原无，据《外台秘要·卷三十九》补。

【原文】

厉风者，索[1]刺其肿上，已刺以吮[2]其处，按出其恶血，肿尽乃止，常食方食[3]，无食他食。

脉风[4]成为厉。管疽发厉[5]，窍阴主之。

【注释】

［1］索：在此作“须”或“应”解。

［2］吮：吸之意。

［3］方食：指常吃的食物。

［4］脉风：风中于脉。

［5］管疽发厉：指鼻管败坏的麻风病。《备急千金要方·卷三十》曰：“窍阴主鼻管疽发为厉鼻。”

【原文】

头大浸淫[1]，间使主之。

管疽，商丘主之。

瘃蛘[2]欲呕，大陵主之。

痂疥，阳溪主之。

【注释】

［1］头大浸淫：头部肿大的浸淫疮。

［2］瘃（zhú）蛘（yàng）：冻疮瘙痒之谓也。

【原文】

黄帝问曰：愿尽闻痈疽之形与忌日名？岐伯对曰：痈发于嗌中，名曰猛疽[1]，不急治，化为脓，脓不泻，塞咽，半日死。其化为脓者，脓泻已，则合[2]豕膏，无冷食[3]，三日已。

【注释】

［1］猛疽：《医宗金鉴·结喉痈》注曰："此痈发于项前结喉之上，又名猛疽，以其毒势猛烈也……肿甚则堵塞咽喉，汤水不下，其凶可畏。若脓成不针，向内溃穿咽喉者，则难生矣。"

［2］合：此处为口含之意。

［3］无冷食：原作"冷食"，据《外台秘要·卷二十四》改。《太素·痈疽》《鬼遗方》《医心方》均作"毋冷食"，义同。

【原文】

发于颈者，名曰夭疽[1]。其状大而赤黑，不急治则热气下入渊腋，前伤任脉[2]，内熏肝肺，熏则十余日死矣。

【注释】

［1］夭（yāo）疽：《证治准绳》以颈痈为夭疽。《外科正宗》曰："生于耳后一寸三分，致命之处，左为夭疽，是属肝木，右为锐毒，是属肺金，为阴恶之候。"

［2］前伤任脉：毒气向前侵犯，即可损伤任脉。

【原文】

阳气大发，消脑溜项[1]，名曰脑烁[2]。其色不乐[3]，项[4]痛如刺以针。烦心者，死不治。

【注释】

［1］消脑溜项：消烁脑部而痈疽发于项部。

［2］脑烁：《灵枢集注》张志聪注曰："阳气大发者，三阳之气并发也。三阳者，太阳也。太阳经脉入于脑，出于项，故发于项，名曰脑烁。此盛阳之气，消烁脑髓也。"《证治准绳》认为本证系"脑疽"，其引《鬼遗方》云："正脑上一处起为脑痈及脑疽脑烁，并在大椎骨上入发际。"

［3］其色不乐：指患者的神色不正常。

［4］项：其前原有"脑"字，据《灵枢·痈疽》《太素·痈疽》《诸病源候论》删。

【原文】

发于肩及臑，名曰疵疽[1]。其状赤黑，急治之，此令人汗出至足[2]，不害五脏，痈发四五日，逆焫[3]之。

【注释】

［1］疵（cī）疽：《医宗金鉴》曰："疵疽亦生在膝盖，肿大如痈，其色不变，寒热往来，属气血虚。"

［2］令人汗出至足：即患者全身出汗之意。

［3］逆焫（ruò）：迎而灸之之意。逆，迎也。焫，灸也。

【原文】

发于腋下赤坚者，名曰米疽。治之以砭石，欲细而长[1]，疏砭之，涂以豕膏，六日已，勿裹之。其痈坚而不溃者，为马刀挟瘿，以急治之。

【注释】

[1] 欲细而长：指细而长的砭石。

【原文】

发于胸，名曰井疽[1]。其状如大豆，三四日起，不早治，下入腹，不治七日死。

【注释】

[1] 井疽:《内经知要·病能》注曰:“井者，喻其深而恶也。”

【原文】

发于膺，名曰甘疽[1]。色青，其状如谷实[2]瓜蒌，常苦寒热，急治之，去其寒热；不急治，十岁死，死后出脓[3]。

【注释】

[1] 甘疽:《医宗金鉴》曰:“此证由忧思气结而成。生于膺上，即胸膛两旁肉高处，属肺经中府穴之下，无论左右，皆能为患。”

［2］谷实：即楮实子。谷，树名，又叫楮。

［3］十岁死，死后出脓：《灵枢集注》张志聪注曰："疽至十年而后，发乃死，死后出脓者，谓至将死之候，然后出脓而死，此即乳岩石痈之证也。"

【原文】

痈发于胁，名曰败疵[1]。此言女子之病也，灸之，其状大痈脓，其中乃有生肉大如赤小豆，治之以蔆翘草根[2]及赤松子根各一升，以水一斗六升，煮之令竭，得三升，即强饮[3]，厚衣坐于釜[4]上，令汗至足已[5]。

【注释】

［1］败疵：《证治准绳》认为是胁疽。《灵枢识》曰："潘云：亦乳串之类。"

［2］蔆（líng）翘草根：蔆翘，即连翘。《神农本草经》曰："连翘，味苦平，主寒热鼠瘘，瘰疬痈肿，恶疮瘿瘤，结热蛊毒。"

［3］即强饮：趁热强服之。

［4］釜：盛有热汤的锅。

［5］汗至足已：指全身出汗。

【原文】

发于股胫一作胻，名曰股胫疽。其状不甚变色，痈脓内薄于骨，急治之，不急治，四十日死。

发于尻，名曰锐疽[1]。其状赤坚大，急治之，不治，三十日死。

【注释】

［1］锐疽:《医宗金鉴·鹤口疽》注曰:“此证一名锐疽，生于尻尾骨尖处，初肿形如鱼豚，色赤坚痛，溃破口若鹳咀，属督脉经，由湿痰流结所致。”

【原文】

发于股阴，名曰赤弛。不治，六十日死，在两股之内，不治，十日死。

发于膝，名曰疵疽。其状大痈色不变，寒热而坚者，勿石，石之者即死，须其色异，柔[1]乃石之者生。

【注释】

［1］柔：指疮已柔软，为脓成之象。

【原文】

诸痈之发于节而相应[1]者，不可治。发于阳者百日死，发于阴者四十日死。

【注释】

［1］相应：上下左右相应，如发于上而应于下，发于左而应于右。

【原文】

发于胫，名曰兔啮[1]。其状如赤豆至骨[2]，急治之，不急治，杀人[3]。

【注释】

［1］兔啮:《证治准绳》《疡医大全》均以为“胫疽”，因其疼痛状若兔啮，故以为名。

［2］至骨：痈深至骨。

［3］杀人：指不急治则易发生危险。

【原文】

发于内踝，名曰走缓[1]。其状痈色不变，数石其俞[2]而止其寒热，不死。

【注释】

［1］走缓:《医宗金鉴·内外踝疽》注曰:“此二证生两足踝近腕之处，在内踝者名走缓，又名鞋带疽；在外踝者，名脚拐毒。盖内踝骨，属三阴经脉络也；外踝骨，属三阳经脉络也。俱由寒湿下注，血涩气阻而成。”

［2］数石其俞:《类经·痈疽》注:“数石其俞，砭其所肿之处也。”

【原文】

发于足上下，名曰四淫[1]。其状大痈，不急治之，百日死。

【注释】

［1］四淫:《医宗金鉴》曰:“四淫生足跗之前上下，其大如痈，左右同。”

【原文】

发于足旁，名曰厉痈[1]。其状不大，初从小指发，急治[2]之，去其黑者[3]，不消辄益[3]，不治百日死。

【注释】

[1] 厉痈:《医宗金鉴》曰:“厉痈生足跗两旁，小如枣栗，左右同。”

[2] 治：此下原有“去”字，据《灵枢·痈疽》《太素·痈疽》《诸病源候论·卷三十二》《外台秘要·卷二十四》删。

[3] 去其黑者：消去色暗黑的疮痈。“去其”原作“其状”，据《灵枢·痈疽》《太素·痈疽》《外台秘要·卷二十四》改。

[4] 不消辄益：若不消而痈日益增大。“不”此下原有“可”字，据《灵枢·痈疽》《太素·痈疽》《外台秘要·卷二十四》删。

【原文】

发于足指，名曰脱疽。其状赤黑者，死不治；不赤黑者，不死。治之不衰[1]，急斩去之[2]，不去则死矣。

【注释】

[1] 不衰：病势不见好转。

[2] 急斩去之：应立即割除。

【原文】

黄帝问曰：何为痈？岐伯对曰：营气积留于经络之中，则血泣而不行，不行则卫气归之，归而不通，壅遏而不得行，故曰热。大热不止，热胜则肉腐，肉腐则为脓，然不能陷肌肤于骨髓，骨髓不为焦枯，五脏不为伤，故名曰痈。

曰：何为疽？曰：热气纯盛，下陷肌肤筋髓骨肉，内连五脏，血气竭绝，当其痈下筋骨良肉皆无余，故名曰疽。疽者，其上皮夭瘀以坚[1]，状如牛领皮[2]；痈者其皮上薄以泽，此其候也。

【注释】

[1] 夭瘀以坚：言其皮色黑暗无泽而坚厚也。

[2] 牛领皮：牛颈项部的皮。言其皮肤粗糙而厚也。

【原文】

曰：有疽死者奈何？曰：身有[1]五部：伏兔一，腨《灵枢》作腓二，背三,五脏之俞[2]四，项五，此五部有疽死也[3]。

【注释】

[1] 有：原无，据《灵枢·寒热病》《太素·寒热杂说》《诸病源候论·卷三十二》补。

[2] 五脏之俞：指五脏的背俞穴，即肝俞、心俞、脾俞、肺俞、肾俞。

[3] 此五部有疽死也：这五处如果生疽，有致死的危险。

【原文】

曰：身形应九野[1]奈何？曰：请言身形之应九野也，左手一作足应立春，其日戊寅己丑；左胸一作胁应春分，其日乙卯；左足应立夏，其日戊辰己巳；膺喉头首应夏至，其日丙午；右手应立秋，其日戊申己未；右胸一作胁应秋分，其日辛酉；右足应立冬，其日戊戌己亥；腰尻下窍应冬至，其日壬子；六腑及膈下五脏应中州，其日大禁，太乙所在之日[2]及诸戊己[3]。

凡此九者，善候八正所在之处[4]，主左右上下身体有痈肿者，欲治之，无以其所直之日溃治之[5]，是谓天忌日[6]也。

【注释】

[1] 九野：即八卦九宫之位也。

[2] 太乙所在之日：《灵枢·九宫八风》曰："太一常以冬至之日，居叶蛰之宫四十六日，明日居天留四十六日，明日居仓门四十六日，明日居阴洛四十五日，明日居天宫四十六日，明日居玄委四十六日，明日居仓果四十六日，明日居新洛四十五日，明日复居叶蛰之宫……太一移日，天必应之以风雨。"太乙所在之日，即指"太乙"移居之日。"太乙"亦称"太一"。《史记·天官书》曰："中宫天极星，其一明者，太一常居也。"正义曰："太一，天帝之别名也。"《淮南子·天文训》："太微者，太乙之庭也，紫宫者，太乙之居也。"注曰："太乙，天神也。"《甘石星经》曰："太一星在天一南半度，天帝神。"据此则"太乙"乃指天帝神而言。张介宾认为即北极也，似与"太乙常居"之义不符，又与"太乙"移居之文不合。今从前说。

[3] 诸戊己：所有的戊和己日。

[4] 善候八正所在之处：能察明八方和中州与人体相应之处。

[5] 无以其所直之日溃治之：不要在其部位相应之日采用溃破的治疗方法。溃，用砭石刺破痈疽。

[6] 天忌日：根据时令节气而人不宜为事之日。《素问·八正神明论》王注曰："人忌于天，故曰天忌。"

【原文】

五子[1]夜半[2]，五丑鸡鸣，五寅平旦，
五卯日出，五辰食时，五巳隅中，
五午日中，五未日昳，五申晡时，
五酉日入，五戌黄昏，五亥人定。
以上此时得疾者皆不起[3]。

【注释】

［1］五子：古人以天干与地支配合计日，天干六循环，地支五循环，则天干与地支之末数相配，共得六十之数，称为六十甲子。其中有五个子日，即甲子、丙子、戊子、庚子、壬子。五个丑日，即乙丑、丁丑、己丑、辛丑、癸丑。五个寅日，即甲寅、丙寅、戊寅、庚寅、壬寅。五个卯日，即乙卯、丁卯、己卯、辛卯、癸卯。五个辰日，即甲辰、丙辰、戊辰、庚辰、壬辰。五个巳日，即乙巳、丁巳、己巳、辛巳、癸巳。五个午日，即甲午、丙午、戊午、庚午、壬午。五个未日，即乙未、丁未、己未、辛未、癸未。五个申日，即甲申、丙申、戊申、庚申、壬申。五个酉日，即乙酉、丁酉、己酉、辛酉、癸酉。五个戌日，即甲戌、丙戌、戊戌、庚戌、壬戌。五个亥日，即乙亥、丁亥、己亥、辛亥、癸亥。

［2］夜半：古代对子时的代称。若以昼夜相平的时间约之，则夜半相当于子时，鸡鸣相当于丑时，平旦相当于寅时，日出相当于卯时，食时相当辰时，禺中相当于巳时，日中相当于午时，日昳相当于未时，晡时相当于申时，日入相当于酉时，黄昏相当于戌时，人定相当于亥时。

［3］不起：此处指不能治愈。

卷之十二

欠哕唏振寒噫嚏亸泣出太息涎下耳鸣啮舌善忘善饥第一

本篇论述了欠、哕、唏、振寒等十四种疾病的病因、病机，以及针刺治疗方法。

【原文】

黄帝问曰：人之欠者，何气使然？岐伯对曰：卫气昼行于阳，夜行于阴，阴主夜，夜主卧，阳主上，阴主下，故阴气积于下，阳气未尽，阳引而上，阴引而下，阴阳相引，故数欠。阳气尽，阴气盛，则目瞑；阴气尽，阳气盛，则寤。肾主欠[1]，故泻足少阴[2]，补足太阳[3]。

【注释】

[1] 欠：原作“吹”，据上下文例改。

[2] 足少阴：指照海穴。

[3] 足太阳：指申脉穴。

【原文】

曰：人之哕者何？曰：谷入胃，胃气上注于肺，今有故寒气与新谷气俱还入于胃，新故相乱，真邪[1]相攻相逆，复出于胃，故为哕。肺主哕，故补手太阴，泻足太阴。亦可以草刺其鼻，嚏而已；无息而疾引之立已[2]；大惊之亦可已。

【注释】

［1］真邪：真，指胃气。邪，指寒气。

［2］无息而疾引之立已：闭住口鼻，暂不呼吸，急以吸入之气，迎其上逆之气，引其下行，也可以立时停止。

【原文】

曰：人之唏[1]者何？曰：此阴气盛而阳气虚，阴气疾而阳气徐，阴气盛而阳气绝，故为唏。唏[2]者，阴盛阳绝，故补足太阳，泻足少阴[3]。

【注释】

［1］唏：抽泣之声。

［2］唏：原无，据《灵枢·口问》《太素·十二邪》补。

［3］补足太阳，泻足少阴：《类经·口问十二邪之刺》注："当亦是阳跷申脉，阴跷照海也。"

【原文】

曰：人之振寒者何？曰：寒气客于皮肤，阴气盛，阳气虚，故为振寒寒栗，补诸阳[1]。

【注释】

［1］补诸阳：《类经·口问十二邪之刺》注："补诸阳者，凡手足三阳之原、合及阳跷等穴，皆可酌而用之。"

【原文】

曰：人之噫者何？曰：寒气客于胃，厥逆从下上散，复出于胃，故为噫。补足太阴、阳明一云补眉本。

曰：人之嚏者何？曰：阳气和利，满于心，出于鼻，故为嚏。补足太阳荥、眉本[1]一云眉上。

【注释】

[1]眉本：即攒竹穴。

【原文】

曰：人之亸[1]者何？曰：胃不实则诸脉虚，诸脉虚则筋脉懈惰，筋脉懈惰则行阴[2]用力，气不能复，故为亸，因其所在补分肉间。

【注释】

[1]亸（duǒ）：垂首斜倾，懈惰之态也，乃指头项四肢或肌肉（如面、口等肌肉）下垂无力。

[2]行阴：指房事而言。《太素·十二邪》注："行阴，入房也。"

【原文】

曰：人之哀而泣涕出[1]者何？曰：心者，五脏六腑之主也；目者，宗[2]脉之所聚也，上液之道也；口鼻者，气之门户也。故悲哀愁忧则心动，心动则五脏六腑皆摇，摇则宗脉感，宗脉感则液道[3]开，液道开故涕泣出焉。液者所以灌精濡空窍[4]者也，故上液之道开则泣，泣不止则液竭，液竭则精不灌，精不灌则目无所见矣，故命曰夺精。补天柱经夹颈，夹颈者，头中分[5]也。

【注释】

[1] 出：原无，据《灵枢·口问》《太素·十二邪》补。
[2] 宗：总也。
[3] 液道：液体通行的道路。
[4] 灌精濡空窍：灌输精气，濡润空窍。
[5] 头中分：头部中线的两侧。

【原文】

曰：有哭泣而泪不出者，若出而少涕，不知水所从生，涕所从出也？曰：夫心者，五脏之专精[1]也，目者其窍，华色其荣。是以人有德[2]，则气和[3]于目；有亡[4]，忧知[5]于色。是以悲哀则泣下，泣下水所由生也。众精者，积水也[6]《素问》作水宗；积水者，至阴也；至阴者，肾之精也。宗精[7]之水所以不出者，是精持之也，辅之裹之，故水不行也。夫气之传也，水之精为志，火之精为神，水火相感，神志俱悲，是以目之水生也。故谚言曰：心悲又名曰志悲。志与心精共凑于目也，是以俱悲则神气传于心，精上下传于志，而志独悲，故泣出也。泣涕者，脑也；脑者，阳也《素问》作阴；髓者，骨之充也，故脑渗为涕。志者，骨之主也，是以水流涕从之者，其类也。夫涕之与泣者，譬如人之兄弟，急则俱死，生则俱生《太素》作出则俱亡其志以早悲，是以涕泣俱出，而相从者所属之类也。

曰：人哭泣而泣不出者，若出而少涕，不从之何也？曰：夫泣不出者，哭不悲也，不泣者，神不慈也。神不慈则志不悲，阴阳相持，泣安能独来，夫志悲者惋惋则冲阴，冲阴则志去，目志去则神不守精，精神去，目涕泣出也。

【注释】

[1] 五脏之专精：指五脏之精气均为心所主持。

[2] 德：指得意之时。

[3] 和：相应之意。

[4] 亡：指失意之时。

[5] 知：见之意。

[6] 众精者，积水也：人身所有的精气，都是由水液聚积而化生的。

[7] 宗精：言水液化生的精气，由肾中精气所主持。《类经·涕泪》注："五液皆宗于肾，故又曰宗精。精能主持水道，则不使之妄行矣。"

【原文】

夫经言乎厥则目光无所见自涕之与泣者已下至目光无所见原本漏，今以《素问》《灵枢》补之。夫人厥则阳气并[1]于上，阴气并于下，阳并于上，则火独光[2]也，阴并于下则足寒，足寒则胀。夫一水[3]不能胜五火[4]，故目盲。是以气冲风泣下而不止。夫风之中目也，阳气内守于精，是火气燔目，故见风则泣下也。有以比之，夫《素问》下有火字疾风生，乃能雨，此之类也。《九卷》言其形，《素问》言其情，亦互相发明也。

【注释】

［1］并：偏聚也。
［2］火独光：阳之亢也。
［3］一水：目也。
［4］五火：五脏之厥阳也。

【原文】

曰：人之太息者何？曰：忧思则心系急，心系急则气道约，约则不利，故太息以伸出之[1]，补手少阴、心主、足少阳留之[2]。

【注释】

［1］太息以伸出之：指通过太息而舒伸其胸中郁闷之气。
［2］留之：留针以补之。

【原文】

曰：人之涎下者何？曰：饮食皆入于胃，胃中有热，热则虫动，虫动则胃缓，胃缓则廉泉开，故涎下[1]，补足少阴。

【注释】

［1］胃缓则廉泉开，故涎下：指口涎从廉泉分泌而来。

【原文】

曰：人之耳中鸣者何？曰：耳者，宗脉之所聚也，故胃中空，空则宗脉虚，虚则下溜[1]，脉有所竭者，故耳鸣，补客主人、手大指甲上与肉交者[2]。

【注释】

［1］下溜：脉气下流不能上升。

［2］手大指甲上与肉交者：指少商穴。

【原文】

曰：人之自啮舌者何？曰：此厥逆走上，脉气皆至也。少阴气至则自啮舌，少阳气至则啮颊，阳明气至则啮唇矣，视主病者补之。

曰：人之善忘者何？曰：上气不足，下气有余，肠胃实而心肺虚，虚则荣卫留于下，久不以时上[1]，故善忘也。

【注释】

［1］久不以时上：营卫留滞于肠胃的时间较长，不能按时循行于上。

【原文】

曰：人之善饥不嗜食者何也？曰：精气并于脾则热留于胃，胃热则消谷，消谷故善饥，胃气逆上，故胃脘塞，胃脘塞故不嗜食。善忘及善饥，先视其腑脏，诛其小过[1]，后调其气，盛则泻之，虚则补之。

【注释】

［1］诛其小过：去其微邪。

【原文】

凡此十四邪者，皆奇邪走空窍者也。邪之所在皆为不足[1]，故上气不足，脑为之不满，耳为之善鸣，头为之倾，目为之瞑。中气不足，溲便为之变，肠为之善鸣，补之足外踝下[2]留之。下气不足，则乃为痿厥，心闷，急刺足大指上二寸[3]留之，一曰补足外踝下留之。

【注释】

［1］邪之所在皆为不足:《太素・十二邪》注:“邪气所至之处，损于正气，故令人不足为病也。”《类经・口问十二邪之刺》注:“惟正气不足，然后邪得乘之。”二说似异而实同，惟一指受邪之后，一指受邪之前。

［2］足外踝下：指昆仑穴。

［3］足大指上二寸：指太冲穴。

寒气客于厌发喑不能言第二

本篇主要论述了邪气侵犯会厌，不能发音的病机和治法。

1. 喉咙、会厌、唇、舌、颃颡、悬雍垂、横骨等对于发音的作用，以及会厌之大小厚薄对发音的影响。

2. 寒邪侵犯会厌，猝然无音的病机及主治腧穴。

【原文】

黄帝问曰：人之卒然忧恚[1]而言无音者，何气不行？少师对曰：咽喉者，水谷之道路也。喉咙者，气之所以上下者也。会厌者，音声之户也。唇口者，音声之扇[2]也。舌者，音声之机也。悬痈垂者，音声之关也。颃颡者，分气之所泄也。横骨[3]者，神气之所使，主发舌者也。故人之鼻洞，涕[4]出不收者，颃颡不闭，分气失也。其厌小而薄，则发气疾，其开合利，其出气易；其厌大而厚，则开合难，其出气迟，故重言[5]也，所谓吃者，其言逆，故重之。卒然无音者。寒气客于厌，则厌不能发，发不能下至其机扇，机扇开合不利，故无音。足少阴之脉上系于舌本，络于横骨，终于会厌，两泻血脉，浊气乃辟[6]。会厌之脉上络任脉，复取之天突，其厌乃发也。

暴喑气哽，刺扶突与舌本[7]出血。

【注释】

[1] 忧恚（huì）：忧愁愤恨。

[2] 扇：扉也，此处指门户。

［3］横骨：此处指舌骨。

［4］洟（tì）：鼻涕。

［5］重言：即口吃。

［6］辟：除去。

［7］舌本：此处指廉泉穴。

【原文】

喑不能言，刺脑户。

暴喑不能言，喉嗌痛，刺风府。

舌缓[1]，喑不能言，刺喑门。

喉痛，喑不能言，天突主之。

暴喑气哽，喉痹咽痛不得息，食饮不下，天鼎主之。

食饮善呕，不能言，通谷主之。

喑不能言，期门主之。

暴喑不能言，支沟主之。

喑不能言，合谷及涌泉、阳交主之。

【注释】

［1］缓：弛缓。

目不得眠不得视及多卧卧不安不得偃卧肉苛诸息有音及喘第三

本篇主要说明了目不得眠、不得视等证的病机和治法。

1. 根据卫气的生理功能变化，论述了目不得眠、不得视、多卧、卧不安、不得偃卧等证的病机和治法。

2. 肉苛的病机和预后。

3. 喘息的不同病机，以及其与肺、胃、肾三脏的关系和主治腧穴。

【原文】

黄帝问曰：夫邪气之客于人也，或令人目不得眠者，何也？伯高对曰：五谷入于胃也，其糟粕津液宗气分为三隧[1]。故宗气积于胸中，出于喉咙以贯心肺，而行呼吸焉。营气者，泌其津液，注之于脉，化而为血，以营四末，内注五脏六腑，以应刻数[2]焉。卫气者，出其悍气之慓疾，而先行于四末、分肉、皮肤之间，而不休息也，昼行于阳，夜行于阴，其入于阴也，常从足少阴之分间，行于五脏六腑。今邪气客于五脏，则卫气独营其外，行于阳，不得入于阴。行于阳则阳气盛，阳气盛则阳跷满，不得入于阴，阴气虚，故目不得眠。治之，补其不足，泻其有余[3]，调其虚实，以通其道，而去其邪，饮以半夏汤一剂，阴阳已通，其卧立至，此所以决渎壅塞[4]，经络大通，阴阳得和者也。其汤方以流水千里以外者[5]八升，扬之万遍[6]，取其清五升，煮之，炊以苇薪火[7]，沸煮秫米[8]一升，治半夏[9]五合，徐炊[10]令竭为一升半，去其柤[11]，饮汁一小杯，日三，稍益，以知为度。故其病新发者，覆杯则卧，汗出则已矣；久者，三饮而已。

【注释】

［1］糟粕津液宗气分为三隧：糟粕走于下焦，津液走于中焦，宗气走于上焦，分为三条道路。

［2］刻数："漏"，古代计时之器，以铜壶盛水，底穿一孔，壶中立箭，上刻度数。壶中以水渐减，箭上所刻，亦依次显露，即可知时。其法总以百刻，分为昼夜，冬至昼漏四十刻，夜漏六十刻，夏至则反之，春秋二分，昼夜各五十刻。

［3］补其不足，泻其有余：不足指阴气，有余指阳气。《类经·不卧多卧》注："补其不足，即阴跷所出，足少阴之照海也。泻其有余，即阳跷所出，足太阳之申脉也。"

［4］决渎壅塞：壅塞的水道被决开一样。

［5］流水千里以外者：习称"长流水"，前人认为以之煎药，有通滞开塞的作用。

［6］扬之万遍：习称"甘澜水"，又称"劳水"。《内经知要·病能》注曰："扬之万遍，令水珠盈溢，为甘澜水，可以调和阴阳。"

［7］苇薪火：《内经知要·病能》注曰："炊以苇薪者，取其火烈也。"

［8］秫（shú）米：《本草纲目》："即黄米。甘微寒无毒……治肺疟及阳盛阴虚夜不得眠。"

［9］治半夏：按炮制法制过的半夏。

［10］徐炊：慢火。

[11] 粗（zhā）：即药渣。《灵枢·邪气》《太素·营卫气行》均作“滓”，义同。

【原文】

曰：目闭不得视者何也？曰：卫气行于阴，不得入于阳，行于阴则阴气盛，阴气盛则阴跷满，不得入于阳则阳气虚，故目闭焉。《九卷》行作留，入作行。

曰：人之多卧者何也？曰：此人肠胃大而皮肤涩《九卷》作湿，下同，涩则分肉不解[1]焉。肠胃大则卫[2]气行留久；皮[3]肤涩，分肉不解，则行迟。夫卫气者，昼常行于阳，夜常行于阴，故阳气尽则卧，阴气尽则寤。故肠胃大，卫气行留久，皮肤涩，分肉不解，则行迟，留于阴也久，其气不精一作清则欲瞑，故多卧矣。其肠胃小，皮肤滑以缓，分肉解利，卫气之留于阳也久，故少卧焉。

【注释】

[1] 解：此处指滑利。

[2] 卫：原作“胃”，据《灵枢·大惑论》《太素·七邪》改。

[3] 皮：其前原有“则”字，据《灵枢·大惑论》《太素·七邪》删。

【原文】

曰：其非常经[1]也，卒然多卧者何也？曰：邪气留于上焦，上焦闭而不通，已食若饮汤[2]，卫气久留于阴而不行[3]，故卒然多卧。

【注释】

［1］其非常经：此处指平素并不嗜睡。

［2］已食若饮汤：吃饭或热饮之后。

［3］不行：不外行于阳分。

【原文】

曰：治此诸邪奈何？曰：先视其腑脏，诛其小过，后调其气，盛者泻之，虚者补之，必先明知其形气之苦乐[1]，定乃取之。

【注释】

［1］苦乐：此处指变化。

【原文】

曰：人有卧而有所不安者何也？曰：脏有所伤，及情有所倚，则卧不安《素问》作精有所寄则安;《太素》作精有所倚则不安，故人不能悬其病也[1]。

【注释】

［1］不能悬其病也：指不能搁置其病而不论。悬，搁置不论之意。

【原文】

曰：人之不得偃卧者何也？曰：肺者，脏之盖也，肺气盛则脉大，脉大则不得偃卧。

曰：人之有肉苛[1]者何也？是为何病？曰：营气虚，卫气实也。营气虚则不仁，卫气虚则不用，营卫俱虚则不仁且不用，肉加苛也。人身与志不相有[2]也，三十日死。

【注释】

［1］肉苛（kē）：肌肉顽麻，四肢不举。

［2］身与志不相有：形体和意志不能互相为用。

【原文】

曰：人有逆气不得卧而息[1]有音者，有不得卧而息无音者，有起居如故而息有音者，有得卧行而喘者，有不得卧不能行而喘者，有不得卧，卧而喘者，此何脏使然？曰：不得卧而息有音者，是阳明之逆也。足三阳者下行，今逆而上行，故息有音也。阳明者，胃脉也，胃者六腑之海也，其气亦下行，阳明逆不得从其道，故不得卧。《下经》曰胃不和则卧不安，此之谓也。夫起居如故而息有音者，此肺之络脉逆，不得随经上行下，故留经而不行，络脉之病人也微，故起居如故，而息有音也。夫不得卧，卧则喘者，水气客也。夫水气循津液而留《素问》作流者也，肾者水脏，主津液，主卧与喘也。

惊不得眠，善龂，水气上下，五脏游气[2]也，阴交[3]主之。

不得卧，浮郄主之。

身肿皮痛[4]，不可近衣，淫泺苛获[5]，久则不仁，屋翳[6]主之。

【注释】

［1］息：原脱，据嘉靖本、京师医局本补。

［2］五脏游气：五脏，在此泛指内脏而言。五脏游气，即

内脏气游行不散，发生胀满的意思。《诸病源候论·游气候》曰：“夫五脏不调，则三焦气满，满则气游于内，不能宣散，故其病，但烦满虚胀。”

［3］阴交：原作“三阴交”，据《外台秘要·卷三十九》改。

［4］痛：原作“肤”，据《备急千金要方·卷三十》改。

［5］苛获：筋脉抽搐。

［6］屋翳：原作“屏翳”，据《外台秘要·卷三十九》改。

足太阳阳明手少阳脉动发目病第四

本篇指出了足太阳、阳明和手少阳的经脉都与目有直接联系，若这些经脉发生变动，则会导致目病。

1. 五脏六腑精、神、魂、魄和目的关系，以及根据目病的外候，诊察与其病情有关的脏腑经络。

2. 足阳明、足太阳及阴阳二跷脉与目的关系。

3. 目病的主治腧穴。

【原文】

黄帝问曰：余尝上青霄之台，中陛[1]而惑，独冥视之，安心定气，久而不解，被发长跪，俯而复视之，久不已，卒然自止，何气使然？岐伯对曰：五脏六腑之精气上注于目而为之精，精之裹《灵枢》作窠，下同者为眼，骨之精者为瞳子，筋之精为黑睛《灵枢》作黑眼，血之精为其络，气之精为白睛《灵枢》亦作白眼，肌肉之精为约束[2]。裹契[3]一作撷筋骨血气之精而与脉并为系，上属于脑，后出于项中，故邪中于项，因逢身之虚，其入深，则随眼系以入于脑，入则脑转，脑转则引目系急，目系急则目眩以转矣。邪中其[4]精，则其精所中者不相比[5]，不相比则精散，精散则视岐，故见两物也。目者，五脏六腑之精也，营卫魂魄之所常营[6]也，神气之所生也，故神劳则魂魄散，志意乱[7]，是故瞳子黑眼法于阴，白睛赤脉法于阳，故阴阳合揣[8]《灵枢》作传而精明[9]也。目者心之使也，心者神之所舍也，故神分精乱[10]而不揣一作转，卒然见非常之处，精神魂魄散不相得[11]，故曰惑。

【注释】

［1］陛：台阶。

［2］约束：《类经·神乱则惑》注曰："约束，眼胞也，能开能阖，为肌肉之精，主于脾也。"

［3］裹契：在此有包罗之义。契，合之意。

［4］其：原作"之"，据《灵枢·大惑论》改。

［5］不相比：指精气不和。

［6］常营：经常营居之处。

［7］神劳则魂魄散，志意乱：《太素·七邪》注："目之有也，凡因三物，一为五脏六腑精之所成，二为营卫魂魄血气之所营，三为神明气之所生。是则以神为本，故神劳者，魂魄意志五神俱乱也。"

［8］阴阳合揣（tuán）：阴阳相持而平衡协调。"揣"，持之意。

［9］精明：指双目视物清楚明亮。

［10］神分精乱：神气分散，精气紊乱。

［11］散不相得：指不能适应这种突然的改变。

【原文】

曰：余疑何其然也，余每之[1]东苑，未尝不惑，去[2]之则复，余惟独为东苑劳神乎？何其异也？曰：不然，夫心有所喜，神有所恶，卒然相感，则精气乱，视误故惑，神移乃复。是故间者为迷，甚者为惑[3]。

【注释】

［1］之：此处为到之意。

［2］去：离开。

［3］间者为迷，甚者为惑：轻者为迷，重者为惑。

【原文】

目眦外决一作次于面者为兑眦；在内近鼻者，上为外眦，下为内眦。

目色赤者病在心，白色者病在肺，青色者病在肝，黄色者病在脾，黑色者病在肾，黄色不可名者病在胸中[1]。

诊目痛，赤脉从上下者太阳病，从下上者阳明病，从外走内者少阳病。

【注释】

［1］黄色不可名者病在胸中：此文费解，疑有脱简，姑引二注以备参考。《太素》曰："恶黄之色不可譬喻言之，言之故不可名之也。"《灵枢集注》张志聪注曰："黄色不可名者，色黄而有黑白青赤之间色也。病在胸中者，五脏之气，皆从内膈而出，故所见之色若是。"

【原文】

夫胆移热于脑，则辛頞鼻渊一作同，鼻渊者，浊涕下不止，传[1]为衄衊[2]《素问》作衄衊瞑目，故得之气厥。

【注释】

［1］传：传变。
［2］瞢（méng）：目不明。

【原文】

足阳明有夹鼻入于面者，名曰悬颅，属口对入系目本。头痛引颔取之，视有过者取之，损有余，补不足，反者益甚。

足太阳有通项入于脑者，正属目本，名曰眼系。头目苦痛，取之在项中两筋间，入脑乃别。阴跷阳跷，阴阳相交，阳入阴出，阴阳交于兑眦，阳气盛则瞋目，阴气绝则眠[1]。

目中赤痛从内眦始，取之阴跷。

【注释】

［1］眠：此处指目合。

【原文】

目中痛不能视，上星主之，先取譩譆，后取天牖、风池。

青盲[1]，远视不明，承光主之。

目瞑，远视䀮䀮，目光主之。

【注释】

［1］青盲：眼球瞳神均无异常变化，但视物不清。

【原文】

目䀮䀮赤痛，天柱主之。

目眩无所见[1]，偏头痛引目外眦而急，颔厌主之。

目不明，恶风，目泪出，憎寒，头痛目眩，内眦赤痛，目䀮䀮无所见，眦痒痛，淫肤白翳[2]，睛明主之。

【注释】

［1］目眩无所见：两目眩晕，视不见物。

［2］淫肤白翳：指眼皮湿润，睛生白翳。淫肤，湿润之意。

【原文】

青盲无所见，远视䀮䀮，目中淫肤，白膜[1]覆瞳子，目窗主之。

目不明，泪出，目眩瞢，瞳子痒，远视䀮䀮，昏夜无见，目瞤动与项口参相引[2]，㖞僻口不能言，刺承泣。

【注释】

［1］白膜：即白翳。

［2］目瞤动与项口参相引：目睑和项、口同时互相牵引跳动。

【原文】

目痛口僻，戾一作泪出，目不明，四白主之。

目赤黄，颧髎主之。

睊目[1]，水沟主之。

【注释】

［1］睊（juàn）目：侧目相视的样子。此处指斜视。

【原文】

目痛不明，龈交主之。

目瞑，身汗出，承浆主之。

青盲䀮目，恶风寒，上关主之。

青盲，商阳主之。

䀮目，目䀮䀮，偏历主之。

眼痛，下廉主之。

䀮目，目䀮䀮，少气，灸手五里，左取右，右取左。

目中白翳，目痛泣出，甚者如脱[1]，前谷主之。

白膜覆珠[2]，瞳子无所见[3]，解溪主之。

【注释】

[1] 甚者如脱：病剧感到目如脱出。

[2] 白膜覆珠：即白翳膜覆盖住眼球。

[3] 瞳子无所见：看不到瞳子。

手太阳少阳脉动发耳病第五

本篇论述了由于手太阳和手少阳脉动而发生耳病的治法。

1. 暴厥耳聋的病机及各种耳病的针刺腧穴。

2. 发蒙的针刺手法。

【原文】

暴厥而聋，耳偏[1]塞闭不通，内气暴薄[2]也。不从内外中风之病，故留瘦著也[3]。

头痛耳鸣，九窍不利，肠胃[4]之所生也。

【注释】

[1] 耳偏：指一侧的耳朵。

[2] 内气暴薄：《类经·杂病所由》注："此以内气之逆，暴有所薄而然。薄，侵迫之谓。"

[3] 留瘦著也：即肌肉消瘦，皮肤留著于筋骨之意。

[4] 肠胃：《类经·杂病所由》注："肠胃二字，实兼六腑为言。盖六腑俱属三阳，三阳偏于九窍也。"

【原文】

黄帝问曰：刺节言发蒙[1]者，刺腑俞以去腑病，何俞使然？岐伯对曰：刺此者，必于白日中刺其耳听一作听宫，中其眸子[2]，声闻于外，此其俞也。

曰：何谓声闻于外？曰：已刺，以手坚按其两鼻窍，令疾偃[3]，其声必应其中。

【注释】

［1］发蒙：刺法名，五节刺之一。《灵枢·刺节真邪》曰："发蒙者，刺腑腧，去腑病也。"即指六腑疾患用六阳经的腧穴来治疗；亦有指取用三阳经的五输穴。文中列举的耳无所闻、目无所见者，取用阳经输穴听宫等，即属本法。所谓开蒙发聩，乃形容其效验。

［2］中其眸子：指刺听宫穴后，通过经脉循行道路，其气能直中于目中瞳子。

［3］疾偃：偃，在此为停止、停息之意。疾偃，即急速闭住口鼻，息止呼吸之意。

【原文】

耳鸣，取耳前动脉[1]。

耳痛不可刺者，耳中有脓，若有干擿抵一本作耵聍，耳无闻也。

耳聋，取手少指《太素》云少指次指爪甲上与肉交者，先取手，后取足。

耳鸣，取手中指爪甲上[2]，左取右，右取左，先取手，后取足。

聋而不痛，取足少阳；聋而痛，取手阳明。

【注释】

［1］耳前动脉：指手少阳经耳门穴。

［2］手足中指爪甲上：即中冲穴。

【原文】

耳鸣，百会及颔厌、颅息、天窗、大陵、偏历、前谷、后溪皆主之。

耳痛聋鸣，上关主之，刺不可深。

耳聋鸣，下关及阳溪、关冲、掖门、阳谷主之。

耳鸣聋，头颔痛，耳门主之。

头重，颔痛引耳中，侬侬嘈嘈[1]，和髎主之。

聋，耳中颠飕[2]风，听会主之。

【注释】

[1] 侬侬（náo）嘈嘈（cáo）：耳鸣之意。

[2] 颠飕（sōu）：象声词。原作“癫溲，癫溲者，若”，据《外台秘要·卷三十九》改。

【原文】

耳聋填填[1]如无闻，侬侬嘈嘈若蝉鸣，鹌鸠[2]鸣，听宫主之。下颊取之，譬如破声，刺此。即《九卷》所谓发蒙者。

【注释】

[1] 填填：雷声。

[2] 鹌（yàn）鸠（jué）：鸟名。原作“頞頬”，据《外台秘要·卷三十九》改。

【原文】

聋，翳风及会宗下空主之。

耳聋无闻，天窗[1]主之。

耳聋嘈嘈[2]无所闻，天容主之。

耳鸣无闻，肩贞[3]及腕骨[4]主之。

耳中生风，耳鸣耳聋时不闻，商阳主之。

聋，耳中不通，合谷主之。

【注释】

［1］天窗：原作“天空”，据《外台秘要·卷三十九》改。

［2］嘈嘈：声音嘈杂。在此形容耳鸣。

［3］肩贞：原作“肩真”，据日刻本、《备急千金要方·卷三十》《外台秘要·卷三十九》改。

［4］腕骨：原作“完骨”，据《备急千金要方·卷三十》《外台秘要·卷三十九》改。

【原文】

耳聋，两颞颥[1]痛，中渚主之。

耳焞焞浑浑[2]，聋[3]无所闻，外关[4]主之。

卒气聋[5]，四渎主之。

【注释】

［1］颞（niè）颥（rú）：鬓骨，位于头侧面，耳前上方，眉后方。

［2］焞焞（tūn）浑浑：听不清楚。

［3］聋：原无，据《备急千金要方·卷三十》《外台秘要·卷三十九》补。

［4］外关：原作“外闻”，据《备急千金要方·卷三十》《外台秘要·卷三十九》改。

［5］卒气聋：突然因气闭而耳聋。

手足阳明脉动发口齿病第六

本篇论述了由于手足阳明经脉感受邪气而发生口齿疾病的辨证、治疗原则及主治腧穴。

【原文】

诊龋齿痛，按其阳明之来；有过者独热[1]。在左者左热，在右右热，在上上热，在下下热。

【注释】

［1］有过者独热：若手足阳明之脉波动太过，则知其经受热邪。

【原文】

臂之阳明有入鼽齿者，名曰大迎，下齿龋取之臂，恶寒补之一作取之，不恶泻之。《灵枢》名曰禾髎，或曰大迎。详大迎乃是阳明脉所发，则当云禾髎是也，然而下齿龋又当取足阳明，禾髎、大迎当试可知耳。

手太阳有入頄偏齿者，名曰角孙，上龋齿取之，在鼻与鼽一作頄前。方病之时，其脉盛，脉盛则泻之，虚则补之。一曰取之出眉外，方病之时，盛泻虚补。

齿动痛，不恶清饮[1]，取足阳明；恶清饮，取手阳明。

舌缓涎下，烦[2]闷，取足少阴。

重舌，刺舌柱以铍针[3]。

【注释】

［1］清饮：即冷饮。

［2］烦：原作“颊”，据《灵枢·寒热》《太素·寒热杂说》改。

［3］铍针：原作“排针”，据《灵枢·终始》改。

【原文】

上齿龋肿，目窗主之。

上齿龋痛，恶寒，正营主之。

齿牙龋痛，浮白及完骨主之。

【原文】

齿痛，颧髎及二间主之。

上齿龋，兑端及耳门主之。

齿间出血者，有伤酸[1]，齿床落痛[2]，口不可开，引鼻中，龈交主之。

【注释】

［1］伤酸：过食酸物而疼痛。

［2］齿床落痛：指牙根处痛。落，坐落，即地处之意。

【原文】

颊肿口急，颊车骨[1]痛，齿[2]不可以嚼，颊车主之。

上齿龋痛，恶寒者，上关主之。

厥，口僻失欠[3]，下牙痛，颊肿，恶寒，口不收[4]，舌不能言，不得嚼，大迎主之。

【注释】

［1］骨：原无，据《外台秘要·卷三十九》补。

［2］齿：原无，据《外台秘要·卷三十九》补。

［3］口僻失欠：口唇歪斜，不能张口。

［4］口不收：指口流涎。

【原文】

失欠，下齿龋，下牙痛，䪼肿，下关主之。

齿牙不可嚼，龈肿，角孙主之。

口僻不正，失欠口不开，翳风主之。

舌下肿，难言，舌纵，喎戾不端，通谷主之。

舌下肿，难以言，舌纵涎出，廉泉主之。

口僻，刺太渊，引而下之。

口中肿腥[1]臭，劳宫主之。

口中下齿痛，恶寒䪼肿，商阳主之。

齿龋痛，恶清，三间主之。

口僻，偏历主之。

口齿痛，温溜主之。

下齿龋则上齿痛，液门主之。

齿痛，四渎主之。

上牙龋痛，阳谷主之一作阳溪。

齿龋痛，合谷主之，又云少海主之。

舌纵涎下，烦闷，阴谷[2]主之。

【注释】

［1］腥：原无，据《外台秘要·卷三十九》补。

［2］阴谷：原作“阴交”，据《外台秘要·卷三十九》改。

血溢发衄第七鼻鼽息肉著附

本篇论述了血溢口鼻而致衄的病因及主治腧穴。

【原文】

暴痹内逆，肝肺相薄，血溢鼻口，取天府，此为胃之大腧五部也。五部，按《灵枢》云阳逆头痛，胸满不得息，取人迎；暴喑气鞭，刺扶突与舌本出血；暴聋气蒙，耳月不仰，取天牖；暴拘挛，痫痓，足不任身者，取天柱；暴痛内逆，肝肺相薄，血溢鼻口，取天府。此为胃之五大俞五部也。今士安散作一五穴于篇中，此特五部之一耳。

衄而不止，衃，血流，取足太阳；大衄衃[1]，取手太阳；不已，刺腕骨[2]下；不已，刺腘中出血。

鼻鼽衄，上星主之，先取譩譆，后取天牖、风池。

鼻管疽，发为厉，脑空主之。

鼻鼽不利，窒洞气塞，㖞僻多洟，鼽衄有痈，迎香主之。

鼽衄洟出，中有悬痈宿肉[3]，窒洞不通，不知香臭，素髎主之。

鼻窒口僻，清洟出不可止。鼽衄有痈，禾髎主之。

鼻中息肉不利，鼻头额頞中痛，鼻中有蚀疮，龈交主之。

鼻鼽不得息，不收洟[4]，不知香臭及衄不止，水沟主之。

【注释】

[1] 大衄衃：原作“大衄衃血”，据《太素·衄血》改。

[2] 腕骨：原作“脘骨”，据《太素·衄血》改。

[3] 宿肉：息肉。

［4］不收洟：即鼻涕自流。

【原文】

衄血不止，承浆及委中主之。
鼻不利，前谷主之。
衄，腕骨主之。

手足阳明少阳脉动发喉痹咽痛第八

本篇论述了喉痹咽痛的不同症状及主治腧穴。

【原文】

喉痹不能言，取足阳明；能言，取手阳明。

喉痹，完骨及天容、气舍、天鼎、尺泽、合谷，商阳、阳溪、中渚、前谷、商丘、然谷、阳交悉主之。

喉痹咽肿，水浆不下，璇玑主之。

喉痹食不下，鸠尾主之。

喉痹咽如哽[1]，三间主之。

【注释】

[1] 咽如哽：咽中如有物哽塞。“哽”原作“梗”，据《外台秘要·卷三十九》改。

【原文】

喉痹不能言，温溜及曲池主之。

喉痹气逆，口㖞，喉咽如扼状[1]，行间主之《千金》作间使。

咽中痛不可内食，涌泉主之。

【注释】

[1] 如扼状：像被用手掐住一样的感觉。“扼”原作“榹”，据嘉靖本、《备急千金要方·卷三十》《外台秘要·卷三十九》改。

气有所结发瘤瘿第九

本篇说明了瘤瘿的主治腧穴。

【原文】

瘿[1]，天窗一本作天容;《千金》作天府及臑会主之。

瘤[2]瘿，气舍主之。

【注释】

［1］瘿：颈瘤病。《诸病源候论·瘿候》曰："瘿者，由忧恚气结所生。亦曰饮沙水，沙随气入于脉，搏颈下而成之。初作与樱核相似，而当颈下也，皮宽不急，垂捶捶然是也。恚气结成瘿者，但垂核捶捶无脉也；饮沙水成瘿者，有核瘟瘟，无根，浮动在皮中。又云：有三种瘿：有血瘿，可破之；有息肉瘿，可割之；有气瘿，可具针之。《养生方》云：诸山水黑土中，出泉流者，不可久居，常食令人作瘿病，动气增患。"

［2］瘤：瘀血、痰滞、蚀气停留于人体组织之中而产生的赘生物。《诸病源候论·瘤候》曰："瘤者，皮肉中忽肿起，初如梅李大，渐长大，不痛不痒，又不结强。言留结不散，谓之为瘤。"

妇人杂病第十

本篇论述了妇人杂病的症状和治法。

1. 妇人重身九月而喑的道理、怀妊的脉象及产后热病预后的诊断。

2. 妇人杂病的不同症状和主治腧穴。

【原文】

黄帝问曰：人有重身[1]，九月[2]而喑，此为何病？岐伯对曰：胞之络脉绝也[3]。胞络者，系于肾，少阴之脉贯肾系舌本，故不能言，无治也，当十月复。治法曰：无损不足益[4]有余，以成其辜[5]《素问》作疹。所谓不足者，身羸瘦，无用镵石[6]也。无益其有余者，腹中有形而泄之，泄之则精出而病独擅中[7]。故曰成辜。

【注释】

[1] 重（chóng）身：指怀孕。

[2] 九月：指怀孕九个月。

[3] 胞之络脉绝也：《类经·胎孕》注："胎怀九月，儿体已长，故能阻绝胞中之络脉。"

[4] 益：原作"溢"，据《素问·奇病论》《太素·重身病》改。

[5] 以成其辜：以免因误治而造成疾病。

[6] 镵（chán）石：锥形的砭石。

[7] 病独擅中：病邪独踞于胞中。

【原文】

曰：何以知怀子且生也？曰：身有病而无邪脉也[1]。

诊女子，手少阴脉动甚者，妊子也[2]。

【注释】

[1] 身有病而无邪脉也：身有经闭、恶阻、腹大等症，而脉无病象。

[2] 手少阴脉动甚者，妊子也：《类经·孕脉》注："启玄子云：手少阴脉，谓掌后陷者中，当小指动而应手者也。盖指心经之脉，即神门穴也。其说甚善，然以余验之，左寸亦应。"

【原文】

乳子[1]而病热，脉悬小[2]，手足温则生，寒则死。

乳子中风病热，喘渴《素问》作鸣，肩息，脉急大。缓则生，急则死。

【注释】

[1] 乳子：妇女产后哺乳期间。《素问经注节解》注曰："乳子谓妇人生子而哺乳者。"

[2] 脉悬小：脉动摇无力。

【原文】

乳子下[1]赤白，腰俞主之。

女子绝子[2]，阴挺出，不禁白沥[3]，上髎主之。

女子赤白沥，心下积胀，次髎主之。

腰痛不可俯仰，先取缺盆，后取尾骶。

女子赤淫时白[4]，气癃，月事少，中髎主之。

【注释】

［1］下：指带下。

［2］绝子：指不孕。

［3］不禁白沥：白带淋漓不尽。

［4］赤淫时白：赤淫，即赤带。阴道流出赤色浊物，有时还流白色浊物。

【原文】

女子下苍汁[1]，不禁赤沥，阴中痒痛，引[2]少腹控眇，不可俯仰，下髎主之，刺腰尻交者两胂[3]上，以月死生为痏数，发针立已。

肠鸣泄注，下髎主之。

【注释】

［1］下苍汁：阴道流出苍青色浊物。

［2］引：原无，据《备急千金要方·卷三十》《外台秘要·卷三十九》补。

［3］胂（shèn）：指腰下两旁髋骨上坚肉处。

【原文】

妇人乳余疾[1]，肓门主之。

乳痈[2]寒热，短气，卧不安，膺窗主之。

乳痛，凄索寒热，痛不[3]可按，乳根主之。

【注释】

［1］乳余疾：哺乳期间患其他疾病。

［2］乳痛：原无，据《备急千金要方·卷三十》《外台秘要·卷三十九》补。

［3］痛不：原无，据《备急千金要方·卷三十》《外台秘要·卷三十九》补。

【原文】

绝子，灸脐中[1]，令有子。

女子手脚拘挛，腹满，疝，月水不通，乳余疾，绝子，阴痒，阴交主之。

腹满疝积，乳余疾，绝子，阴痒，刺石门。《千金》云奔豚上腹坚痛，下引阴中，不得小便，刺阴交，入八分。

【注释】

［1］脐中：此处指任脉的神阙穴。

【原文】

女子绝子，衃血在内不下，关元主之。《千金》云胞转不得尿，少腹满，石水痛。刺关元，亦宜灸。

女子禁中[1]痒，腹热痛，乳余疾，绝子内不足[2]，子门[3]不端[4]，少腹苦寒，阴痒及痛，经闭不通，中极主之。

妇人下赤白沃后，阴中干痛，恶合阴阳[5]，少腹䐜坚[6]，小便闭，曲骨主之《千金》作屈骨。

【注释】

［1］禁中：即阴部。

［2］绝子内不足：内不足，指内虚不足。原无“子内”，据《备急千金要方·卷三十》《外台秘要·卷三十九》补。

［3］子门：一说指子宫外口；一说指阴道。目前多以前说。

［4］不端：不正。

［5］恶合阴阳：即厌恶性交。

［6］膜坚：胀满坚硬。

【原文】

女子血不通[1]，会阴主之。

妇人子脏[2]中有恶血，内逆满痛，石关主之。

月水不通，奔豚泄气，上下引腰脊痛，气穴主之。

【注释】

［1］血不通：即月经不通。

［2］子脏：即子宫。

【原文】

女子赤淫，大赫主之。

女子胞中痛，月水不以时[1]休止，天枢主之。《千金》云腹胀肠鸣，气上冲胸，刺天枢。

小腹胀满痛引阴中，月水至则腰脊痛，胞中瘕，子门有寒，引髌髀，水道主之。《千金》云大小便不通刺水道。

【注释】

［1］以时：按时。

【原文】

女子阴中寒，归来主之。

女子月水不利[1]，或暴闭塞，腹胀满癃，淫泺身热，腹中绞痛，瘢疝阴肿，及乳难[2]，子[3]上[4]抢心，若胞衣不出[5]，众气尽乱，腹满不得反复，正偃卧，屈一膝，伸一膝，并气冲针上入三寸，气至泻之。

【注释】

［1］月水不利：即月经不调。

［2］乳难：此处指生育困难。

［3］子：指胎儿。

［4］上：原无，据《备急千金要方·卷三十》《外台秘要·卷三十九》补。

［5］胞衣不出：即胞衣不下。此指胎儿娩出后半小时，胎盘尚未排出者。

【原文】

妇人无子及少腹痛，刺气冲。

妇人产余疾，食饮不下，胸胁榰满，目眩[1]，足寒，心切痛，善噫闻酸臭[2]，胀痹腹满，少腹尤大，期门主之。

妇人少腹坚痛，月水不通，带脉主之。

【注释】

［1］目眩：原作“眩目”，据《外台秘要·卷三十九》改。

［2］善噫闻酸臭：时常嗳气，伴有酸臭气味。

【原文】

妇人下赤白，里急瘛疭，五枢主之。

妒乳[1]，太渊主之。《千金》云膺胸痛。

绝子，商丘主之。穴在内踝前宛宛中。

【注释】

［1］妒乳：因乳汁蕴结，积于乳房，胀硬疼痛，手不得近；或乳头生细小之疮，或痛或痒，搔之则黄水浸淫。

【原文】

女子疝瘕[1]，按之如以汤沃其股内至膝，飧泄，灸刺曲泉。

妇人阴中痛，少腹坚急痛，阴陵泉主之。

妇人漏下，若[2]血闭不通，逆气胀，血海主之。

月事不利，见血而有身反败[3]，阴寒，行间主之。

【注释】

［1］女子疝瘕：病名，其临床表现除下腹部热痛外，还可能出现少腹部窜痛，痛时有形可按，不痛则散，阴道流出浊物等症。

［2］若：此处为或者之意。

［3］见血而有身反败：妊娠因下血而流产。

【原文】

乳痛，太冲及复溜主之。

女子疝，及少腹肿，溏泄，癃，遗溺，阴痛，面尘黑，目下眦痛，太冲主之。

女子少腹大，乳难[1]，嗌干嗜饮，中封主之。

【注释】

[1] 乳难：此处指产后乳汁少。

【原文】

女子漏血，太冲主之。

女子夹脐疝，中封主之。

大疝绝子，筑宾主之。

女子疝，小腹肿，赤白淫，时多时少，蠡沟主之。

女子疝瘕，按之如以汤沃两股中，少腹肿，阴挺出痛，经水来下，阴中肿或痒，漉[1]青汁若葵羹[2]，血闭[3]无子，不嗜食，曲泉主之。

妇人绝产，若未曾生产，阴廉主之刺入八分，羊矢下一寸是也。

【注释】

[1] 漉：水下貌。

[2] 若葵羹：像菜汤。

[3] 血闭：指经闭。

【原文】

妇人无子，涌泉主之。

女子不字[1]，阴暴出，经水漏，然谷主之。

女子不下月水，照海主之。《千金》云痹惊善悲不乐如坠堕，汗不出，刺照海。

【注释】

［1］不字：不孕。

【原文】

妇人，阴挺出，四肢淫泺，身闷，照海主之。

月水不来而多闭，心下痛，目𥆧𥆧不可远视，水泉主之。

妇人漏血，腹胀满不得息，小便黄，阴谷主之。《千金》云漏血，小腹胀满如阻，体寒热，腹偏肿，刺阴谷。

乳痈有热，三里主之。

乳痈，惊痹，胫重，足跗不收，跟痛，巨虚下廉主之。

月水不利，见血而有身则败，及乳肿，临泣主之。

女子字难[1]，若胞不出，昆仑主之。

【注释】

［1］字难：即难产。

小儿杂病第十一

本篇论述了小儿惊痫、瘛痛、飧泄的诊断和预后，以及杂病的主治腧穴。

【原文】

婴儿病，其头毛皆逆上者死[1]。

婴儿耳间青脉纪者瘛，腹痛，大便青瓣[2]，飧泄，脉大，手足寒，难已；飧泄，脉小，手足温者，易已。

【注释】

[1] 头毛皆逆上者死:《类经·色脉诸诊》注曰:“头毛逆上者，水不足则发干焦如草之枯者，必劲直而竖也。”

[2] 大便青瓣：大便青色像乳瓣一样。

【原文】

惊痫脉五[1]，针手足太阴各五，刺经[2]太阳[3]者五，刺手足少阴经络旁者[4]一，足阳明[5]一，上踝五寸[6]刺三针。

【注释】

[1] 痫惊脉五：针刺治疗小儿惊痫，可取以下五脉。

[2] 刺经:《素问吴注》曰:“凡言其经而不及其穴者，本经皆可取。”

[3] 太阳：杨上善、王冰均以为足太阳，马莳、张景岳均以

为手太阳，不知孰是。

［4］经络旁者：《素问·通评虚实论》王注曰：“手少阴经络旁者，谓支正。”《素问吴注》曰：“着某经旁者，非经非穴，取其孙络也。”《类经·刺灸癫狂》曰：“手少阴之经穴灵台也，在络穴通里之旁。”诸说不一，似以吴注义长。

［5］足阳明：王冰、马莳、张景岳均指解溪穴。

［6］上踝五寸：王冰、张景岳均指光明，马莳指筑宾。

【原文】

小儿惊痫，本神及前顶、囟会、天柱主之；如反视[1]，临泣主之。

小儿惊痫，加瘛疭，脊急强，目转上插，筋缩主之。

小儿惊痫，瘛疭，脊强互相引，长强主之。

【注释】

［1］反视：两眼上翻。

【原文】

小儿食晦，头痛，譩譆主之。

小儿痫发，目上插，攒竹主之。

小儿脐风[1]，目上插，刺丝竹空主之。

【注释】

［1］脐风：又名“撮口”“噤风”。以牙关紧闭，强直痉挛，角弓反张，面带苦笑，发生在生下十日之内为特征。

【原文】

小儿痫痓，呕吐泄注，惊恐失精[1]，瞻视不明，眵瞒[2]，瘛脉及长强主之。

小儿痫喘[3]，不得息，颅囟主之。

小儿惊痫，如有见者，列缺主之，并取阳明络。

【注释】

[1] 失精：此处指双目无神。

[2] 眵（chī）瞒：眵，眼中的黄色分泌物，俗称“眼屎”。瞒，同“蒙”。

[3] 痫喘：原作“惊痫”，据《备急千金要方·卷三十》《外台秘要·卷三十九》改。

【原文】

小儿口中腥臭，胸胁榰满，劳宫主之。

小儿咳而泄，不欲食者，商丘主之。

小儿痫瘛，手足扰[1]，目昏，口噤，溺黄，商丘主之。

小儿痫瘛，遗清[2]溺，虚则病诸瘕癀[3]，实则闭癃，小腹中热，善寐，大敦主之。

小儿脐风，口不开，善惊，然谷主之。

【注释】

[1] 扰：躁扰。

[2] 清：原作“精”，据《外台秘要·卷三十九》改。

[3] 瘕癀：原作“痫癫”，据《外台秘要·卷三十九》改。

【原文】

小儿腹满，不能食饮，悬钟主之。

小儿马痫[1]，仆参及金门主之。

风从头至足，痫瘛，口闭不能开，每大便腹暴满，按之不下，噫，悲，喘，昆仑主之。

【注释】

[1] 马痫：形容其发作的动态和声音。《备急千金要方·卷五》曰："马痫之为病，张口摇头，马鸣欲反折。"